U0384284

下颌种植修复

老年人群牙列缺失的种植指南

Mandibular Implant Prostheses

Guidelines for Edentulous Geriatric Populations

（加）艾尔汉姆·埃玛米
（Elham Emami）
　　　　　　　　　主编
（加）乔瑟琳·费恩
（Jocelyne Feine）

邹德荣　主译

北方联合出版传媒（集团）股份有限公司
辽宁科学技术出版社
沈　阳

图文编辑

刘 娜 白 丁 王 军 赵 森 叶 翠 李 雪

First published in English under the title
Mandibular Implant Prostheses: Guidelines for Edentulous Geriatric Populations
Edited by Elham Emami and Jocelyne Feine
Copyright © Springer International Publishing AG, part of Springer Nature, 2018
This edition has been translated and published under license from
Springer Nature Switzerland AG.

©2020，辽宁科学技术出版社。
著作权合同登记号：06-2017第42号。

图书在版编目（CIP）数据

下颌种植修复老年人群牙列缺失的种植指南 /（加）艾尔汉姆·埃玛米（Elham Emami），（加）乔瑟琳·费恩（Jocelyne Feine）主编；邹德荣主译. —沈阳：辽宁科学技术出版社，2020.1

ISBN 978-7-5591-1326-9

Ⅰ. ①下… Ⅱ. ①艾… ②乔… ③邹… Ⅲ. ①老年人—种植牙—口腔外科学—指南 Ⅳ. ①R782.12-62

中国版本图书馆CIP数据核字（2019）第211440号

出版发行：辽宁科学技术出版社
　　　　　（地址：沈阳市和平区十一纬路25号　邮编：110003）
印　刷　者：广州市番禺艺彩印刷联合有限公司
经　销　者：各地新华书店
幅面尺寸：210mm×285mm
印　　张：17.5
插　　页：4
字　　数：430千字
出版时间：2020年1月第1版
印刷时间：2020年1月第1次印刷
责任编辑：陈　刚　苏　阳　殷　欣
封面设计：袁　舒
版式设计：袁　舒
责任校对：李　霞

书　　号：ISBN 978-7-5591-1326-9
定　　价：298.00元

投稿热线：024-23280336
邮购热线：024-23280336
E-mail:cyclonechen@126.com
http://www.lnkj.com.cn

译者名单
Translators

主　　译：邹德荣

参译人员：（按姓氏首字母拼音排序）

曹春花　丁远森　郭晓静　葛宇飞　郝永明

李　鼎　吕成奇　陆家瑜　陆萌萌　林宗建

钱明波　瞿晓辉　邵正威　滕新亚　于丽丽

于　佳　袁　赟

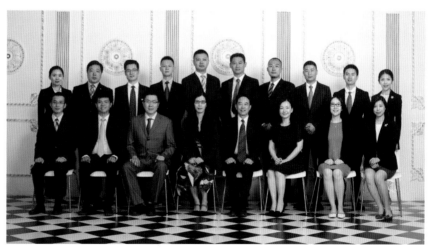

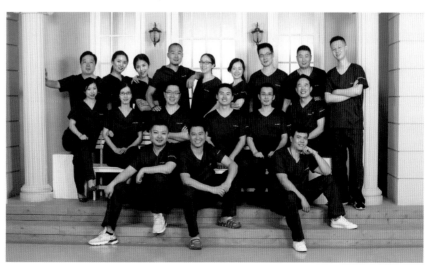

主译简介
Introduction of Chief Translator

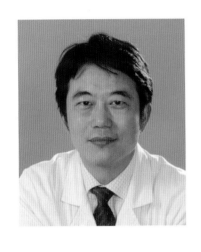

邹德荣，教授，博士生导师，主任医师。上海交通大学附属第六人民医院口腔科主任、口腔种植中心主任，上海交通大学口腔医学院口腔系副主任。现任上海市口腔医学会副理事长、中华口腔医学会口腔修复学专委会常务委员、中华口腔医学会口腔种植学专委会委员、国际口腔种植协会专家委员会委员（ITI Fellow）、中国整形美容协会理事，上海市口腔医学会口腔修复专委会副主任委员、上海市口腔医学会口腔种植学专委会常委兼秘书长、上海市口腔医院管理专委会委员。上海市口腔医疗质量控制中心专家委员，国家级、上海市级继续医学教育项目评审委员会学科组专家成员。

主要从事种植体周围骨缺损的修复重建研究。2012年开始进行石墨烯等碳基材料修复重建骨缺损的研究，成果发表在《Adv. Mater.》《Adv. Funct. Mater.》《ACS Appl. Mater. Interfaces》等国际知名杂志上。受到相关国际媒体的关注，其中ChemPubSoc Europe（欧洲化学出版协会）旗下的著名专业新闻媒体"ChemistryViews"以 "Graphene Hydrogel Membranes Guide Bone Regeneration"为题进行了专题报道。此外，发表成果被著名综述杂志［《Chemical Reviews》（2017）及《Nano Today》（2014）］重点放图引用、详细解释和正面评价。

先后担任《上海口腔医学》《中国口腔颌面外科》《口腔颌面外科》《口腔医学》《口腔器械和材料》杂志编委。《华西口腔医学杂志》特约审稿人。从事口腔医疗、教育、科研工作35年。先后在国内核心期刊及国外SCI（EI）杂志发表论著80余篇，主编、参编专著5部，主持国家自然科学基金面上项目、上海市科委基础重点项目、上海市科委国际合作项目、上海市卫生局科研基金、上海交通大学医学院基金项目等20多项。荣获全国百佳优秀带教老师，上海青年医师培养资助计划优秀导师。

译者序言一
Translator's Foreword 1

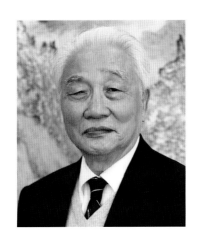

由加拿大学者E. Emami，J. Feine编著的《下颌种植修复老年人群牙列缺失的种植指南》一书，由Springer Nature出版社于2017年正式出版。上海交通大学附属第六人民医院口腔科主任邹德荣教授抓紧时机，适时地进行了全书的阅读和翻译，让我为中文版作序。笔者经过初读后感觉这本书十分有特色，于是欣然承诺。

自20世纪60年代，现代种植牙之父Brånemark教授创建骨结合（Osseointegration）理论以来；通过临床实践及20世纪早期（1982）在加拿大多伦多举行的国际会议后，得到了全世界牙医学界学者的广泛认同，并愈来愈多地被应用于临床和取得了优异的成果（远期成功率可达95%以上）。

在口腔医学界，种植修复学（含牙及颅颌面种植）被认为是一件划时代的、具有里程碑意义的事件。它改变了多年来牙列缺失和牙体缺损的传统修复理念和技术；促进了颅颌面缺损固位方式的进展；大大地提高了牙及颅颌面缺损修复重建的功能和美观效果。

笔者认为，本书具有下述特点：

1. 本书的内容不是全面介绍牙种植医学的书籍，而是有目的地聚焦在：① 牙种植修复难点之一的下颌牙列缺失的种植体修复；②重点讨论65岁以上老年人下颌牙列缺失修复的特点和注意事项，涉及老年口腔医学的一些问题。

2. 本书不仅仅只论述临床问题，还在第一部分专门讨论了一些有关老年人的增龄性改变，行为与认知功能，药理学风险评估等基础知识。在第四部分则介绍了基于患者对种植结果的客观评估内容。充分体现了理论与实践相结合的理念。

3. 全书各章收集了大量参考文献，有的甚至达240余篇，体现资料丰富、有章可循的科学精神，也便于读者追索所需要的相关资料。

4. 据最新的（2019）联合国经济和社会事务部发布报告称：目前全世界约9%的人群超过65岁；而到2050年，这一比例将近翻倍至16%。80岁以上人口将从现在的1.43亿增加到4.25亿。因此本书将着眼点放在老年这一议题上，是有一定远见的。

邹德荣教授长期从事牙种植修复临床工作，曾在我院先后获得硕士及博士学位，外文基础良好。当他看到这本书后，敏感地意识到这本书的前瞻性和先进性。在短期内十分辛苦和快速地译成中文，以期在国内及时引起同道的重视和受益。译文流畅，简明易懂，在此祝贺并表示衷心的感谢。

如本书编者前言所述：这是一本供口腔医学生、口腔临床医生学习的教材和参考书；愿本书能进一步推动我国口腔颅颌面种植科学的持续发展。

是以为序！

上海交通大学荣誉讲席教授　邱蔚六

于上海交通大学

第九人民医院口腔医学院

2019 年6月　上海

译者序言二
Translator's Foreword 2

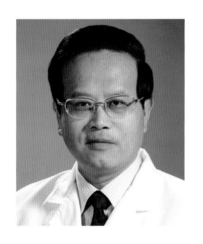

很荣幸，邹德荣教授能邀请我为他们新翻译的书作序，使我有机会先睹为快。我们知道中国已步入老龄化社会，如何为老年牙列缺失人群提供舒适、美观、经济、耐用的修复方案，达到牙种植理想的功能和美学要求是我们追求的目标。随着口腔种植行业的蓬勃发展，口腔种植已经成为修复治疗中一种不可替代的方案。

由"Elham Emami、Jocelyne Feine"撰写，邹德荣教授团队翻译的《下颌种植修复老年人群牙列缺失的种植指南》是一本种植修复下颌牙列缺失领域不可多得的参考书。本书详细阐述了老年人群牙列缺失种植修复前的准备，种植外科手术的适应证和禁忌证：从修复角度出发，种植义齿修复的适应证和禁忌证，以及种植修复后的并发症和维护，以图解的形式提供了大量病例的清晰照片，文图并茂，便于读者参考。书中涉及的殆学也值得同道探讨和借鉴。

本书的译者邹德荣教授曾经是我的博士生，看到他们如此努力，成为事业上的佼佼者，使我深感欣慰。邹德荣教授在翻译过程中结合自身多年的临床经验，忠于原著，多方咨询反复修改，对各章节的逻辑性安排，对每个概念的详细探讨，都遵照着契合当前认知和通俗易懂的风格，为临床操作带来帮助。

我相信，此书的出版定能对口腔同道，特别是临床种植医生具有很大的指导作用。愿广大读者都和我一样，有强烈阅读这本书的欲望，并从中受益。

张志愿

于上海交通大学口腔医学院

国家口腔疾病临床医学研究中心

2019年6月 上海

译者前言
Translator's Preface

　　人口老龄化是当前我国一个极为严峻的社会问题。如何为日益增多的高龄缺牙患者提供较为完善的口腔医疗和保健服务，已成为中国的口腔医生们不得不审慎对待的重要课题。随着种植理论、技术以及设备的日益进步，越来越多的老年患者突破传统观念的禁锢，缺牙后越加青睐于种植修复，成了种植牙的受益者。

　　我多年来致力于从事口腔种植的临床、科研和教育培训工作，在此过程中积累了一定的理论基础和临床经验。在与口腔种植医生的交流中发现，随着人口的老龄化，口腔种植学的范式转变似乎是不可避免的。临床医生是固束在传统全口义齿修复模式还是种植支持义齿修复的模式？老年患者的身体状况到底发生了什么变化？我们临床医生是该摒弃种植义齿还是全盘接受不分条件状况？同时在诊治老年患者的过程中出现的问题同样值得思考，比如：如何根据患者的基础状况设计合适的种植方案？如何根据患者的解剖特点选择合适的修复体？如何进行有效的医患沟通以实现术后的长久维护？这些问题的频频出现引起了译者的深入思考。诊治老年患者，不仅需要有优秀的外科技术和深厚的修复功底，还需要有足够的医学知识，跳出口腔范围全面掌握老年患者的身体状况，以及老年患者的生理特点；更需要有缜密思维，综合分析，从现象中把控本质；同样需要美学素养和良好的沟通技巧。因此，我们中国的口腔种植从业者亟须一本专著来指导我们为老年患者提供更好的诊疗服务。

　　由加拿大学者Elham Emami和Jocelyne Feine主编的《下颌种植修复老年人群牙列缺失的种植指南》是口腔种植界的经典著作，自该书在国外出版发行以来深受广大临床医生的热爱。本书始终紧扣老年患者的身心特点，内容涵盖解剖、生理、药理、外科、修复以及医患沟通等多个方面。全书理论谨严、框架完整、病例丰富，不仅有丰富翔实的病例展示，而且有大量可靠的文献回顾。有利于帮助种植的初学者构建完整的知识体系。相信对有一定经验的临床医生，也会从中有所收益，消除一些临床工作中的知识盲点。

　　在翻译此书的过程中，所有参译人员都付出了大量的时间和精力，倾注了许多心血进行文献的查阅和校对，力求实现翻译的科学准确。感谢他们的辛勤付出，最终为我们呈现出这样一部可读性强、实用性佳的译作。我们希望通过此书在国内的出版，为我国读者打开一扇窗，看见国外种植技术和理念的最新进展，从而更新理念，消除盲区，增加知识储备。

本书的翻译团队在近一年的翻译过程中恪守"信、达"的原则，努力靠近"雅"的境界，期间数易其稿，付出了艰辛的努力。尽管如此，仍难免有所疏漏，恳请各位读者给予批评指正。

邹德荣

2019年6月于上海

前言
Preface

如何为无牙颌人群提供合适的义齿，这是口腔健康从业者目前所面临的最大挑战之一。尤其治疗对象是高龄患者时，该任务更显艰巨。

当前全世界的老年人口正急速增长，因此该人群的种植修复需求也日益增高。同时这部分患者也饱受各种生理心理疾病抑或其他慢性疾病的困扰，因此老年人治疗时，亟须进行全面综合的风险评估，以及实施全身健康和口腔健康的有效管控。

过去的20年间，对自身义齿适应不良的，尤其是下颌义齿屡感不适的广大患者迎来福音，口腔种植技术的飞速发展为其带来了关键的解决办法。下颌种植义齿通过提供优越的功能、稳定和舒适，极大地改善了广大患者的生活质量。

为编写此书，我们汇集了一批国际知名的牙科专家和学者，共同分享他们在老年人群下颌种植义齿领域的技术和经验。

该书既可用于学术领域的教育培训，也可用于日常的临床实践。

全书原则上分为4个部分：治疗计划的考量，外科阶段，修复阶段以及治疗评价：医者角度和患者角度。该书之所以如此排序，是为方便口腔临床医生和医学生（包括本科生和硕士生）能运用本书了解何时需要进行下颌种植修复，并在制订治疗计划时应考虑老年患者的各种生理和心理特征。该书同时向读者阐述了进行成功下颌种植覆盖义齿修复所需的最新临床技术，以避免在外科手术和修复过程中发生错误。口腔医生要基于患者期望和临床证据来设计修复体，以实现长时间保持种植义齿的功能。在某些章节中，我们采用照片、图解和图表进行示例，以方便读者理解相关原理和方法。

　　衷心感谢合作撰写该书的各位编者，他们受邀共同参与了这项科学之旅。我们由衷地感谢和祝贺他们为编写此书所做出的非凡而卓越的贡献。我们也由衷地感谢身后的家人朋友，感谢他们一直以来的宽容和热情支持。同时，我们衷心地感谢Springer Nature出版社认可此书的出版，感谢他们在出版过程中所给予的帮助。

　　最后，我们热切希望您能乐享此书，从中收获良多。

艾尔汉姆·埃玛米

乔瑟琳·费恩

加拿大，魁北克，蒙特利尔

2017年秋

目录
Contents

第一部分
治疗计划的考量
Considerations for Treatment Planning

第1章　牙列缺失与传统义齿的消亡：事实与谬误

Edentulism and the Demise of Dentures: Facts and Fallacies

Lyndon F. Cooper

摘要

　　龋齿和牙周病在世界范围内的流行趋势并没有减弱。如果牙列缺失与上述引起缺牙的这两个主要原因密切相关，那么可以预料到，近年来牙列缺失的患病率同样没有降低。除了生物膜介导的疾病作为牙齿脱落的主要病因之外，牙列缺失的流行一直与乡村居住环境、教育水平和社会经济状况有关。其患病率在不同国家间，不同区域间表现出差异性。因此，对牙列缺失状态认知的过度简化使人们无法正确认识到其给社会和卫生保健行业带来的重大弊端。未来是继续保持牙列缺失状态，还是提供义齿修复受多种因素的影响，如余留未治患牙数量的增加，伴发全身其他疾病、口腔慢性疾病和寿命的延长，还包括获得牙科治疗中复杂事项的影响，牙列缺失是成人医疗保健差异的一个症结，需要施教、深入研究和采取行动。

L. F. Cooper, D.D.S., Ph.D.
Department of Oral Biology, University of Illinois at Chicago, College of Dentistry, Chicago, IL, USA
e-mail: cooperlf@uic.edu

© Springer International Publishing AG, part of Springer Nature 2018
E. Emami, J. Feine (eds.), *Mandibular Implant Prostheses*,
https://doi.org/10.1007/978-3-319-71181-2_1

　　本章的目的是调查已报道关于牙列缺失的流行病学知识以及有关义齿修复治疗的最新数据。根据牙列缺失和缺损的流行病学研究预测，牙列缺失的发生率将显著下降，那么义齿修复的数量应该相应减少。

　　牙齿缺失归因于以下几个因素，常见主要报道的是龋齿、牙周疾病和创伤。引起牙列缺失的相关因素已被反复证实，包括年龄、社会经济状况和城乡居住环境。这些预测因素之间的复杂作用在不同的人群中有所不同[1]。因治疗需要和治疗不当导致的拔牙不可忽视。来自NHANES I 数据的早期流行病学报道指出，牙列缺失的发病率与以下基准测量时的因素相关：低收入和低教育程度，较差的口腔健康状况，对全身健康和口腔健康状况不佳的自我认知，无固定牙医以及余留牙齿数量较少等[2]。提示这些引起牙齿缺失要素的程度可以预测进一步的牙齿缺失和牙列缺失。因此可把牙齿缺失作为未来牙列缺失的预测因素。20世纪90年代早期的患病率水平引人注目，Caplan和Weintraub[3]报道40%的65岁以上的人群是牙列缺失，然而他们进一步报道，在连续7次对美国在职成年人进行的调查中，牙列缺失的发生率已大大降低[3]。

Weintraub和Burt报道说，根据1957—1958年美国全国健康访谈调查（NHIS I），所有年龄段的牙列缺失患病率为13%，1971年（NHIS II）为11.2%。1989—1991年美国全国健康与营养检测调查（NHANES III）报道为10.5%，因此每10年队列研究显示牙列缺失的发生率有下降的趋势。Douglass等承认10多年来牙列缺失患者数量的减少；然而，他们根据1991—2020年美国人口增长估算，将近3800万名牙列缺失患者的6100万个无牙颌骨，需要一个或多个义齿修复，这表明美国义齿的制造数量近期内不会减少。

自20世纪90年代以来，一些报道指出，全世界的龋齿和牙周病的发病率并没有减少[4]。如果牙列缺失可能与龋齿和牙周病（导致牙齿脱落的主要原因）的患病率有关，那么可以预计牙列缺失的患病率也不会降低。尽管以严重牙齿缺失而导致的失能调整生命年（DALY）相应指标的负担值有所下降，但是口腔疾病（未经治疗的龋齿和严重的牙周炎）的负担在过去的20年中实际上反而有所增加。一些调查表明，余留牙齿数量的增加产生的一个影响是牙齿相关疾病的发病率增加。因此，根据导致牙齿脱落的疾病患病率来预测牙列缺失的患病率，这可能是困难的。牙列缺失患者对义齿的使用或需求率约为90%[5]，因此将牙列缺失与义齿使用完全联系在一起变得更困难。

2010年全球疾病负担（GBD）研究[6]给出了291种疾病中牙齿脱落的发生率，显示1990—2010年间严重牙齿缺失产生的全球疾病负担已明显降低。与美国的报道类似，这项系统性评价得出结论：年龄标准化患病率从4.4%（95%UI：4.1%，4.8%）降至2.4%（95%UI：2.2%，2.7%）。笔者认为，全牙列缺失数的减少或许意味着严重牙周炎和未经治疗的龋齿患病率与发病率增加。最终来看，这些不良

状态是必须得到纠正的。除菌斑生物膜介导的疾病作为牙齿脱落的主要病因之外，牙列缺失的流行一直与农村居住、受教育水平和社会经济地位有关。目前的数据表明，在全国农村地区存在较高的牙列缺失率，并且存在于最贫困的个体中[7]。

当考虑到义齿的需要与需求时，健康、社会和经济因素被认为对需求的影响微乎其微。研究者们支持先前的观察，即90%需要全口义齿的人使用了义齿。然而总体预测或平均预测的义齿使用率可能不适用于美国不同人群。

在美国不同的社区中，牙列缺失各不相同。对数十年的数据进行调查，以明确高社会经济地位与低社会经济地位之间的牙列缺失患病率时，发现1972—2001年，牙列缺失在低社会经济地位人群中的患病率始终较高[8]。Wu等[9]梳理了1994—2004年美国国家卫生健康访谈普查所记录的上下颌牙列缺失的数据，观察到受调查人群中牙列缺失患病率由34%减至27%。这份报道显示，牙列缺失的发病率虽然总体下降，实质上在包括土著美国人、非裔美国人、高加索人、西班牙人和亚洲人的人群中存在着差异。最近的一项对2006年行为危险因素监测普查（BRFSS）的分析报道显示，14.3%的美国成年人将牙齿全部拔除了；低社会经济地位的比值比显示为15.9（15.8，16.0）（95%可信区间）。吸烟、年龄≥65岁、患有至少一种慢性疾病以及丧失工作能力也是牙列缺失的重要危险因素。这项研究进一步指出牙列缺失成年人来自边远农村的可能性为62.7%[10]。建议在国家卫生保障体系下，将口腔保健和一般卫生服务区分开来。牙列缺失在芸芸众生中的迥异状况，与种族、教育、一般健康状况和收入有莫大关系。

Slade等[11]通过对美国有关牙列缺失的现有数据进行基于年龄和队列的分析，探讨了牙列缺失发病的概率。他们的分析表明，到2050年（860万人），

牙列缺失患者将比2010年（1220万人）减少30%。分析过去的50年，低收入群体和高收入群体牙列缺失的降幅分别达68%和96%。他们得出的结论是，在2009—2012年，高收入成年人群基本上已经根除了牙列缺失[11]。这一分析进一步详细地考虑了社会经济差异，并得出结论，随着牙列缺失患病率的降低，低收入和高收入人群之间的牙列缺失患病率仍然存在绝对差异。这种差异的存在凸显了在美国难以宣称牙列缺失不再是一个重大口腔卫生保健问题。事实上，牙列缺失是成人健康保健差异的一个症结，需要施教、深入研究和采取行动。

这些关于美国牙列缺失的研究，尽管强调了社会经济对牙列缺失的影响，但报道汇总的统计数据并没有显示出美国在口腔健康和牙列缺失方面的差异。鉴于美国牙列缺失的地区差异，国家汇编的数据可能并不适用于所有地区。对牙列缺失高发病率的研究（如阿巴拉契亚地区）表明，存在显著的地区差异，这不仅反映了该地区的年龄结构，而且还与通过氟化水预防以及经济拮据和获得口腔保健有关[7]。因此，报道显示美国成年人牙齿缺失的比例有所下降，这并不能反映出美国人群中牙列缺失比例的持续性差异。不论报道中所述数十年间牙列缺失减少的情况如何，在选择社区研究对象和口腔保健政策制定方面仍然存在问题。

牙齿缺失和牙列缺失可能受个体和社会经济因素的影响。潜在的牙齿缺失的原因（如龋齿）受社会经济状况的影响[12]。然而，用于预测单牙或多牙缺失的现有模型没有认识到牙列缺失通常是那些贫困人员所做出的选择，因为他们既无法支付通过修复和预防来保留牙齿的费用，又不重视保留自己天然牙齿和相关健康。最简单地说，考虑到没有能力修复和保存牙齿或用种植体替换牙齿，选择拔牙或拔除所有牙齿常常是迫于贫穷。事实上，牙齿脱落受到牙科疾病以外的因素影响，例如患者的态度、

牙医的态度、获得齿科保健的机会以及当地流行的牙科护理理念[13]。

在美国，可能存在着行为因素和生物学因素影响牙列缺失的发病率。治疗观念（如拔牙）的变化影响到牙齿留存情况，表明牙列缺失的预后与影响龋病、牙周炎和相关牙齿缺失发生率的因素有关[11]。对新西兰牙列缺失的历史评估提供了这样一个观点，即除了地理学、经济学和美学因素之外，当时的文化和公众对口腔疾病的理解导致了社会广泛接受拔牙作为治疗口腔疾病的合适方法。强烈的非疾病相关社会因素被认为是牙列缺失的决定因素[14]。鉴于所确定的高收入群体和低收入群体之间的差异性，完全有理由认为牙列缺失是因缺乏促进牙齿保留的牙科服务而引起的社会经济状况[11]。近期一份对牙列缺失发病率下降的最新分析中，对牙列缺失的起因进行了仔细的讨论。据推测，在发达国家人群中，部分天然牙列保有率正在增加，与之相关的是龋齿的改善。这是老年人群口腔健康的主要问题[15]。牙列缺失与因龋齿导致牙齿脱落的条件或因素之间存在着一定的关系。

影响未来牙列缺失患病率的几个因素值得进一步深究。部分缺牙的老年人群需要更换失败修复体的比例不清，这可能大大增加未来无牙颌的人群。因此，需要一个复杂的多维视角来预测牙齿脱落的结局，并理解身体残疾等非牙科因素导致牙齿脱落的风险[16]。据推测，在我们不断扩大的老龄化人口中，许多牙齿仍可被保留；然而，老年患者获取牙齿保存治疗的途径、经济条件和患者接受治疗的能力最终必须得到重新审视。例如，通过对491名老年受试者的回顾性研究发现，龋齿的存在和可摘局部义齿的使用协同对牙齿的留存有负面影响。Carlsson团队明确指出，牙科疾病和社会行为因素的影响必须要视为造成牙齿脱落的重要危险因素[18]。

据信在美国，年龄较大、较贫穷的人群更多

的是注重牙齿治疗而不是预防性保健，同时，无力支付或无法获得牙科保险，导致牙列缺失持续发生在这类人群中。此外，调查表明在社会福利机构的老年人群同一般人群相比，牙列缺失患病率有所上升[19-20]。在一项由老年牙科专家组织的德尔福调查中，对社会福利机构中老年人群口腔疏于护理进行了定义，定义包括20种口腔疾病，但是没有纳入牙列缺失。此外，"义齿丢失"的情况也"没有纳入"[21]。这可以解释为：对缺牙人群义齿修复的认识缺失以及在高危人群中通过预防保持口腔健康理念的缺失。缺乏获得口腔保健的机会和缺乏对其重要性的认知，或许是造成牙列缺失患病率上升的主要因素。

医疗服务的可获得性会影响牙科教育，并可能具有区域重要性；美国25岁以上的牙列缺失患者很低的地区（如加利福尼亚州<4%）可能不需要更广泛地投入或扩大牙科学校教育体系，以提供牙列缺失患者充足的社区口腔保健。其他25岁以上牙列缺失率较高的地区仍然可以继续教导义齿修复治疗，扩大课程以解决随之而来的个人和社区健康及保健问题，或授权专科医生和/或其他卫生工作者对该部分缺牙人群提供保健并扩大到已有的牙齿缺失人群。对牙列缺失患病率普遍下降趋势的过于简单化认知，则无法认识牙列缺失给社会和医疗保健行业带来的重大问题（图1.1）。

逐渐缺少对口腔卫生保健的支持导致牙齿脱落和牙列缺失，缺少此类支持带来了更广泛的社会风险。牙列缺失对人们的社会参与和社区活动产生了负面影响[22]。牙列缺失是影响老年人自尊和生活质量的重要相关因素[1]。Rouxel等[23]描述了社会资本和口腔健康之间更复杂的双向纵向关联性。功能性社会资本可能受牙列缺失的影响。因此，局部高比率的牙列缺失可能影响社区居民健康，这应该是一个更需广泛关注的问题。关于牙列缺失的总体统计数据虽然明显地显示了患病率的下降，但并未强调较差的口腔健康和牙列缺失可能对社区健康保健

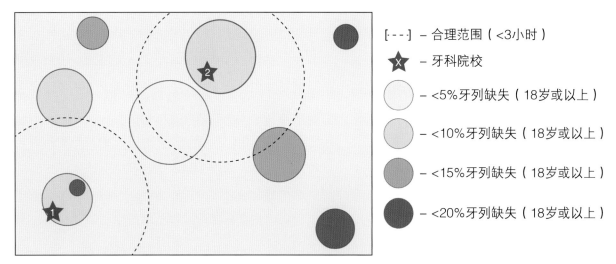

[- - -] – 合理范围（<3小时）

Ⓧ – 牙科院校

○ – <5%牙列缺失（18岁或以上）

● – <10%牙列缺失（18岁或以上）

● – <15%牙列缺失（18岁或以上）

● – <20%牙列缺失（18岁或以上）

图.1.1　牙列缺失分布的假想模式图。整个方形代表着任何有两个牙科教育中心或大型口腔医疗保健系统的复杂大型居民区（州，国家）。接近社区中心部分代表着城区，生活着较多受过高等教育人群，人口整体年龄也较年轻，靠近边缘的社区拥有较高的牙列缺失患病率。这里，人口的相对大小由圆的直径表示，而牙列缺失的患病率以颜色（重点）表示。该社区假想的牙列缺失总体患病率为8%，并不能反映牙列缺失患病率较高的社区目前和未来可能的口腔健康状态。

造成的风险。牙列缺失是健康不平等的重要标志，值得继续评估和关注。在管理高风险个体和高风险人群方面，教育工作者可能会重新审视我们在社区健康、社会影响和跨专业教育方面对牙列缺失的研究，而不是宣扬教学方案中删除义齿治疗课程的观点。在技术层面上对"义齿"的研究本身需要重新思考或更替，从而更广泛地考虑"牙列缺失"。

可能影响未来牙列缺失患病率的第二个因素是与牙齿脱落和牙列缺失有关的共病疾病的程度。美国健康趋势分析显示2型糖尿病和肥胖症发病率显著增加，牙周病和牙齿脱落的危险因素之一是2型糖尿病的发病率增加[24]，这可能会在未来几十年中对牙列缺失的患病率产生一定的影响[1]。疾病和不良习惯（如吸烟）对牙列缺失的影响显而易见。例如，在评估一个大型国家数据库时，糖尿病的确诊与较高的牙齿脱落风险相关，同时吸烟的危害性也与牙齿脱落有关（OR=4.01；95％CI：2.59～6.20）[25]。Felton[26]重新全面审视了牙列缺失的并发症，目前尚不清楚糖尿病、肥胖症和精神疾病等共病患病率的增加是否会增加或影响未来的牙列缺失患病率。

当考虑到牙列缺失的患病率，存在可能影响义齿治疗需求的第三个因素，即牙列缺失的慢性特征，牙槽骨的进行性变化始终伴随着义齿的使用和牙列缺失的存在[27]，这与严重的口腔疾病发病率有关[28]。把牙列缺失作为一种慢性疾病，牙列缺失的处理有一些方面影响了对治疗需求的评估。过去和目前的流行病学研究没有充分考虑到慢性病对护理服务的需求、获取与服务能力的积累性质。

无论是否植入种植体，牙列缺失的终身管理都需要评估黏膜健康（义齿性口炎和溃疡）、牙槽骨的吸收、义齿卫生（生物膜的附着）、美学和功能。口内并发症（包括口腔癌）的评估至少每年一次。大约5年后可能需要更换义齿[29]。义齿更换是降低口腔生物膜对义齿性口炎以及包括肺炎在内的全身性疾病风险的有效手段[30]。在义齿和口腔卫生通常不尽如人意的社会福利机构中的老年人群，对牙列缺失患者义齿管理的影响显而易见。尽管牙列缺失患病率有所降低，但随着预期寿命的增加，导致对新发和复发性龋齿的临床情况的处理也越来越困难。事实上，随着老龄化程度加深，可能少数人在更长的一生中需要有更多副假牙。照顾无牙颌人群的策略可能需要调整且为管理这种慢性病的个人提供更多护理。教育项目有机会通过对牙列缺失的研究，使人们重新努力认识慢性疾病的复杂性，以及专业干预在提供有效保健方面的作用。

人们普遍认为，牙列缺失的患病率每10年正在下降，而且在美国缺牙患者的数量没有进一步增加[11]，如果这情况属实，则义齿的数量应该是恒定且下降的。为了证实在牙科临床实践中是否反映了牙列缺失患病率的降低，对几份义齿制造的报表进行了调查。最近，在一项已发表的美国义齿产量调查中，71％的受访者表示他们预计2014—2015年度义齿产量（不包括种植体支持的义齿）将增加6.4％[31]。另有2012年一份报道的数据表明，全口义齿市场将以4.9％的复合年增长率增长；2013年，美国将制造了近300万件全口义齿[32]。可摘义齿市场的企业报道也显示，2015年全口义齿市场增长1.3％，将生产约450万件单颌义齿[33]。这远远高于估计的牙列缺失率或严重缺牙的发生率，反映了前述的牙列缺失慢病管理情况下需要更换义齿的评论。一个基于义齿的大型DSO报道称，在2004—2014年10年间，义齿产量逐年增加[34]。从这些来自义齿制造商、产业化的技工中心和义齿供销商的各种报道中可以得出结论，美国每年都在产出越来越多的义齿（图1.2）。

当考虑用多种替代测算方法（义齿的销量，牙科实验室的报告，专科诊所的义齿制作数）来计算义齿制作数量时，发现尽管报道牙列缺失患病率

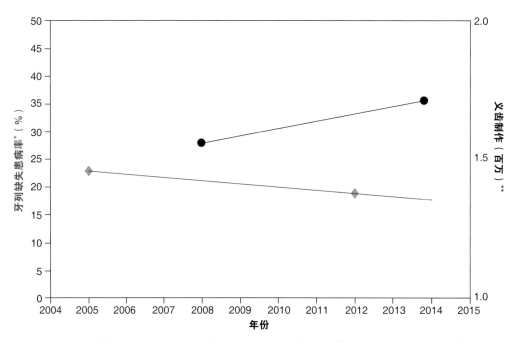

图.1.2　美国义齿产出的矛盾性增加。 * CDC / NCHC关于美国完全牙列缺失的数据。 ** DataResearch估计，义齿市场预计将以4.9%的累积年增长率增长（2012年）。从美国义齿制造商、技工工作室调查和牙医诊所获得的确凿数据证实，在过去10年中，生产和交付的全口义齿数量增加，累积年增长率为2%～5%。 请注意，这与流行病学研究报道所述的美国牙列缺失患病率降低的大背景形成了鲜明对比。

趋于稳定，或预期呈下降态势，但是美国过去10年因牙列缺失而制作的义齿数量逐年增加。这可能无法说明牙列缺失的比例和是否改善了获得保健的机会。或者，关于牙列缺失的数据报道可能在方法学上不能充分反映牙列缺失人群的情况。不管怎么解释，美国每年仍在制造大量的义齿。为使读者了然，估计有800万名缺牙患者，共有大约150000名全科牙医和3300名修复专科牙医在美国执业，或者说大约50名患者由一位牙医服务。牙列缺失患者众多，而缺牙患者需要向牙列缺失高发区的许多其他科室的临床医生寻求医疗服务。这些观察结果支持了Waldman的观点，即牙列缺失的患病率在未来10年会逐渐降低，但是现在仍然需要关注多样化的缺牙人群[35]。

全民牙齿健康保留需要牙科护理作为保障，但是存在着现实的局限性和结构性的挑战[36]。在一份"国之衰败，美国老年人在没有口腔保健状况下变老"报道中指出，全国大部分地区都存在口腔健康保障持续缺乏的问题：42%的州提供很少或没有牙科福利；31个州存在大量牙科保健服务短缺区域（HPSAs指的是需求牙科服务提供者数量<40个）；8个州的牙列缺损率惊人之高。尽管68年来人们认识到氟化水这项公共卫生措施显著减少了龋齿，但在13个州有60%或更多的居民生活在没有氟化水的社区。这些情况表明，美国没有安全网，也没有为许多成年人提供社区口腔保健服务。

当成人口腔健康处于"龋齿水平"时，收入低于联邦贫困率10%的成年人中未治疗疾病的比率达到44%[37]。贫困和没有保险的人可能无法获得任何义齿治疗与护理；2012年，19个州医疗补助计划未涉及义齿相关的福利。在美国存在成人牙科护理的可获得性问题[38]。部分缺牙患者需要包括全口义齿在内的修复可能无法获得适当的口腔康复治疗。面对日渐加重的牙源性感染，许多成年人可能必须面对财务上切合实际的缺牙选项。牙列缺失是否是未经治疗的慢性口腔感染患者所面临的社会经济现实的主要结果，这尚无定论。

目前提供的牙齿种植治疗的技术促进了从牙列缺损或牙列缺失到种植体支持和种植体固位义齿的过渡。当代一些流派主张全口义齿和使用多颗种植体固定义齿。牙列缺失的拔牙原因可能包括：义齿修复失败，猖獗龋和不可控的牙周病。无论缺牙的原因如何，种植修复的方法普遍而且有益。考虑这些个人因素和伴随处理不善的牙种植治疗（种植体周围炎）的相关健康风险，乃是衡量牙列缺失时必须考虑的新因素。

牙列缺失是一种与重要共病因素相关的慢性残疾。流行病学数据表明，在过去的半个世纪中，美国的牙列缺失率显著减少，这也表明牙列缺失疾病在不同社会群体间的健康差距中有着重要影响，并凸显了美国存在口腔获得健康保健的问题。在所选的某些地区或社区中，牙列缺失高发率是这些地区和社区存在更广泛健康问题的体现。因此，牙医学界必须重新参与并加强围绕牙列缺失的学术讨论、临床实践和科学活动。

参考文献

[1] Starr JM, Hall R. Predictors and correlates of edentulism in healthy older people. Curr Opin Clin Nutr Metab Care. 2010;13:19–23.

[2] Eklund SA, Burt BA. Risk factors for total tooth loss in the United States; longitudinal analysis of national data. J Public Health Dent. 1994;54(1):5–14.

[3] Caplan DJ, Weintraub JA. The oral health burden in the United States: a summary of recent epidemiologic studies. J Dent Educ. 1993;57(12):853–62.

[4] Marcenes W, Kassebaum NJ, Bernabé E, Flaxman A, Naghavi M, Lopez A, Murray CJ. Global burden of oral conditions in 1990-2010: a systematic analysis. J Dent Res. 2013;92:592–7.

[5] Redford M, Drury TF, Kingman A, Brown LJ. Denture use and the technical quality of dental prostheses among persons 18-74 years of age: United States, 1988-1991. J Dent Res. 1996;75:714–25.

[6] Kassebaum NJ, Bernabé Dahiya EM, Bhandari B, Murray CJL, Marcenes W. Global burden of severe tooth loss: a systematic review and meta-analysis. J Dent Res. 2014;93(7 Suppl):20S–8S.

[7] Gorsuch MM, Sanders SG, Wu B. Tooth loss in Appalachia and the Mississippi delta relative to other regions in the United States, 1999-2010. Am J Public Health. 2014;104(5):e85–91.

[8] Cunha-Cruz J, Hujoel PP, Nadanovsky P. Secular trends in socio-economic disparities in edentulism: USA, 1972-2001. J Dent Res. 2007;86(2):131–6.

[9] Wu B, Liang J, Plassman BL, Remle C, Luo X. Edentulism trends among middle-aged and older adults in the United States: comparison of five racial/ethnic groups. Community Dent Oral Epidemiol. 2012;40:145–53.

[10] Saman DM, Lemieux A, Arevalo O, Lutfiyya MN. A population-based study of edentulism in the US: does depression and rural residency matter after controlling for potential confounders? BMC Public Health. 2014;14:65.

[11] Slade GD, Akinkugbe AA, Sanders AE. Projections of U.S. Edentulism prevalence following 5 decades of decline. J Dent Res. 2014;93(10):959–65.

[12] Gorsuch MM, Sander SG, Wu B. Tooth loss in Appalachia and the Mississippi delta relative to other regions in the United States, 1999–2010. Am J Public Health. 2014;104:e85–91.

[13] Liang J, Wu B, Plassman B, Bennett JM, Beck J. Social stratification, oral hygiene, and trajectories of dental caries among old Americans. J Aging Health. 2014;26(6):900–23.

[14] Fejerskov O, Escobar G, Jossing M, Baelum V. A functional natural dentition for all—and for life? The oral healthcare system needs revision. J Oral Rehabil. 2013;40:707–22.

[15] Sussex PV, Thomson WM, Fitzgerald RP. Understanding the 'epidemic' of complete tooth loss among older New Zealanders. Gerodontology. 2010;27(2):85–95.

[16] Thomson WM, Ma S. An ageing population poses dental challenges. Singapore Dental J. 2014;25:3–8.

[17] Chen X, Clark JJ. Multidimensional risk assessment for tooth loss in a geriatric population with diverse medical and dental backgrounds. J Am Geriatr Soc. 2011;59(6):1116–22.

[18] Chen X, Clark JJ, Naorungroj S. Length of tooth survival in older adults with complex medical, functional and dental backgrounds. J Am Dent Assoc. 2012;143:566–78.

[19] Müller F, Naharro M, Carlsson GE. What are the prevalence and incidence of tooth loss in the adult and elderly population in Europe? Clin Oral Implants Res. 2007;18(Suppl 3):2–14. Review.

[20] Angelillo IF, Sagliocci G, Hendricks SJ, Villari P. Tooth loss and dental caries in institutionalized elderly in Italy. Community Dentistry Oral Epidemiology. 1990;18:216–8.

[21] Dolan TA, Atchison KA. Implications of access, utilization and need for oral health care by the non-institutionalized

and institutionalized elderly on the dental delivery system. J Dent Educ. 1993;57(12):876–87.

[22] Katz RV, Smith BJ, Berkey DB, Guset A, O'Connor MP. Defining oral neglect in institutionalized elderly: a consensus definition for the protection of vulnerable elderly people. J Am Dent Assoc. 2010;141(4):433–40.

[23] Rodrigues SM, Oliveira AC, Vargas AMD, Moreira AN, Ferreira E. Implications of edentulism on quality of life among elderly. Int J Environ Res Public Health. 2012;9:100–9.

[24] Rouxel P, Tsakos G, Demakakos P, Zaninotto P, Chandola T, Watt RG. Is social capital a determinant of oral health among older adults? Findings from the English longitudinal study of ageing. PLoS One. 2015;10(5):e0125557.

[25] Luo H, Pan W, Sloan F, Feinglos M, Wu B. Forty-year trends in tooth loss among American adults with and without diabetes mellitus: an age-period-cohort analysis. Prev Chronic Dis. 2015;12:E211.

[26] Musacchio E, Perissinotto E, Binotto P, Sartori L, Silva-Netto F, Zambon S, Manzato E, Corti MC, Baggio G, Crepaldi G. Tooth loss in the elderly and its association with nutritional status, socio-economic and lifestyle factors. Acta Odontol Scand. 2007;65(2):78–86.

[27] Felton DA. Complete edentulism and comorbid diseases: an update. J Prosthodont. 2016;25(1):5–20.

[28] Klemetti E. A review of residual ridge resorption and bone density. J Prosthet Dent. 1996;75(5):512–4. Review.

[29] Mandali G, Sener ID, Turker SB, Ulgen H. Factors affecting the distribution and prevalence of oral mucosal lesions in complete denture wearers. Gerodontology. 2011;28(2):97–103.

[30] Cooper LF. The current and future treatment of edentulism. J Prosthodont. 2009;18(2):116–22.

[31] Iinuma T, Arai Y, Abe Y, Takayama M, Fukumoto M, Fukui Y, Iwase T, Takebayashi T, Hirose N, Gionhaku N, Komiyama K. Denture wearing during sleep doubles the risk of pneumonia in the very elderly. J Dent Res. 2015;94(3 Suppl):28S–36S.

[32] U.S. Dental Laboratory Survey; Data reported by The Key Group, Inc.

[33] DataResearch; courtesy of Ms. Pamela Johnson, Aegis Publishing.

[34] Data on file, correspondence with industry December 20154.

[35] Data on file; personal correspondence.

[36] Waldman HB, Perlman SP, Xu L. Should the teaching of full denture prosthetics be maintained in schools of dentistry? J Dent Educ. 2007;71(4):463–6.

[37] http://www.dentistryiq.com/content/dam/diq/ onlinearticles/ documents/2013/10/OHA_State_of_ Decay_2013.PDF

[38] http://files.kff.org/attachment/issue-brief-access-todental-care-in-medicaid-spotlight-on-nonelderlyadults

第2章 增龄化躯体与营养
The Aging Body and Nutrition

Angus William Gilmour Walls

摘要

老年人对营养的需求，随年龄的增长而发生改变；一般而言，老年人的饮食摄入应该是营养丰富，但热量低。然而，随着老人牙齿脱落，饮食变化往往朝着与理想相反的方向变化。修复了缺失牙齿后，人们感到自己可以咀嚼得更好，但是除非进行饮食干预并改善功能，否则不会自动进行饮食改变。对于全口义齿的人进行饮食干预，会带来更好的"高质量"饮食，在下颌使用种植体支持义齿时这种变化甚至更大。饮食改变中的"瓶颈"似乎是取决于最不稳定的义齿能获得多大的咀嚼获益。随着义齿稳定性的提高，饮食调整可以更为有效。

我们身体维持功能所需的食物量受到衰老相关变化的影响，营养摄取与老年人某些渐进性的变化之间存在关联。在这一章中，将对影响饮食/营养摄入的增龄性相关因素进行综述，随之还将描述口腔健康如何影响食物选择和饮食摄入，从而影响营养状况。最后，将详述帮助患者进行功能改变的治疗策略，从而改善他们的饮食模式，增进身体健康。

2.1 营养摄入对组织老龄性改变的影响

2.1.1 肌肉

随着年龄的增长，人体肌肉量逐渐丧失，因此力量也随之降低（肌肉减少症）。肌肉的丢失率受个体的身体活动水平影响，那些身体懒散的人在30岁以后每10年损失3%～5%的肌肉质量。肌肉减少症的发生机制尚不清楚，但可能与生长激素和雌/雄激素分泌对肌肉的合成刺激减少，以及运动神经元丢失引起的神经支配改变有关[4-6]。一些研究数据表明，低蛋白摄入，以及低维生素D、其他抗氧化剂和复合维生素B的摄入，可能与肌肉损失率增加有关[7-9]。导致运动水平降低或全身炎症标记物增加的

A. W. G. Walls, Ph.D., B.D.S.
Edinburgh Dental Institute, Edinburgh, UK
e-mail: Angus.Walls@ed.ac.uk

© Springer International Publishing AG, part of Springer Nature 2018
E. Emami, J. Feine (eds.), *Mandibular Implant Prostheses*,
https://doi.org/10.1007/978-3-319-71181-2_2

慢性疾病是导致肌肉减少症的危险因素，其中也包括吸烟[6,10-11]。

肌肉减少的速率在那些从事体力活动的人中会降低，这个指标能反映出个体从事体力活动的程度。然而，只有极少数人能保持足够的运动量，从而将大部分的肌肉维持到老年（高运动水平的运动员和举重运动员长期坚持规律锻炼，可以最好地将肌肉保持到老年）。最有效的保持肌肉质量的运动形式是阻力训练，而不是有氧运动[12-13]。

肌肉丢失的速度大约在75岁以后会加快；这种加速的原因仍然不清楚，但可能只是反映出了合成代谢刺激的丧失与越来越久坐的生活方式，而这种生活方式往往与高龄有关[14-15]。

肥胖可以在年轻的老人身上抵御一些肌肉减少症的影响，因为大约25%的体重是肌肉，肥胖者挪动需要更多的体力。然而，从长远来看，这种保护作用被久坐的生活方式、与腹部脂肪沉积相关的胰岛素抵抗以及脂肪细胞产生的TNF-α所抵消，而脂肪细胞具有分解代谢作用并可能会干扰胰岛素受体，导致更严重的胰岛素抵抗[16]。

肌肉是一个复杂组织，肌肉质量的丧失对肌肉的各个组成部分有不同的影响。因此，近端肌肉群中Ⅱ型纤维会不成比例地损失得更严重；这与同一肌束中Ⅰ型胶原的增加有关。因此，依赖于Ⅱ型纤维精细控制的肌肉运动，会随年龄增长受到更强烈的影响。在口腔健康方面，这种减少的Ⅱ型纤维活动会使维持日常口腔卫生变得更加困难[2]。

如前所述，蛋白质摄取不足和一些微量营养素缺乏与肌肉损失率的增加有关，但没有证据表明补充高于推荐水平的维生素或高蛋白质摄入，会在缺乏阻力运动的情况下，对肌肉产生保护作用。

老年人蛋白质/能量营养不良的风险增加，受组合食物选择所驱使[17]。老年人倾向于排斥富含蛋白质的食物，他们的食欲下降，难以消化高蛋白的食物，他们害怕胆固醇水平升高，从而减少红肉的摄入。蛋白质的高成本也降低了老年人选择这些食物的倾向。

2.1.2 胃肠道

随着年龄的增长，老年人出现低水平或缺乏胃酸的趋势。这与萎缩性胃炎的发展有关，但不清楚这是年龄效应本身还是幽门螺杆菌感染率增高导致的结果。幽门螺杆菌在胃里感染的位置决定了其病理结果。胃酸分泌多的人会在幽门窦发生幽门螺杆菌感染，刺激导致更多的胃酸分泌，如此便导致了胃或十二指肠溃疡。胃酸分泌水平正常的人会在胃底感染幽门螺杆菌，导致萎缩性胃炎和胃酸分泌减少。胃酸过少和胃酸缺乏症的患病率，在60~69岁的人群中为24%，80岁以上人群中上升到37%[18-19]。

十二指肠吸收B族复合维生素依赖于pH浓度，那些胃pH降低的人，维生素B的吸收也减少，其中最常见的情况是对维生素B_{12}吸收的减少，结果导致恶性贫血。维生素B_{12}缺乏症的患病率为10%~15%，而大约35%人处于边缘或明显缺陷状态，在这些人群中30%~40%患有萎缩性胃炎。

从啮齿动物老化模型中，存在一些证据表明小肠结构的改变会影响老年动物的吸收能力。然而，目前人类的研究数据不支持类似的变化存在，因此小肠吸收已消化食物的能力应该没有改变[20]。

老年人胃排空时间和结肠转运时间延长，可能与交感神经张力降低有关。这影响到老年人产生饱腹感，进而影响食物摄入。随着胃排空率的降低，食物摄入量较少时，老人即达到饱腹感[21]。

2.1.3 眼睛

眼睛损伤的主要原因是阳光，但有两个与年龄相关的眼睛损伤疾病的原因也可能与营养因素相关，如白内障及年龄相关的黄斑变性（AMD）。

白内障与营养因素相关联的证据强于AMD，多摄入维生素C以及类胡萝卜素、叶黄素和玉米黄素，对白内障和AMD两种疾病都有防护作用。这一证据支持了目前每天5份水果和蔬菜的饮食建议，包括柑橘类水果以获得维生素C，绿叶蔬菜如菠菜和甘蓝类以获得胡萝卜素。但也有一些证据表明，脂溶性维生素对AMD有保护作用。

患有中度和重度AMD的患者通常被给予大剂量维生素补充剂，包括锌，以试图降低这种疾病的进展速度，但是没有证据表明维生素补充剂可以对这些与年龄相关的眼病有防护作用[22-23]。

2.2　老年人的营养需求

肌肉是利用糖作为能量的主要组织之一，肌肉中的糖代谢释放热量，从而在维持体温方面特别重要。为了产热，我们在感觉冷时会寒战发抖。肌肉减少症相关的肌肉质量下降与较差的体温调节有关，这也是为什么老年人经常"感觉冷"，因为他们身体产热的能力较弱。

由于他们减少的肌肉不像年轻人那样代谢活跃，因此老年人需要降低能量消耗和膳食中摄入较少的卡路里以适应一定水平的身体活动。这种变化反映在能量摄入的推荐饮食参考值（DRV）中，即随着年龄的增长，糖或脂肪的摄入量应相应减少（表2.1）。来自不同国家组织的DRV之间有显著的差异，在75岁以上人群中每天的推荐摄入量在7.5～10.4兆焦耳/天。这些不同方面的变化贯穿整个生命周期，而在一些国家反映了人们对不同水平身体活动的认识。

饮食中的糖分为两个大类，通常描述为"游离糖"和"结合糖"。结合糖是包含在食物细胞内的，而游离糖是细胞外的并常作为添加剂加到食物中以增加甜味或防腐。结合糖可以在食品烹制过程中转化为游离糖；例如，橙子中的糖是结合糖（在

表2.1　英国/世界卫生组织、美国和欧盟按年龄分层建议的每日热量摄入总量（数据以卡路里为单位，这些数据通过乘以0.00418转换成兆焦耳）[75-77]

年龄	英国/世界卫生组织		美国				欧盟			
			久坐型[a]		活跃型[b]		低活动[c]		高活动[d]	
	男性	女性	男性	女性	男性	女性	男性	女性	男性	女性
15～18	11.51	8.83	9.20	7.50	12.50	10.00	11.80	8.90		
19～50	10.60	8.10	10.00	7.90	12.10	9.60	11.30	8.40	12.00	9.00
51～59	10.60	8.00	8.75	6.70	10.40	8.75	11.30	8.40	12.00	9.00
60～64	9.93	7.99	8.75	6.70	10.40	8.75	8.50	7.20	9.20	7.80
65～74	9.71	7.96	8.75	6.70	10.40	8.75	8.50	7.20	9.20	7.80
75+	8.77	7.61	8.75	6.70	10.40	8.75	7.50	6.70	8.50	7.60

[a] "久坐型"指每日仅进行与典型日常生活相关的轻微身体活动

[b] "活跃型"指每日的活动量以3～4英里/小时的速度步行超过3英里（1英里=1.6千米）。除了只进行典型日常生活相关轻微身体活动的人之外的所有人

[c] "低活动"指的是没有身体活动，理想的体重

[d] "高活动"指的是推荐的身体活动，推荐的正常体重

橙子的细胞内），而当同样的水果被加工成果汁时，同样的糖则被认定是"游离糖"。正常饮食中含有游离糖和结合糖，然而正是游离糖，被认为对人类疾病特别是糖尿病、肥胖症、心血管疾病以及龋齿非常有害。这反映在世界卫生组织的饮食建议和英国政府政策中，即游离糖的摄入不应超过膳食能量摄入量的5%，且适用于各个年龄跨度[24-25]。

由于肌肉减少症导致对膳食能量的需求减少，但是没有证据表明随着年龄的增长需要减少蛋白质或微量营养素的摄入量，甚至有一些研究建议老年人的蛋白质摄入量应该高于年轻人。因此，与年轻人相比，老年人需要摄入种类丰富的饮食，比年轻人饮食每单位能量的营养元素比例应该更高。这种饮食模式被描述为"营养密集型"（参见http://nihseniorhealth.gov/eatingwellasyougetolder/choosenutrient-densefoods/01.html）。

老年消费者对自己身体应增加食物中营养素密度的需求知之甚少，口腔卫生健康人员在给老年人提供饮食建议时应该意识到这一点。同样，世界卫生组织/英国政府关于游离糖的建议是最新的，需要向老年人仔细解释。

2.3 影响食物摄取的口腔条件

老年人的食物摄入受到许多混杂因素的影响，这些因素可分为与衰老/生活方式相关的变量和与疾病相关的变量（图2.1）。食物消费的模式很大程度上是习惯性的，且基本是由购买和烹饪食物的家庭成员所决定的。如果我们想要改变食物消费的模式，我们不仅需要影响我们试图改变的人，而且需要影响与他们生活在一起的人，特别是这个人是食物购买者/厨师。影响食物消费的口腔因素有两个，味觉（和嗅觉）的改变和牙齿数量。

2.3.1 味觉和嗅觉

味觉有5种基本的分类：咸、甜、苦、酸和香味（或鲜味）。随着年龄的增长，除鲜味以外其他味觉敏感度逐渐降低[26-30]，这种味觉降低的机制尚不清楚，可能是口干症的病理性腺体损伤或治疗其他慢性疾病的药物副作用，导致味觉敏感度降低[31-32]。随着年龄的增长，嗅觉灵敏度也有类似的降低，加上味觉的降低，导致老年消费者能感受到的味道越来越寡淡，从吃食物中获得的享受越来越少[30,33]。

为了使老年人对食物有更大的热情，目前尝试过各种方法试图克服这一挑战。包括使用味道强烈（人工）的调味料和增味剂，来提高味觉感知。后者最常见的是向食物中添加盐，但这也有潜在的健康隐患。谷氨酸钠（味精）也是一种非常有效的味觉增强剂，但是它的应用导致人们需要喝更多的水，因为它给食物带来干燥感，并且它还增加了食物的黏度，使其口感变差[34-37]。

2.3.2 唾液

对于一般健康的个体，尽管唾液腺的结构随着年龄增加发生了显著的改变，唾液流量和功能却基本维持不变[38-39]。但是，口干（口腔干燥症）仍是老年人日益显著的症状。导致口干的主要原因是用于治疗老年慢性疾病药物的副作用，还有更罕见的病理状况导致唾液腺组织破坏，如干燥综合征，或是头颈部肿瘤放疗后的后遗症[40-43]。口干患者的味觉和嗅觉的降低，有两个原因：

- 味觉和嗅觉二者都是"湿"的感觉，也就是说，味觉物质先溶解在水/黏蛋白中，然后才能被感知。如果考虑唾液的复杂成分，从理论上来讲唾液本身就是有味道的。然而，因唾液是无时无刻、无处不在的，所以我们会

图2.1 影响老年消费者食物选择的各种因素。有些因素之间是相互关联的（箭头）。

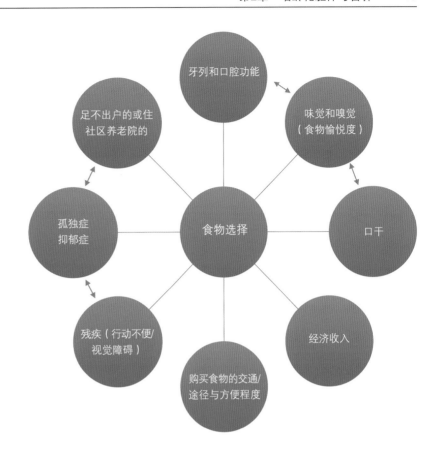

忽略唾液本身的味道，而只感受到食物的味道。当唾液量较少时，味蕾周围能溶解味觉物质的流动的液体减少，从而改变对食物的感知

- 与唾液功能正常的人相比，口干症患者的唾液更稀薄，成分也发生了改变，因此无处不在的背景"味道"发生改变，从而驱动感知味道的变化，也较少有唾液流动

食物味道寡淡，对食物的消费有负面影响，因此吃起来并不令人愉快[33,44]。

严重口干症的患者还很难吞咽食物，因为唾液可以将一团咀嚼过的食物"粘"在一起，同时在食物通过食道时唾液还可以起到润滑作用，然后使食物运动。这个问题经常被患者在吃饭时靠喝水来克服；然而，由于缺乏黏蛋白，水作为润滑剂/胶黏物

的效率低于唾液。人工唾液在形成食物团和吞咽方面并没有起到多大作用，它们虽然含有膨松剂（通常是羧甲基纤维素）或黏蛋白，但是，人工唾液咽下去后就无效了，除非是在进餐时非常频繁地使用人工唾液。

2.3.3 牙齿数量和分布

人类牙齿的主要功能是把食物分解成更小的颗粒以便于吞咽。食物中被感知为"可以吞咽"的颗粒大小因人而异，但是随着咀嚼效率的降低也会发生变化，因此牙齿较少或没有牙齿的人咀嚼食物的效果比牙列完整的人要差，从而吞咽食物的颗粒也会更大。这种吞咽阈值是先天性的。

咀嚼食物并将其与唾液混合具有两个效果：它减小了食团颗粒的大小，而且唾液中的酶（唾液

淀粉酶）在口腔环境中开始了将淀粉消化成糖的过程。最初一些有限的证据表明，用现代食物烹制方法制作的食物，消化时不需要咀嚼[45]。然而，这些数据是从年轻的牙科志愿者那里得到的，将其推论到牙齿较少的老年人身上可能是不合适的。老年人不仅因牙齿较少导致咀嚼效率较低，他们还患有咀嚼肌萎缩症，从而影响咬合力，因此与老年人相比，年轻人咀嚼食物团的成分非常不同[46-49]。

咀嚼行为的效率显著受到口腔中牙齿数量和分布的影响[50-53]。就研究方法而言，这种咀嚼效率可以用两种方式来衡量。

研究受试者被给予特定数量的测试食品，并告知咀嚼直到他们感觉自己准备好了吞咽（吞咽阈值）。然后将咀嚼过的食物从嘴里取出，通过筛选食物或使用图像分析技术来测量颗粒的大小和分布。测试食品应该是在咀嚼过程中可以裂成小块的东西，如胡萝卜或坚果，以使测试过程更容易。

另一种方法是让受试者咀嚼两种不同颜色的口香糖，让他们咀嚼特定次数的咀嚼周期，然后取出口香糖，分析两种颜色的混合程度，使用视觉模拟评分表或再次使用图像分析技术（更常见）。

这两种方法各有利弊，但它们一致表明，较少的天然牙齿咀嚼效率较低，尤其是当牙齿没有"对殆"时。最差的咀嚼效率见于只靠黏膜和牙槽骨支持的全口义齿。这一点也不足为奇，当全口义齿之间放置食物样本，咀嚼将导致义齿从其支持组织上移位并在口腔内随意活动。对于下颌义齿，其支持组织小于上颌骨，因此情况更糟糕。单从咀嚼方面来说，最差的口腔状况是当某人只剩余少数几颗上颌天然牙齿，同时下颌为无牙颌。这种情况只有当患者学会了如何用颊舌肌控制义齿在口内努力做到平衡，才能够实现咀嚼。例如，为了用上下全口义齿切咬食物，患者必须将舌背向上卷曲来稳定上颌义齿的后部，再将舌侧向下卷曲来稳定下颌义齿的

后部，以允许切牙施加压力的同时义齿不移位。这是一个复杂的、需要通过训练而完成的过程。对人们而言，义齿固位情况随着时间推移而发生的变化使训练过程复杂化了。在英国，一副全口义齿磨损的平均时间为10～12年；此后，即使牙槽骨吸收进展非常缓慢，也会出现义齿基托组织面与无牙颌剩余牙槽嵴之间的不适配。当义齿基托组织面与下面黏膜之间存在不适配时，唾液膜的稳定黏附和凝聚效果较差，义齿就变得不稳定。

这种义齿的不适配性常常在无牙颌患者生病住院时表现出来。他们常会把义齿放在外面一段时间不戴，然后发现当义齿放回嘴里时，他们无法咀嚼得像以前那样好。这常常被误解为"牙龈萎缩"，而实际上，他们更可能是忘记了如何控制义齿来行使功能[54]。

牙齿渐进性缺失对咀嚼效率的影响反映在美国退伍军人管理局关于衰老的纵向研究（通常称为VALDS或退伍军人管理局纵向口腔调查）的口腔健康数据中。在这个队列中，研究小组评估受试者随着时间推移牙齿脱落后饮食的改变。在8年的时间里，他们发现每个人都养成了更健康的饮食习惯（高纤维、低脂肪和胆固醇）。然而在随访期间内，那些缺失了8颗或更多颗牙齿的受试者中，饮食变化不太明显，且特点是饮食选择中减少了可能难以咀嚼的食物，如生胡萝卜（表2.2）[51]。

这些重要的研究数据支持我们理解为什么在有牙和没有牙的受试者间饮食存在差异。这在很多横断面研究中都有说明，例如，VALDS、美国国家健康和营养调查系列和英国国家饮食和营养调查，在此仅列举其中几个例子（表2.3）[52-53,55-57]。

这些数据一致地表明，牙齿少或没有牙齿的人，相比牙齿多的人消耗健康饮食的量要少。这在饮食特点上表现为膳食纤维摄入量较低（水果和蔬菜的摄入量较低），糖和脂肪的摄入量较高[58]。然

而，这些关系绝非直截了当，因为人口研究中的牙齿脱落模式随个人的社会经济地位而显著变化；从而，较贫穷的人更有可能口腔健康更差，而且饮食选择也更不健康。当对这些数据进行控制社会变量后分析发现，牙齿数量减少和饮食之间的关系仍然存在。

导致这种独立于社会变量之外的变化要素，最有可能的机制是食物选择。牙齿很少或没有牙齿的人选择不吃难以咀嚼的食物（例如生胡萝卜、坚果、脆面包）。还有一些不寻常的食物选择是由戴义齿的人们做出的，例如他们通常不吃干果仁（假如果仁籽跑到义齿组织面下面，然后又做了咀嚼动作会很痛）或者绿叶蔬菜（绿叶蔬菜会粘在义齿的丙烯酸基托表面，导致社交上的尴尬）。他们更喜欢容易咀嚼的食物，避免质地硬、脆、干燥的食物，而喜欢软、湿、烂和黏滑的食物[59]。

有一项研究探讨了食物消费和牙齿状况之间的关系，但结果没有显示出这种关系。Shinkai等研究者用"健康饮食指数"（HEI）作为他们衡量饮食质量的指标，结果显示它和牙齿的数量/无牙颌并不相关[60]。HEI是衡量整体饮食质量的指标，并不评估单个食物组，这可能是导致结果缺乏相关性的原因。此外，与NHANES和NDNS相比，这一研究样本量相对较小。

2.4 义齿修复是否影响食物选择?

我们理所当然地推断用义齿修复缺失的牙齿将改善患者饮食，因为他们的咀嚼效率将得到提高。然而，事实上很少有证据能支持此推论。

在男性医学专业人员中有一些证据表明，使用可摘局部义齿来代替缺失的牙齿，可以获得与牙列

表2.2 1990年每周消费一次或多次选定蔬菜水果食物的妇女中，在1994年仍然每周一次或多次消费相同水果和蔬菜的妇女百分比

食物	1990年消费的食物数量（个）	1994年消费同样食物的百分比 缺失牙数量（颗）		
		0	1~4	≥5
香蕉	37754	86	86	91
	22360	61	60	58
苹果或梨[a]	38984	78	76[b]	67[b]
生胡萝卜[a]	34278	79	75[b]	67[b]
熟胡萝卜	34619	68	70	72

此表格来源于文献[51]中的表4
[a]P<0.05，此3组间呈线性趋势
[b]P<0.05，比较有牙齿缺失妇女和无牙齿缺失妇女对特定食物的消耗量，此结果为调整总能量摄入量、年龄、身体活动、BMI和吸烟后

表2.3 美国退伍军人管理局老龄化纵向研究和英国国家饮食和营养调查结果中，不同牙列状况受试者关键营养元素的摄入量[53,55]

	完整牙列		牙列缺损		牙列缺失	
	美国	英国	美国	英国	美国	英国
蛋白质（g/天）	80	72	74	67	68	60
纤维[a]（g/天）	21	16	19[b]	13[b]	16[b]	11[b]
钙（mg/天）	773[b]	883	677[b]	812	689[b]	722[b]
烟酸（mg/天）	32	34	28	31	34	27
维生素C（mg/天）	156	82	146	73	127	60

[a]英国和美国之间纤维摄入量的数值差异主要与用于两次调查的不同分析技术有关。美国使用的方法给出了比英国更大的数值
[b]所标注的值均低于推荐的每日摄入量值（RNIS）

完整受试者相似的饮食模式[61]。

修复体干预治疗的系列研究，包括固定局部义齿、可摘局部义齿、全口义齿、种植体固位或种植体支持式等不同类型修复体，结果显示尽管受试者咀嚼效率普遍出现改善的趋势，但修复治疗后没有饮食的改变。尽管受试者报道说他们可以咀嚼更好/更难咀嚼的食物，但他们似乎没有改变他们的饮食[61-68]。Awad等做了一项研究，结果表明，种植覆盖义齿组的总体膳食营养摄入量与常规义齿组相比没有差异，但种植组更有可能从新鲜水果和蔬菜中获得这些营养物质[62]。这表明修复后饮食行为确实向更健康的饮食方向发生了变化，水果蔬菜的摄入量都增加了。人们越来越意识到，我们用来衡量膳食摄入的标准，如特定的微量营养素，只是占富含水果和蔬菜膳食中对全身健康有益成分的小部分，因为它们含有许多被认为或已知有益于健康的营养元素，但目前在临床饮食评价中没有纳入检测。举个例子，"地中海饮食"方式对健康有益的部分原因是来自西红柿的番茄红素，但这些研究中都没有对番茄红素以正式的、科学的方式进行评估。

对于人们自认为他们可以更好地咀嚼，但又不改变食物选择的这个难题的解释涉及行为改变。仅仅因为某些事情使人们可以做出改变，并不意味着人们就会改变他们的行为/习惯。做有助于/促使某人行为改变的事情即为促成这种改变。像食物选择这样的行为/习惯改善已经超出了牙科治疗所能带来获益的范畴，需要特定的方法来诱导其发生行为改变，而不是简单地用义齿修复促进这种改变。行为往往是根深蒂固的，需要与所有参与行为的人共同参与行为改变；关于饮食和食物选择，这不仅包括接受义齿的人，还包括该人的家庭群体，因为饮食改变将影响所有人，而不仅仅是一个人。

在行为改变中，有一个概念称为"变化阶段"（图2.2）[69]，它描述的是人们在规划和改变行为过程中所经历的各个阶段。口腔治疗团队为患者制作义齿的作用之一是推动人们在行为改变的道路上更进一步。有各种各样的"诱饵（hook）"可以做到

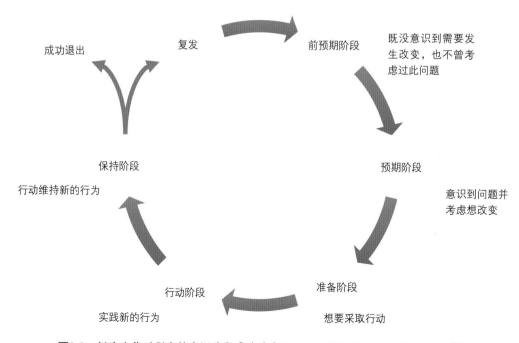

图2.2　行为变化过程中的意识阶段［改编自Prochaska和DiClemente（1992）］[69]。

这一点，尤其是为患者提供可以让咀嚼变得更容易/更好的修复，有助于促进改变。同时，如果牙医与患者谈论饮食和饮食改变的健康益处，可能使他们更进一步趋向于发生实质性的行为改变。但如果牙医及其医务工作者都不在这个过程中充当促进者，患者就不太可能发生行为改变。

Moynihan及其同事通过两种方式来达到促进患者行为改变，最初是在义齿制造的各个阶段由营养师进行有针对性的饮食干预，之后则利用社区营养助理。义齿制造是一个需要许多阶段的过程，因此根据正规的营养评估结果，采用分阶段的方法来提供相应饮食建议。这些研究结果中已经清楚地表明，如果在护理期间以适当的方式促进这种改变，人们可以而且将会改变他们的饮食。此外，

Moynihan等的研究结果表明，种植体固位/种植体支持覆盖义齿组的这些变化比对照组常规义齿修复的变化更为明显（表2.4）。这项研究首次证明，下颌修复体的稳定性是可实现大幅度变化的"瓶颈"[70-73]。

Bartlett等在一项小型的预备研究中扩展了这项工作，研究了全口义齿佩戴者使用义齿稳固剂和营养建议。这项研究设立了无牙颌人群队列，他们都接受了新的全口义齿、饮食建议以及使用义齿稳固剂的建议。在队列中，水果和蔬菜摄入量增加、脂肪摄入量减少的情况都有显著改善（表2.5）。然而，他们无法区分这是单独饮食干预的效果（包括简单地给人们一些关于饮食的信息传单）还是使用义齿稳固剂的效果。当使用义齿稳固剂时，这些受

表2.4 个性化饮食干预后，传统义齿佩戴者和种植覆盖义齿使用者之间某些特定的营养素摄入量的变化[73]

	时间	IOD（$n = 28$）		CD（$n = 28$）		
		均值	95% CI	均值	95% CI	P值
总能量（兆焦/天）	基线	7.1	6.9, 7.2	6.5	6.4, 6.6	0.001
	3/12	7.3	7.1, 7.6	7.0	7.0, 7.2	0.264
差异性		−0.27	−0.5, −0.03	−0.4	−0.7, 0.1	
果蔬（g/天）	基线	445	350, 450	301	239, 363	0.013
	3/12	467	438, 626	425	281, 429	0.296
差异性		−21	−138, −35	−124	−106, −2	
纤维（g/天）	基线	11.1	10.5, 11.7	10.2	9.7, 10.7	0.017
	3/12	11.7	11.2, 12.3	10.5	10.0, 10.8	0.002
差异性		−0.7	−1.3, −0.3	−0.3	−0.7, −0.2	
饱和脂肪酸（热量%）	基线	11.8	11.5, 12.2	12.0	11.6, 12.4	0.415
	3/12	11.0	10.7, 11.4	11.8	11.6, 12.1	0.004
差异性		0.8	0.34, 1.22	0.28	−0.19, 0.75	

表2.5 与使用义齿稳固剂有关的食物消耗的变化[74]

	果蔬（每餐）	总脂肪（g）	饱和脂肪（g）	蛋白质（g）	淀粉类（每餐）
n	35	35	35	35	35
基线	2.2	83.6	33.5	13.7	3.6
30天后	3.6	60.5	22.2	13.6	3.6
改变（95%CI）	1.4（0.9, −1.9）	−23.2（−31.4, −14.9）	−11.3（−14.7, −7.9）	0.1（−0.2, 4.9）	0（−0.6, 0.6）
P值	< 0.0001	< 0.0001	< 0.0001	NS	NS

试者的咀嚼能力有显著改善[74]。

结论

随着年龄的增长，身体的组成成分发生了显著变化导致饮食模式需要发生改变，降低食物总热量但仍保持摄入微量元素和蛋白质的量不变，变为一种"营养密集"的饮食模式。

食物的选择受剩余天然牙齿的数量和分布的影响，因此存留咬合接触牙齿较少的或没有天然牙齿的人选择吃容易咀嚼的食物，并且避免吃质地坚硬或难以咀嚼的食物。

食物选择的变化导致重要营养素的摄入减少，尤其是水果和蔬菜，从而导致膳食纤维减少。

只有当口腔治疗与饮食干预同时进行时，才有可能鼓励患者通过佩戴/应用义齿来实现饮食改善。单独修复牙齿功能并不能改善患者的饮食选择。

参考文献

[1] Janssen I, et al. Skeletal muscle cutpoints associated with elevated physical disability risk in older men and women. Am J Epidemiol. 2004;159(4):413–21.

[2] Larsson L, Grimby G, Karlsson J. Muscle strength and speed of movement in relation to age and muscle morphology. J Appl Physiol Respir Environ Exerc Physiol. 1979;46(3):451–6.

[3] Marcell TJ. Sarcopenia: causes, consequences, and preventions. J Gerontol A Biol Sci Med Sci. 2003;58(10):M911–6.

[4] Lexell J, Downham D, Sjostrom M. Distribution of different fibre types in human skeletal muscles. Fibre type arrangement in m. vastus lateralis from threegroups of healthy men between 15 and 83 years. J Neurol Sci. 1986;72(2–3):211–22.

[5] Nygaard E, Sanchez J. Intramuscular variation of fiber types in the brachial biceps and the lateral vastus muscles of elderly men: how representative is a small biopsy sample? Anat Rec. 1982;203(4):451–9.

[6] Szulc P, et al. Hormonal and lifestyle determinants of appendicular skeletal muscle mass in men: the MINOS study. Am J Clin Nutr. 2004;80(2):496–503.

[7] Anagnostis P, et al. Sarcopenia in post-menopausal women: is there any role for vitamin D? Maturitas. 2015;82(1):56–64.

[8] Rondanelli M, et al. Novel insights on intake of meat and prevention of sarcopenia: all reasons for an adequate consumption. Nutr Hosp. 2015;32(5):2136–43.

[9] Yu S, Umapathysivam K, Visvanathan R. Sarcopenia in older people. Int J Evid Based Healthc. 2014;12(4):227–43.

[10] Kyle UG, et al. Body composition in 995 acutely ill or chronically ill patients at hospital admission: a controlled population study. J Am Diet Assoc. 2002;102(7):944–55.

[11] Poehlman ET, et al. Sarcopenia in aging humans: the impact of menopause and disease. J Gerontol A Biol Sci Med Sci. 1995;50:73–7.

[12] Rennie MJ. Control of muscle protein synthesis as a result of contractile activity and amino acid availability: implications for protein requirements. Int J Sport Nutr Exerc Metab. 2001;11(Suppl):S170–6.

[13] Rennie MJ. Grandad, it ain't what you eat, it depends when you eat it—that's how muscles grow! J Physiol. 2001;535(Pt 1):2.

[14] Frontera WR, et al. A cross-sectional study of muscle strength and mass in 45- to 78-yr-old men and women. J Appl Physiol (1985). 1991;71(2):644–50.

[15] Hughes VA, et al. Longitudinal changes in body composition in older men and women: role of body weight change and physical activity. Am J Clin Nutr. 2002;76(2):473–81.

[16] Wannamethee SG, Atkins JL. Muscle loss and obesity: the health implications of sarcopenia and sarcopenic obesity. Proc Nutr Soc. 2015;74(4):405–12.

[17] Payette H. Known related effects of nutrition on aging muscle function. In: Rosenberg IH, Sastre A, editors. Nutrition and aging. Boston, MA: Karger; 2002. p. 135–50.

[18] Feldman M, Cryer B, Lee E. Effects of Helicobacter pylori gastritis on gastric secretion in healthy human beings. Am J Phys. 1998;274(6 Pt 1):G1011–7.

[19] Feldman M, et al. Effects of aging and gastritis on gastric acid and pepsin secretion in humans: a prospective study. Gastroenterology. 1996;110(4):1043–52.

[20] Hoffmann JC, Zeitz M. Small bowel disease in the elderly: diarrhoea and malabsorption. Best Pract Res Clin Gastroenterol. 2002;16(1):17–36.

[21] Shimamoto C, et al. Evaluation of gastric motor activity in the elderly by electrogastrography and the (13)C-acetate breath test. Gerontology. 2002;48(6):381–6.

[22] Evans JR, Lawrenson JG. Antioxidant vitamin and mineral supplements for preventing age-related macular degeneration. Cochrane Database Syst Rev. 2012;6:CD000253.

[23] Wei L, et al. Association of vitamin C with the risk of age-related cataract: a meta-analysis. Acta Ophthalmol. 2016;94(3):e170–6.

[24] SACN. Carbohydrates and health. London: TSO; 2015.

[25] WHO. WHO calls in countries to reduce sugars intake among adults and children. 2015 [cited 2016]; Available from: http://who.int/mediacentre/news/ releases/2015/ sugar-guideline/en/.

[26] Finkelstein JA, Schiffman SS. Workshop on taste and smell in the elderly: an overview. Physiol Behav. 1999;66(2):173–6.

[27] Mojet J, Christ-Hazelhof E, Heidema J. Taste perception with age: generic or specific losses in threshold sensitivity to the five basic tastes? Chem Senses. 2001;26(7):845–60.

[28] Mojet J, Heidema J, Christ-Hazelhof E. Taste perception with age: generic or specific losses in supra-threshold intensities of five taste qualities? Chem Senses. 2003;28(5):397–413.

[29] Ng K, et al. Effect of age and disease on taste perception. J Pain Symptom Manag. 2004;28(1):28–34.

[30] Schiffman SS. Perception of taste and smell in elderly persons. Crit Rev Food Sci Nutr. 1993;33(1):17–26.

[31] Schiffman S. Changes in taste and smell: drug interactions and food preferences. Nutr Rev. 1994;52(8 Pt 2):S11–4.

[32] Schiffman SS, Graham BG. Taste and smell perception affect appetite and immunity in the elderly. Eur J Clin Nutr. 2000;54(Suppl 3):S54–63.

[33] Ritchie CS. Oral health, taste, and olfaction. Clin Geriatr Med. 2002;18(4):709–17.

[34] Mathey MF, et al. Flavor enhancement of food improves dietary intake and nutritional status of elderly nursing home residents. J Gerontol A Biol Sci Med Sci. 2001;56(4):M200–5.

[35] Schiffman SS, et al. Taste perception of bitter compounds in young and elderly persons: relation to lipophilicity of bitter compounds. Neurobiol Aging. 1994;15(6):743–50.

[36] Schiffman SS, et al. Taste perception of monosodium glutamate (MSG) in foods in young and elderly subjects. Physiol Behav. 1994;56(2):265–75.

[37] Schiffman SS, Warwick ZS. Effect of flavor enhancement of foods for the elderly on nutritional status: food intake, biochemical indices, and anthropometric measures. Physiol Behav. 1993;53(2):395–402.

[38] Baum BJ, Ship JA, Wu AJ. Salivary gland function and aging: a model for studying the interaction of aging and systemic disease. Crit Rev Oral Biol Med. 1992;4(1):53–64.

[39] Ship JA, Baum BJ. Is reduced salivary flow normal in old people? Lancet. 1990;336(8729):1507.

[40] Narhi TO, Meurman JH, Ainamo A. Xerostomia and hyposalivation: causes, consequences and treatment in the elderly. Drugs Aging. 1999;15(2):103–16.

[41] Narhi TO, et al. Association between salivary flow rate and the use of systemic medication among 76-, 81-, and 86-year-old inhabitants in Helsinki. Finland J Dent Res. 1992;71(12):1875–80.

[42] Ship JA, Fox PC, Baum BJ. How much saliva is enough? 'Normal' function defined. J Am Dent Assoc. 1991;122(3):63–9.

[43] Ship JA, Pillemer SR, Baum BJ. Xerostomia and the geriatric patient. J Am Geriatr Soc. 2002;50(3):535–43.

[44] Mattes-Kulig DA, Henkin RI. Energy and nutrient consumption of patients with dysgeusia. J Am Diet Assoc. 1985;85(7):822–6.

[45] Farrell JH. The effect of mastication on the digestion of food. Br Dent J. 1956;100:149–55.

[46] Kohyama K, Mioche L, Bourdiol P. Influence of age and dental status on chewing behaviour studied by EMG recordings during consumption of various food samples. Gerodontology. 2003;20(1):15–23.

[47] Mioche L, et al. Changes in jaw muscles activity with age: effects on food bolus properties. Physiol Behav. 2004;82(4):621–7.

[48] Mioche L, Bourdiol P, Peyron MA. Influence of age on mastication: effects on eating behaviour. Nutr Res Rev. 2004;17(1):43–54.

[49] Ono T, et al. Factors influencing eating ability of old in-patients in a rehabilitation hospital in Japan. Gerodontology. 2003;20(1):24–31.

[50] Akpata E, et al. Tooth loss, chewing habits, and food choices among older Nigerians in Plateau State: a preliminary study. Community Dent Oral Epidemiol. 2011;39(5):409–15.

[51] Hung HC, et al. Tooth loss and dietary intake. J Am Dent Assoc. 2003;134(9):1185–92.

[52] Marcenes W, et al. The relationship between dental status, food selection, nutrient intake, nutritional status, and body mass index in older people. Cad Saude Publica. 2003;19(3):809–16.

[53] Sheiham A, et al. The relationship among dental status, nutrient intake, and nutritional status in older people. J Dent Res. 2001;80(2):408–13.

[54] Walls AW, Murray ID. Dental care of patients in a hospice. Palliat Med. 1993;7(4):313–21.

[55] Krall E, Hayes C, Garcia R. How dentition status and masticatory function affect nutrient intake. J Am Dent Assoc. 1998;129(9):1261–9.

[56] Nowjack-Raymer RE, Sheiham A. Association of edentulism and diet and nutrition in US adults. J Dent Res. 2003;82(2):123–6.

[57] Nowjack-Raymer RE, Sheiham A. Numbers of natural teeth, diet, and nutritional status in US adults. J Dent Res. 2007;86(12):1171–5.

[58] Moynihan PJ, et al. Intake of non-starch polysaccharide (dietary fibre) in edentulous and dentate persons: an observational study. Br Dent J. 1994;177(7):243–7.

[59] Kalviainen N, Salovaara H, Tuorila H. Sensory attributes and preference mapping for meusli oatflakes. J Food Sci. 2002;67(3):455–60.

[60] Shinkai RS, et al. Oral function and diet quality in a community-based sample. J Dent Res. 2001;80(7):1625–30.

[61] Joshipura KJ, Willett WC, Douglass CW. The impact of edentulousness on food and nutrient intake. J Am Dent Assoc. 1996;127(4):459–67.

[62] Awad MA, et al. Implant overdentures and nutrition: a randomized controlled trial. J Dent Res. 2012;91(1):39–46.

[63] Ettinger RL. Changing dietary patterns with changing dentition: how do people cope? Spec Care Dentist. 1998;18(1):33–9.

[64] Garrett NR, et al. Veterans Administration Cooperative Dental Implant Study—comparisons between fixed partial

dentures supported by blade-vent implants and removable partial dentures. Part V: comparisons of pretreatment and posttreatment dietary intakes. J Prosthet Dent. 1997;77(2):153–61.

[65] Gunne HS. The effect of removable partial dentures on mastication and dietary intake. Acta Odontol Scand. 1985;43(5):269–78.

[66] Gunne HS, Wall AK. The effect of new complete dentures on mastication and dietary intake. Acta Odontol Scand. 1985;43(5):257–68.

[67] Hamdan NM, et al. Do implant overdentures improve dietary intake? A randomized clinical trial. J Dent Res. 2013;92(12 Suppl):146S–53S.

[68] Moynihan PJ, et al. Nutrient intake in partially dentate patients: the effect of prosthetic rehabilitation. J Dent. 2000;28(8):557–63.

[69] Prochaska JO, DiClemente CC. Stages of change in the modification of problem behaviors. Prog Behav Modif. 1992;28:183–218.

[70] Bradbury J, et al. Nutrition counseling increases fruit and vegetable intake in the edentulous. J Dent Res. 2006;85(5):463–8.

[71] Prochaska JO, Velicer WF. The transtheoretical model of health behavior change. Am J Health Promot. 1997;12(1):38–48. Review. https://www.ncbi.nlm. nih.gov/pubmed/10170434

[72] Ellis JS, et al. The impact of dietary advice on edentulous adults' denture satisfaction and oral health-related quality of life 6 months after intervention. Clin Oral Implants Res. 2010;21(4):386–91.

[73] Moynihan PJ, et al. Do implant-supported dentures facilitate efficacy of eating more healthily? J Dent. 2012;40(10):843–50.

[74] Bartlett DW, et al. A preliminary investigation into the use of denture adhesives combined with dietary advice to improve diets in complete denture wearers. J Dent. 2013;41(2):143–7.

[75] EFSA, Panel on Dietetic Products, Nutrition and Allergies (NDA). Scientific opinion on dietary reference values for protein. EFSA J. 2012;10(2):2557.

[76] SACN. Dietary reference values for energy. London: TSO; 2012.

[77] US Department of Health and Human Services and US Department of Agriculture. 2015–2020 dietary guidelines for americans. 8th ed; 2015.

第3章　行为与认知功能

Physical and Cognitive Function

Frauke Müller, Martin Schimmel

摘要

医学和口腔临床医学的进步大大促进了高龄患者的种植修复治疗。目前，几乎没有绝对的禁忌证存在，并且骨内种植体的长期性能已经大大超过最初的预期。种植体植入的口腔环境会随年龄而改变，但种植体本身不会改变。考虑到人类人口的老龄化，口腔种植学的模式转变似乎是不可避免的。

生理老化的特征是视力下降、触觉迟钝、灵活度下降，使得义齿自我操作和口腔卫生保健变得更为困难。此外，老年人往往体弱多病，多半需要日常生活活动的护理帮助，且生活重点也要发生转变。

当又发生新的牙齿缺失时，需要重新进行义齿修复治疗。虽然年龄本身不是成功种植治疗的禁忌证已被广泛接受，但在老年治疗计划中越来越有必要考虑到年龄的影响。

在老年患者中，监测患者的固定和活动种植义齿的使用与管理几乎是强制性的。当身体功能减退、虚弱使得义齿管理变得困难时，有必要"退回"到简化修复流程，并可依靠或不依靠现有种植体来支持修复体。

F. Müller (✉)
Division of Gerodontology and Removable
Prosthodontics, Department of Oral Rehabilitation,
Medical Faculty, University Clinics of Dental
Medicine—CUMD, University of Geneva,
Geneva, Switzerland
e-mail: frauke.mueller@unige.ch

M. Schimmel, M.A.S.
Division of Gerodontology, Department of
Reconstructive Dentistry and Gerodontology,
Medical Faculty, School of Dental Medicine—ZMK
Bern, University of Bern, Bern, Switzerland
e-mail: martin.schimmel@zmk.unibe.ch

© Springer International Publishing AG, part of Springer Nature 2018
E. Emami, J. Feine (eds.), *Mandibular Implant Prostheses*,
https://doi.org/10.1007/978-3-319-71181-2_3

3.1　总体考虑

老年患者的口腔护理方式必然要在年轻人使用的方法上进行一些调整。首先，生理衰老减少了组织生理储备，在外貌和功能方面，与年龄相关的变化就变得明显。其次，慢性疾病发病率和功能障碍发生率，随着年龄的增长而增加。

老年人的治疗计划必须考虑到患者的身体功能丧失和精神障碍，以及潜在地对固定/活动义齿处理和口腔卫生保健的自主意愿性下降。老年患者通常对长时间的侵入性治疗程序不感兴趣，比如附加植骨术的种植手术。慢性疾病及治疗慢性病的副作用也限制了外科干预的可能性。口干，可能是由多种药物引起的，增加了根面龋发生的风险，并导致口腔组织对外界刺激更加敏感（图3.1和图3.2）。肌肉协调性可能发生退化，吞咽障碍变得更加普遍。此外，诸如抑郁症之类的心理疾病在老年人中发病率很高，并且可能影响修复治疗的效果和随访的依从性[1]。治疗计划还应考虑患者的预期寿命，以及拟采取干预措施的成本/效益。通常，治疗计划中最主要的限制因素是患者不愿接受任何类型的口腔干预治疗。对此，有很多必须要考虑的问题：患者能在牙

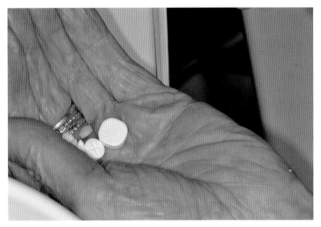

图3.1　随着慢性疾病的增加，出现多种药物同时服用的情况，其中很多药物会产生口干等不良反应。

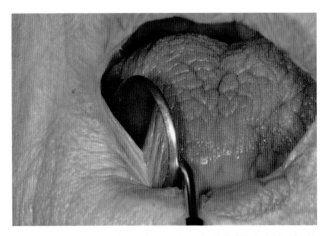

图3.2　随着慢性疾病的增加，出现多种药物同时服用的情况，其中许多药物会导致唾液分泌减少和口干等不良反应。

椅上坐多久？他/她能忍受仰卧姿势吗？他/她能张开嘴并保持住吗？医生在口内治疗操作是否可及，且视野如何？患者能忍受印模托盘及取模吗？长期居家卧床的患者如何处理？最后，患者是否能够听从简单的指令操作，比如摄片时能拿住X线片，并在治疗期间能充分地听从医生指示？所有这些问题都需要在治疗前搞清楚，才能开始治疗，如果开始治疗后发现这些问题，那就必须终止治疗。即便对有多年的临床经验医生，在做老年人治疗计划中这些问题仍然非常困难。

年龄相关的功能和认知下降不是线性的，全身健康可能在任何时候发生恶化。因此，患者的病史必须经常更新，并在必要时调整治疗方案。然而，尽管是患者在身心更健康时所制作的复杂或简单的种植修复体，也不应低估维护种植修复体的困难，即使只处理那些存在轻微技术方面或生物学方面并发症的简单治疗也可能非常具有挑战性。例如，老年患者体弱后用于诸如治疗种植体周围炎等的细致治疗步骤通常无法实施，所以，在老年患者体弱之前为其治疗规划时应该考虑到这一点。

3.2　肌肉的增龄性变化

生理老化最明显的特征之一是肌肉体积的丧失（肌肉减少症），如第1章所述；咀嚼肌也是如此。在研究咬肌和翼外肌的横截面积（CSA）时，据报道，年龄85岁时的CSA较25岁时有40%的萎缩，而且这种萎缩在牙齿缺失的个体中更为明显[2]。

根据"用进废退"的生理原理，肌肉需要经常、有规律地训练来维持其功能和体积。骨折后用石膏固定腿，可以很好地证明不运动导致肌肉萎缩的速度：仅仅几周时间，肌肉体积和强度就会显著减少，需要物理治疗才能恢复正常功能。对于咀嚼肌，加速的肌肉萎缩可能与减少"活动锻炼"有

关，比如，由传统全口义齿的咀嚼活动不良导致。对义齿脱落的恐惧限制了下颌的移动，而义齿支持组织的压痛，限制了施加在人工牙上的负荷。种植体支持和固位的义齿，可以避免义齿移位，并限制义齿支持组织（黏膜）的即时负荷。因此，提高义齿性能，可以加强咀嚼过程中的肌肉训练。

即使是在老人和高龄人群中也被证实训练与停训对大腿肌肉体积存在影响[3]。很少见关于咀嚼肌的训练和停训效果的研究，特别是在老年人和虚弱个体间。Schimmel及其同事最近的一份病例报告中显示，一名97岁的患者，停用3个月下颌义齿，导致高达17%的咬肌厚度损失；运用下颌种植覆盖义齿恢复咀嚼功能6个月后，咬肌体积恢复[4]如图3.3所示。在一项前瞻性的随机临床试验中，证实了种植覆盖义齿的"训练效果"。颏孔间两个短种植体固位的下颌义齿，可以增加咬肌的体积，特别是在咀嚼侧[5]。

肌肉组织的老化过程还包括运动单位的改变，有些单根的运动纤维消失，而有些运动肌肉纤维被相邻的运动单位所归并，结果导致运动单元变大。形成较大的运动单元后，运动变得不那么精确和可控。这种现象的一个非常典型的例子是老年人的笔迹，它以图像方式直观体现了与年龄相关的运动控制能力的下降；握住手提包或其他物品（如松脱的鞋）也变得困难（图3.4）。老人下颌闭合轨迹可能更不稳定，仔细调整的平衡𬌗不仅有助于义齿固位，还能缓解且引导下颌回到正中𬌗（centric occlusion）。对于运动控制不良的老年患者来说，正中自由域（freedom-in-centric）咬合理念似乎是最合适的。不良的肌肉控制能力会影响义齿使用和义齿固位，特别是患有神经退行性疾病的患者，如帕金森病、痴呆或下颌运动障碍等疾病。

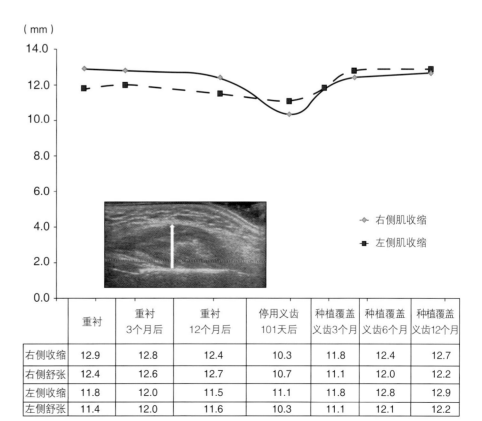

图3.3 咀嚼肌的训练和停训老年人仍然是可能的。当患者的两颗下颌种植体在愈合阶段，停止使用义齿时，用超声技术证实咬肌发生了萎缩。在戴入种植体支持的覆盖义齿之后，由于咀嚼性能的改善，患者恢复了肌肉体积[4]。

	重衬	重衬3个月后	重衬12个月后	停用义齿101天后	种植覆盖义齿3个月	种植覆盖义齿6个月	种植覆盖义齿12个月
右侧收缩	12.9	12.8	12.4	10.3	11.8	12.4	12.7
右侧舒张	12.4	12.6	12.7	10.7	11.1	12.0	12.2
左侧收缩	11.8	12.0	11.5	11.1	11.8	12.8	12.9
左侧舒张	11.4	12.0	11.6	10.3	11.1	12.1	12.2

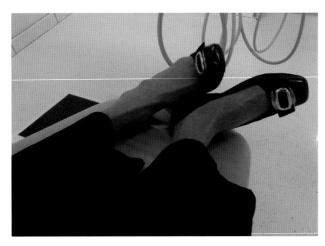

图3.4 老年人肌肉协调变得更加困难。握住鞋子、手提包等可能变得更具挑战性。

3.3 唾液腺的增龄性变化

虽然生理性衰老会减少刺激性唾液的总量，但健康老人的腺体分泌唾液量应该是足以保持口腔的良好状态。唾液对味觉也很重要，可以注意到，老年人倾向于在他们的菜中添加更多的香料和更多的盐。随着年龄的增长，当腺泡细胞逐渐被结缔组织所取代时，活性细胞和导管之间的比率发生了变化。然而，比起增龄性改变，有很高百分比的老年人是因潜在的病理变化或其他治疗的副作用导致的唾液量减少和口干。

3.4 口腔黏膜的增龄性变化

随着年龄的增长，口腔黏膜显得苍白且呈现丝般光泽，变得更薄而娇弱。组织学上看，随着年龄的增长，黏膜上皮变薄，弹性变差，结缔组织增多。此外，间质液倾向于减少，使组织更容易受到机械损伤，还能观察到细胞数目减少和表面角化增加[6]。伴随这些变化，还可能出现舌乳头萎缩，舌背上出现肉眼可见的深裂隙。

3.5 神经的增龄性变化

外周神经和中枢神经系统也同样发生增龄性的生理变化。周围神经传导速度和机械感受器的触觉阈值降低。老年患者前庭沟内常发现大颗粒食物残渣，因为他们很难感觉到异物。然而，对于口腔修复而言，最重要的增龄性神经变化是神经可塑性降低。新的义齿戴入口内，导致不同位置的口腔机械感受器受到刺激，所以需要改变现有的运动模式和反射。因此，适应能力降低的老年人更换新义齿时，应在形式和功能上与之前适应良好的旧义齿相似。可以采用复制技术来将旧义齿上想要保留的、修复成功的那些外形特征，如数复制到新的义齿上（图3.5）。将义齿设计为机械固位也是很有帮助的，因为当义齿控制不依赖于肌肉运动技能时，神经可塑性差的影响也较小[7]。

3.6 体弱多病

生理老化，特别是从生活独立的稳定阶段（也称为"第三年龄"）到日常生活活动需依赖旁人照顾为特征的阶段，也称为"第四年龄"或"老年"，通常不是以线性方式转变的。虚弱定义为快速减肥、疾病、疲劳、厌食和缺乏身体活动等导致的症状。临床症状包括营养不良、肌肉减少、骨量减少、行走缓慢、平衡问题以及不良的身体健康状况[8]。

虽然就医和治疗常常导致患者从第三年龄到第四年龄的转变，但心理压力或生活不易等情况，如失去伴侣或搬进新公寓，也可能引发迅速、急剧的功能衰退。患者可能突然在口腔治疗复诊中出现穿戴不讲究、蓬头垢面，满脸胡楂等现象。此时，他们很明显地忽视了口腔卫生，往往就导致后续严重

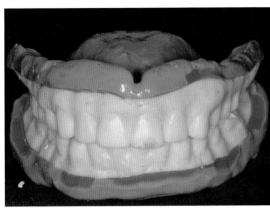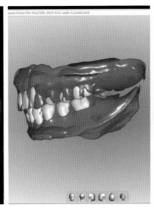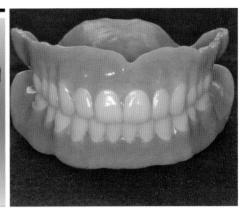

图3.5　复制成功修复的义齿有助于将旧义齿的特征结合到新的义齿中。使得神经可塑性降低的患者，更容易适应新义齿。

牙周病的全面暴发。年轻和健康的成年人可以通过治疗恢复到他们发生事件前的水平，而虚弱的人这种损伤是永久的。随着虚弱进展，他们将在日常生活活动（ADLs）中越来越依赖于他人的帮助。这些老人的能力下降可以通过一套老年人能力评估的系列工具来评估和监测。

瑞士伯尔尼大学（the University of Bern，Switzerland）老年医学系主任A.Stuck对口腔老年病学评估，只推荐使用简单的筛查工具。最终诊断应在经过专门培训医生的全面评估后完成。

基础性日常生活活动（BADLs）需要较少的功能活动，应与工具性日常生活活动（IADLs）加以区别。BADLs包括诸如公寓内的活动、执行卫生措施、上洗手间、穿衣、吃/喝等。IADLs描述了更复杂的功能，如使用技术工具、购物、烹饪、家务或支付账单。有一个简洁、值得推荐的老年人能力评估工具，如评估老年人独立日常生活活动的Katz指数[9]，还有用于评价IADL的简明工具性日常生活活动量表[10]。

这里，列举了一些常用的测试作为例子。

基础性日常生活活动可以通过以下方式来评估：

• Barthel日常生活活动指数[11]

营养状况可通过以下方式评价：

• 简易营养评估（MNA）[12]

认知和心理健康可以通过以下方式来评估：

• 老年抑郁量表（GDS）[13]

• 简易精神状态量表（MMSE）[14]

• 画钟试验[15]

虽然这些测试中的部分内容在口腔临床实践中似乎不可行，但体系完善却很少有文献涉及的"义齿颠倒测试"是很容易实现的（图3.6）。递给患者一个方向颠倒的义齿，如果患者将颠倒的义齿放在嘴里而不首先翻转，这可能是认知损害的征兆，患者应该去专业的记忆门诊做深入的检查，以便早期发现认知损害。

长期在护理机构生活的，平均年龄为84岁的老年人中，最常见的慢性疾病是高血压（男性53%，女性56%）、痴呆（45%/52%）、抑郁症（31%/37%）、关节炎（26%/35%）、糖尿病

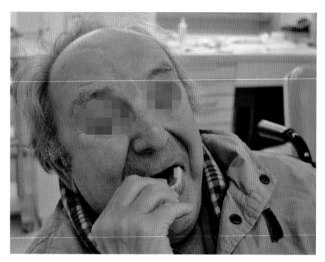

图3.6 　给患者"上下颠倒"的义齿是一种认知功能障碍的筛选方法。这位患者没有意识到他试图错误地戴入上颌义齿。

（26%/23%）、胃食管反流（23%/23%）、动脉硬化（24%/20%）、心脏功能不全（18%/21%）、脑血管疾病（24%/19%）和贫血（17%/20%）[16-17]。在瑞士，1954名75岁以上的居民中，51.4%的人在一项调查中显示他们患有永久性健康疾病[18]。这个比例在养老院人群中要更高。

3.7　体弱多病老人的身体限制

进行口腔治疗时，体弱多病的老人表现出身体上的限制。约诊时间必须符合个人习惯：①早上不要太早，因为早上上洗手间和穿衣要花很长时间；②不能占用固定用餐时间，尤其是糖尿病患者；③最好在白昼的时候。冬季对于老年人非紧急治疗不太有利，因为老年人跌倒在又滑又结冰的道路上常常导致髋部或大腿颈部骨折，其死亡率高达20%。约诊时间应字迹清晰、字体够大地写在干净的、没有其他干扰广告的卡片上。诊金协议也应该是公开透明的，并且同样以书面形式提供，因为孩子和其他家庭成员常向老人提供建议，即使他们没有被正

式任命为法定代理人。当老人来看病治疗时，应劝阻他们携带大量的现金，因为他们很容易成为街头犯罪和暴力的受害者。老人身体虚弱也不允许他们接受长时间侵入性的治疗。因此，通常必须以高精准度和非常短的时间完成必要的口腔治疗程序，这要求操作者具备相当程度的临床技能和经验。

3.8　心理和社会老化

美国一项340847名参与者的队列研究显示，人的心理幸福感与年龄相关呈U形曲线，50岁以上年龄的人心理幸福感随年龄持续增长[19]。尽管心理老化可能是影响医疗和口腔治疗结果的一个重要因素，但人们对此知之甚少。似乎老年人的一切都不尽如人意，但老年人有更宽容的心态和更现实的期望，以及更低的精神压力，这往往使老年人更满足他们的处境。但从另一方面看，随着伴侣和朋友的去世或者搬迁到一个年龄更合适、更"实用"的住处，会远离已经习惯的社交圈子和已经熟悉的环境，老年人发生抑郁症和社交孤独的概率更高。

所有这些老化过程都预示着口腔健康可能最先丧失的风险，因为患者不能准确及时感知到口腔的病理症状和功能损害。有很多文献记载，老年人对改善口腔健康或修复体的主观要求低；这与口腔保健专业人员对他们的治疗需要的客观判断形成极大的反差[20]。

当然，老年患者在医疗方面保留他们的自决权。他们可能会做出决定，拒绝一个从规范标准和专业角度来看是合理的、应该实施的干预措施，特别是外科手术，在老年人中一点也不受欢迎。口腔卫生专业人员的作用是告诉患者他们的口腔健康状况，并根据其专业知识和判断，提出适当的治疗方案，使患者知晓必要的事实，来给予"知情同意"。书写记录下来信息，给患者带回去，可以给

患者充足的时间来彻底考虑所提出的治疗方案，并与家人和朋友讨论。

3.9 口腔临床中的老年患者

口腔临床上治疗老年患者时，需要一些特殊的安排。首先，很重要的是临床上要为身体残疾，如行动不便或视力障碍的老人准备必要的设备，口腔临床诊室设备的基本特征包括清除跌倒隐患、良好的照明、稳固且便于起卧的牙椅等，当然还有无障碍通道。挂号登记的表格应以老人可阅读的大字号准备，如有必要执业秘书或口腔科护士应协助患者填写表格。

患者进入治疗室后，如何将患者置于牙椅上可能也是一项挑战；可以使用特殊工具来完成这项任务并防止对患者和工作人员造成伤害。为了避免搬动患者从轮椅到牙椅的不便，可以让患者坐在轮椅上进行简单的口腔检查和干预治疗。放射检查是诊断的关键要点，但一些老年患者可能因无法摆出正确姿势、躯体活动障碍、惧怕密闭小房间或机器本身，而无法获得全景照片（图3.7）。在这些情况下，口腔内X线片可能是另一种选择。

与老年人的交流可能会因为听力问题而变得困难，应在谈话时取下口罩，让患者阅读唇语，可以有所帮助。此外，特别是对口腔医学生来说，重要的是要意识到老年患者是"不同时代的人"，他们有更多的经验和不同的价值观。他们可能对技术进步，甚至涉及口腔义齿的技术进步持有相当程度的怀疑。理解医生所推荐的治疗方案及其影响，是老年人治疗成功和依从性的关键因素[21]。很重要的是找到恰当的词语来解释所提出的治疗方案的优点和缺点，并帮助老年人让他们享受到近年牙种植学发展所带来的福利。

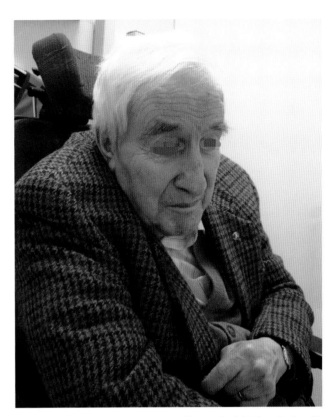

图3.7 这位先生的姿势不允许他使用最优放射检查方式，使得放射诊断只能借助于有限的小X射线结果。

3.10 认知障碍与法律框架

认知障碍的患病率随着年龄的增长而增加，超过一半的人在90岁或以上时出现痴呆症[22]。有几种类型的痴呆症，阿尔茨海默病是其中最普遍的。临床症状在个体患者之间有很大差异，包括记忆力逐渐丧失，伴随语言能力减退、语言运用障碍（失用症）、认知障碍和执行能力下降。此外，社交能力丧失是定义阿尔茨海默病的必要条件[23]。阿尔茨海默病进展缓慢，虽然治疗可以缓解症状，但治愈尚不可能。运动协调性障碍是临床症状之一，在疾病的最后阶段，甚至咀嚼运动也可能变为"去程序化的"（不受控制）。

痴呆症患者一般口腔健康较差，其牙齿比认知健康的对照组少[24]。对痴呆症患者而言即使全口义齿已经佩戴多年，对全口义齿的运动控制也受到影响。体重增加似乎减少了这种疾病的发病率；因此，通过修复手段提高咀嚼效率从直觉上看应该是有益的[25-26]。在痴呆症的最后阶段，很少给患者使用义齿，种植治疗可能导致创伤、感染、不适甚至是疼痛[27]。当语言交流不再有效，并且痴呆症患者强烈拒绝医生接触口腔时，口腔治疗变得越发困难。清醒镇静甚至全身麻醉可能成为最后的手段。口内现存的种植体应该及时通过连接牙龈水平的愈合帽或一段式的种植系统切去种植体上部并抛光，"使其进入睡眠状态"。对使用义齿的患者必要的时候，可以给予义齿粘接剂。

年迈和日常生活活动上的依赖并不意味着个人在健康决策和财务协议方面的合法权利丧失。当没有正式代理人被约定时，老年人仍有权实施自己的财政和健康决策。然而，他们的家庭可能越来越希望参与并了解任何复杂、昂贵和具有侵入性的治疗决定。但亲属不合理地控制经济来源和心理操纵可能构成虐待老人的行为。

口腔科医生可能是第一个对老人发生认知损害提出怀疑的人。最初的怀疑可以通过上述试验得到证实。简单的一些问题就可以给我们提供良好的最初迹象，尤其是医生熟识患者时。患者可能能够记起他出生的年份，但是在认知障碍的情况下不能计算他或她的年龄。另一种简短而有效的认知障碍筛查工具是渥太华3DY测试[28]（表3.1）。

根据结果，可以推荐患者转到专门的记忆诊所进行更全面的检查。测试结果，例如画钟图，可以保存在患者的文件中，以记录对患者的认知功能的公正评估（图3.8）。

植入口腔种植体和制作新义齿从来都不是紧急治疗。因此，可以给老年人足够的时间（至少1周）来考虑和重新考虑所提议的干预措施。有明确费用承诺声明的书面提案可以对避免分歧和冲突有

帮助。如果患者有法定代理人，那么了解一些国家区分"财务"和"其他"决定这两个概念是很重要的。因此，即使患者的代理人可能有权做出财务决定，他们也可能无权同意或不同意治疗。老年患者也应参与到和家人及朋友一起讨论所提议的治疗方案。只有在他们完全信服所提出的治疗干预措施并签署了协议后，治疗才能开始。

3.11   降低的灵巧度和握力

在老年患者的种植治疗计划中，对患者的灵活性进行评估是必不可少的。例如，Framingham的研

表3.1　渥太华3DY测试是一种有效的认知障碍筛查工具

渥太华3DY测试：无回答认定为0，4分以下表示为认知功能障碍
分数：正确=1，错误=0
今天是几月几号？/1
今天是星期几？/1
倒过来拼写WORLD：DLROW/1
今年是哪一年？/1

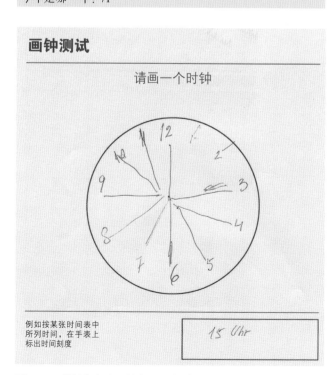

图3.8　画钟测试可以是发现认知障碍的第一征兆。

究发现，约1/3的老年妇女患有出现症状的骨关节炎（OA）[29]，这使得处理小的物体，如牙间刷、牙线，甚至是义齿变得困难。没有有效的筛选试验来预测植体和义齿的维护是否成功。然而，强烈推荐对骨关节炎是否存在进行测试。可以简单地通过检查患者的手和要求有力地握手来评估握力（图3.9）。为了评估手的灵巧性，也可以要求患者在牙线上打个结。如果这些测试不能毫无差池地完成，那么患者自主正确维护种植体和义齿卫生的能力必会受到质疑。这绝不意味着种植治疗应该被停止，这样的患者可能从治疗中受益最大，但是必须告知并指导护理人员，并且建议在义齿使用期间进行密切监测。

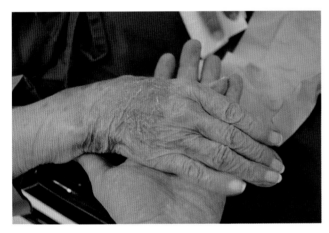

图3.9 看患者的手有助于评估他们手的灵巧度。

3.12 前瞻性治疗计划

一般来说，老年患者义齿的设计不应与年轻人有所差异[30]。当然，用于制作可摘义齿的一般规则和指南也同样适用于老年人和老年患者的义齿。

然而，除了一般的规则和指南之外，我们还应该考虑患者的一般健康状况和任何身体损害或认知障碍。同样重要的是患者在执行基本的口腔卫生措施的自主能力和使用可摘义齿的能力。然而，护理人员在处理他们所认为的"高科技"义齿方面的训练通常很少（如果有的话），甚至下颌双种植体覆盖义齿也可能属于此类。

即使是健壮和充满活力的长者，前瞻性的计划也是很重要的。对于一个80岁的人来说，在接下来的15年里比一个50岁的患者更容易变成依赖他人。当然，如果患者希望进行这种重建，即使健康患者已经80岁甚至95岁，也应该进行种植体支持式修复体，而这些修复体应该被允许在患者依赖性开始出现时采取简化的"后退到基本治疗"策略。种植体支持式固定义齿最好采取螺丝固位，以便于以后上部结构可更换为可摘义齿。在前瞻性规划中，种植体应该放置在即使将种植固定义齿转换为种植体支持式覆盖义齿时也能够有用的位置。

种植体的选择同样重要。具有多种可选基台的两段式种植系统更可取。因为这些系统在需要时可以更简单地取下或更换基台。

简而言之，老年人的义齿应该具有以下特征：

- 易于戴入和取出
- 易于清洗
- 正中自由域咬合，较小的牙尖倾斜度
- 抛光的表面，没有太多利于生物膜黏附的表面细节
- 适合年龄的牙齿外观（与患者一致）
- 在允许患者自主操作的前提下的最高固位力

表3.2列出了可能与老年人年龄相匹配的义齿特征，但对于特定患者而言不一定适用。

由于衰老和功能衰退是非常个性化的，因患者而异，因此值得注意的是，表中所列可摘义齿的这些特征并不等同和模式化地适用于所有老年患者。没有特定的年龄分界线来判断患者是否超过这一临界年龄而被认为是"老年"并需要活动义齿！

表3.2　老年患者局部或全口可摘义齿与年龄相适应的特征

义齿设计	简单灵活，在未来可能出现牙齿缺失或开始出现日常生活活动（ADL）依赖的情况下，允许进行修改
义齿稳定性	坚固、能抵抗笨拙的操作，无须立即修理
义齿基托材料	用聚甲基丙烯酸甲酯（PMMA）以利于修复，加人工牙或其他部分，以及方便重衬
固位部件	只使用最好的、有据可查的材料和部件来减少今后材料的损坏与磨损
义齿表面	表面抛光，便于清洁，避免生物膜和食物残渣的黏附（没有表面细节，没有龈乳头萎缩）
腭板	除非说话或味觉出现问题，否则需要抛光
义齿的管理与固位	如果手动灵活性降低，"义齿摘卸辅助工具"可以帮助义齿取出 固位力调节到患者自己能操作的强度 随患者身体功能下降，固位力应该逐渐"减弱"
咬合平面	应该在舌缘水平或其下方。至于切牙的长度，请记住上唇随着年龄的增长而变长，切牙的切缘位置不应该比上唇低 咬合垂直高度降低需要被纠正，获得正确的垂直距离和相应的咬合平面
垂直高度	下颌运动协调性和控制性越差，咬合垂直高度越低
咬合	"正中自由域"概念，为适应颞下颌关节自由度的增加和运动协调性的降低 局部义齿的尖牙诱导𬌗或组牙功能𬌗，全口义齿和种植体支持式覆盖义齿的平衡𬌗 在解剖结构不清无法定位的情况下，应使用正中支撑点进行正中关系位记录
义齿人工牙	牙尖斜度≤20°，最好用丙烯酸材料的人工牙
基牙	"比基尼式设计"尽可能少地覆盖天然牙齿表面，以允许唾液接触天然牙的釉质 基牙有严重附着丧失时，应进行根管治疗，截冠以获得有利的冠/根比 尽可能保持健康的、已充填的牙根，作为覆盖义齿基牙（除了磨牙）
义齿动力学与咬合负荷	下颌义齿应比上颌义齿更"坚固"和稳定 尽最大努力保持重要的牙齿，尤其是下颌尖牙 设计将咬合负荷转移到义齿基托下方的承重黏膜上，而不是基牙上，以尽可能长时间地保护基牙 卡环设计采取故障导向安全原则，来保护基牙
外观	适合年龄的牙齿形态，包括前牙切端的磨损和3个或以上的阴影
标记	给住院或护理院居住患者的义齿贴上带有姓名（和分组）的个人标签
舒适	即使在夜间没有戴假牙时，也应该确保口腔舒适度（如口内固位部件没有锋利的边缘）

3.13　老年患者的种植体

老年患者治疗中考虑种植时，必须考虑两种截然不同的情景。

第一种情景是放置新种植体，这一点至关重要，因为在可预见的未来，老年患者可能逐渐失去管理种植体支持式义齿并保持适当口腔卫生的能力（图3.10）。普遍认为患者要求"紧密"和稳固贴合的义齿并不适用于所有老年人。有人公开承认他们的口腔舒适度支配着他们的口腔修复治疗选择。然而，从伦理上讲，要求种植治疗必须遵守正当合理的适应证，因此不向老年患者提供现代口腔种植的技术，这似乎是不合理的。此外，"老年患者"

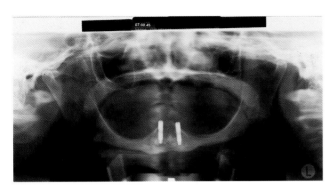

图3.10　患者晚年植入种植体仍然是可行的，但是考虑到常出现具有挑战性的解剖情况和功能衰退，治疗观念常常是受限制的。

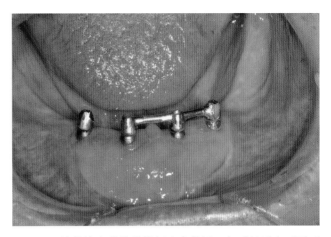

图3.12　虽然该患者的种植杆卡在使用32年后显示出不可否认的磨损和老化迹象，但是它仍然用于固位种植体覆盖义齿。尽管口腔卫生不理想，种植体周围黏膜几乎没有炎症迹象。

也有许多不同类型，因此现有的种植临床建议不能在老年人中泛化。然而，当老年人选择种植治疗时，身体情况应该尽可能接近理想状态。

　　第二种情况适用于功能衰退的老年患者，他们在身体还健康没有手术治疗禁忌证的时候植入了种植体（图3.11和图3.12）。理想的情况是，如果患者能自行护理或者通过护理人员维护种植支持式义齿，这样患者能够受益于他们的种植体，直到他们生命的结束。这需要积极和严格的维护方案，适当调整复诊间隔，以免错过实施"后退到基本治疗"修复方式的机会，即技术上相对不复杂的修复

方式[31]。

　　在实际情况下，这种"后退"策略意味着用一个可摘义齿代替固定修复重建方式，这对于患者或他们的护理者来说可以更简单地处理和维持清洁。这样做时，应特别注意尽可能多地复制患者已完全适应的旧固定义齿的特征，以避免通过对神经可塑性的不必要刺激来提高患者对新修复体的适应性（图3.13）。

　　从技术上讲，在几年的时间里，可以做到已有

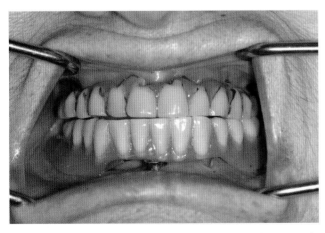

图3.11　这些固定种植义齿是在此次拍摄前15年植入口内的。口腔卫生状况在变差，但仍可接受。当口腔卫生不能再被维持时，种植体可用来固位可摘式种植覆盖义齿。

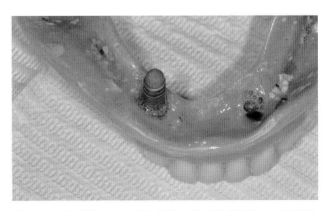

图3.13　"后退"策略意味着当患者功能衰退发生时的简化种植修复流程。有时就像这例病例，简化过程其实并不需要口腔治疗干预。

的固定种植义齿在口腔内扫描，作为切削制作完全相同的牙弓或3D打印可摘义齿的基础。后退也意味着当前覆盖义齿附着系统的逐渐简化。例如，杆卡或螺柱型附件似乎比球帽型或磁性附件更难管理。最后一个简化的层面将是去掉种植体上的附着部件，更换安放牙龈水平的愈合帽。

致谢　本章的文本主要基于"国际口腔种植学会（ITI）口腔种植临床指南"第九卷《老年患者的口腔种植治疗》（Quintessence，Berlin，2016）。

参考文献

[1] Takiguchi T, Yoshihara A, Takano N, Miyazaki H. Oral health and depression in older Japanese people. Gerodontology. 2015;33(4):439–46. https://doi.org/10.1111/ger.12177.

[2] Newton J, Yemm R, Abel R, Menhinick S. Changes in human jaw muscles with age and dental state. Gerodontology. 1993;10(1):16–22.

[3] Tokmakidis SP, Kalapotharakos VI, Smilios I, Parlavantzas A. Effects of detraining on muscle strength and mass after high or moderate intensity of resistance training in older adults. Clin Physiol Funct Imaging. 2009;29(4):316–9.

[4] Schimmel M, Loup A, Duvernay E, Gaydarov N, Müller F. The effect of lower denture abstention on masseter muscle thickness in a 97 year-old patient: a case report. Int J Prosthodont. 2010;23:418–20.

[5] Müller F, Duvernay E, Loup A, Vazquez L, Herrmann FR, Schimmel M. Implant-supported mandibular overdentures in very old adults: a randomized controlled trial. J Dent Res. 2013;92(12 Suppl):154S– 60S. https://doi.org/10.1177/0022034513509630.

[6] Scott J, Valentine JA, St Hill CA, Balasooriya BA. A quantitative histological analysis of the effects of age and sex on human lingual epithelium. J Biol Buccale. 1983;11(4):303–15.

[7] Müller F, Link I, Fuhr K, Utz KH. Studies on adaptation to complete dentures. Part II: oral stereognosis and tactile sensibility. J Oral Rehabil. 1995;22(10):759–67.

[8] Fried LP, Walston J. Frailty and failure to thrive. In: Hazzard WR, Blass JP, Jr EW, editors. Principles of geriatric medicine and gerontology. 4th ed. New York, NY: McGraw Hill; 1998. p. 1387–402.

[9] Katz S, Downs TD, Cash HR, Grotz RC. Progress in development of the index of ADL. The Gerontologist. 1970;10(1):20–30.

[10] Fillenbaum GG. Screening the elderly. A brief instrumental

[11] activities of daily living measure. J Am Geriatr Soc. 1985;33(10):698–706. Mahoney FI, Barthel DW. Functional evaluation: the barthel index. Md State Med J. 1965;14:61–5.

[12] Guigoz Y, Vellas B, Garry PJ. Mini nutritional assessment: a practical assessment tool for grading the nutritional state of elderly patients. In: The mini nutritional assessment, facts and research in gerontology, vol. Suppl I. Paris: Serdi; 1994.

[13] Sheikh J, Yesavange J. Geriatric depression scale (GDS): recent evidence and development of a shorter version. In: Bring T, editor. Clinical gerontology: a guide to assessment and interventions. New York: Haworth Press; 1986. p. 165–73.

[14] Folstein MF, Folstein SE, McHugh PR. "Mini-mental state". A practical method for grading the cognitive state of patients for the clinician. J Psychiatr Res. 1975;12(3):189–98.

[15] Shulman KI. Clock-drawing: is it the ideal cognitive screening test? Int J Geriatr Psychiatry. 2000;15(6):548–61.

[16] Moore KL, Boscardin WJ, Steinman MA, Schwartz JB. Age and sex variation in prevalence of chronic medical conditions in older residents of U.S. Nursing Homes. J Am Geriatr Soc. 2012;60(4):756–64. https://doi.org/10.1111/j.1532-5415.2012.03909.x.

[17] Moore KL, Boscardin WJ, Steinman MA, Schwartz JB. Patterns of chronic co-morbid medical conditions in older residents of U.S. Nursing Homes:differences between the sexes and across the agespan. J Nutr Health Aging. 2014;18(4):429–36. https://doi.org/10.1007/s12603-014-0001-y.

[18] BFS. Medizinische Statistik der Krankenhäuser 2009—Standardtabellen. Neuchâtel: Bundesamt für Statistik; 2011.

[19] Stone AA, Schwartz JE, Broderick JE, Deaton A. A snapshot of the age distribution of psychological well-being in the United States. Proc Natl Acad Sci U S A. 2010;107(22):9985–90. https://doi.org/10.1073/pnas.1003744107.

[20] Locker D, Jokovic A. Using subjective oral health status indicators to screen for dental care needs in older adults. Community Dent Oral Epidemiol. 1996;24(6):398–402.

[21] Müller F, Salem K, Barbezat C, Herrmann FR, Schimmel M. Knowledge and attitude of elderly persons towards dental implants. Gerodontology. 2012;29(2):e914–23.

[22] Graves AB, Larson EB, Edland SD, Bowen JD, McCormick WC, McCurry SM, Rice MM, Wenzlow A, Uomoto JM. Prevalence of dementia and its subtypes in the Japanese American population of King County, Washington state. The Kame Project. Am J Epidemiol. 1996;144(8):760–71.

[23] American Psychiatry Association. Diagnostic and statistical manual of mental disorders 4th edn. Washington, DC: APA; 1994.

[24] Syrjala AM, Ylostalo P, Ruoppi P, Komulainen K, Hartikainen S, Sulkava R, Knuuttila M. Dementia and oral health among subjects aged 75 years or older. Gerodontology. 2012;29(1):36–42. https://doi. org/10.1111/j.1741-2358.2010.00396.x.

[25] Faxen-Irving G, Basun H, Cederholm T. Nutritional and cognitive relationships and long-term mortality in patients with various dementia disorders. Age Ageing. 2005;34(2):136–41. https://doi.org/10.1093/ ageing/afi023.

[26] White H. Weight change in Alzheimer's disease. J Nutr Health

Aging. 1998;2(2):110–2.

[27] Taji T, Yoshida M, Hiasa K, Abe Y, Tsuga K, Akagawa Y. Influence of mental status on removable prosthesis compliance in institutionalized elderly persons. Int J Prosthodont. 2005;18(2):146–9.

[28] Wilding L, Eagles D, Molnar F, O'Brien JA, Dalziel WB, Moors J, Stiell I. Prospective validation of the Ottawa 3DY Scale by Geriatric Emergency Management Nurses to Identify Impaired Cognition in Older Emergency Department Patients. Ann Emerg Med. 2016;67(2):157–63. https://doi.org/10.1016/j.annemergmed.2015.09.008.

[29] Zhang Y, Niu J, Kelly-Hayes M, Chaisson CE, Aliabadi P, Felson DT. Prevalence of symptomatic hand osteoarthritis and its impact on functional status among the elderly: the Framingham Study. Am J Epidemiol. 2002;156(11):1021–7.

[30] Müller F, Rentsch A. Les prothèses de recouvrement supraradiculaires. Titane. 2010;7(4):249–57.

[31] Müller F, Schimmel M. GUEST EDITORIAL: revised success criteria: a vision to meet frailty and dependency in implant patients. JOMI. 2016;31(1):15.

第4章 牙种植体的药理学风险评估
Pharmacological Risk Assessment for Dental Implants

Xixi Wu, Faleh Tamimi

摘要

牙种植体周围骨结合的过程与骨折愈合和骨修复生物学过程相似。骨代谢活性对骨结合的成功起着至关重要的作用，骨代谢失调可能对骨愈合和种植体骨结合产生负面影响。因此，我们可以假设干扰愈合和骨代谢的药物会影响骨结合和种植体存留。研究药理学、骨结合和牙种植药物之间的关系，可以为新的药理学创新打开大门，从而提高种植的成功率，避免不必要的并发症。且由于大多数种植患者是老年人，他们常服用多种药物，因此需要特别关注。本章节中，讨论了由我们以及其他研究人员发现的一些影响骨、骨结合和种植体存留药物。尤其越来越多的证据表明，常用的药物，如非甾体类抗炎药、5-羟色胺再摄取抑制剂和质子泵抑制剂，可能导致植入失败。

骨结合牙种植体是口腔重建中许多重要创新之一[1–2]。尽管在技术、材料和种植体设计上的进展诸多且十分重要，但牙医和患者仍然非常关注临床失败的可能性[1]。骨结合种植体的成功取决于良好的骨结合[3]。骨结合是活体骨组织和种植体表面之间的直接结构与功能连接，具有类似于骨折愈合的生理过程[3]。因此，骨代谢活性对骨结合的成功起着至关重要的作用[3]。

骨在整个生命中不断改建[4]。通过一系列局部和系统途径，成骨细胞的骨形成和破骨细胞的骨吸收得以紧密协调来维持骨量恒定[4]。一些药物制剂可以通过干扰调节骨代谢的途径，从而影响骨转换、骨结合，并最终影响种植体的存留。此外，很大一部分患有疾病或病症的患者正在接受药物治疗，但我们对于这些药物对骨结合牙种植体的影响知之甚少。因此，在本章中，我们将列出已知影响骨代谢的主要药物类别，并讨论它们对骨代谢、骨结合和种植体成功的影响（表4.1）。

X. Wu • F. Tamimi (✉)
Faculty of Dentistry, McGill University,
Montreal, QC, Canada
e-mail: xixi.wu@mail.mcgill.ca; faleh.
tamimimarino@mcgill.ca

© Springer International Publishing AG, part of Springer Nature 2018
E. Emami, J. Feine (eds.), *Mandibular Implant Prostheses*,
https://doi.org/10.1007/978-3-319-71181-2_4

表4.1 药物对骨和种植体的影响

药物类别	药物名	机制ᵃ	对骨的作用							对种植体的作用	
			骨密度ᵇ	骨形成ᵇ	骨吸收ᵇ	骨转换ᵇ	骨折风险ᶜ	骨质疏松ᶜ	骨折愈合ᶜ	骨结合ᵇ	种植体成功率ᶜ
作用于中枢神经系统药物	SSRIs	↑OC ↑RANKL	↓	↓	↑		↑	↑			↓
	AChEIs	↑OB ↓OC 钙化 ↑ALP	↑	↑	↓		↓		↑	↑	
	褪黑激素	↑OB ↓OC	↑	↑					↑		
	AEDs	↓OB ↑PTH ↓维生素D	↓				↓				
	阿片类	↓促性腺激素					↑				
	β受体阻滞剂	↑OB ↓OC ↑β受体阻滞 ↑骨增长 ↑OB ↑RUNX2	↑	↑	↓		↑	↑	↑	↑	
抗高血压药物	噻嗪类利尿剂	↑骨桥蛋白 ↑血清钙	↑	↑	↓		↓				
	ACE 抑制剂	↓OC ↑PTH ↓血清钙	↑	↑	↓	↓	↓				
	ARBs	↑OB ↓OC	↑	↑	↓		↓		↑		
	CCBs	↑OB ↓OC ↕体内钙平衡 ↓维生素 D			↓	↑					
降糖药	二甲双胍	↑OB ↑AMP ↑BMP-2 ↑ALP	↑	↑	↓		↓				
	GLP-1	↑OB ↓OC ↓降钙素	↑	↑	↓		↑				
	DPP-4 抑制剂	↑OB ↓OC ↓降钙素	↑	↑	↓		↓		↓		
	噻唑烷二酮	↑破骨细胞生成 ↓ALP ↓PTH	↓		↑		↑	↑			

续表

药物类别	药物名	机制[a]	对骨的作用							对种植体的作用	
			骨密度[b]	骨形成[b]	骨吸收[b]	骨转换[b]	骨折风险[c]	骨质疏松[c]	骨折愈合[c]	骨结合[b]	种植体成功率[c]
胃肠道药物	PPIs	↓OB ↓OC ↓BMP-2, BMP-4 ↓PHOSPHO1 ↓ALP ↓血钙水平 ↓凋亡	↓	↓	↑	↓	↑		↓	↓	↓
免疫抑制剂	钙调神经蛋白抑制剂	↓OB ↑OC ↑钙调神经蛋白/NFAT	↓	↓	↑	↑	↑	↑			
	环孢菌素	免疫抑制		↓		↓				↓	
抗肿瘤药	Anti-VEGF	↓OC ↓血管再生				↓	↑			↓	
	镭-233	↓OB	↓	↓			↑				
	依西美坦	↑ALP ↑PINP ↑骨钙蛋白 ↑CTX ↑NTX				↑	↑	↑			
化疗药物		↓骨细胞					↑				
消炎药	NSAIDs	↓OB ↓OC	↓	↓	↓		↑		↓		
	糖皮质激素	↑OC ↓维生素D		↓	↑		↑	↑	↓		
激素替代疗法	甲状腺	↑OB ↑IGF-1 ↑降钙素 ↑生长因子		↑			↑				
	GIP	↑OB ↑血清钙 ↓凋亡		↑							
	性激素	↑OC↕RANKL/RANK/OPG		↑	↓		↓				
抗骨质疏松药	PTH	↕体内钙平衡	↑	↑	↑	↑	↓	↓			
	降钙素	↓OC	↑	↑			↓	↓			
	双膦酸盐	↓OC	↑	↑		↓	↓	↓		↓	↓
	骨硬化蛋白抑制剂	↑LRP5/6 ↓Wnt信号通路	↑	↑			↓	↓	↑		

续表

药物类别	药物名	机制[a]	对骨的作用							对种植体的作用	
			骨密度[b]	骨形成[b]	骨吸收[b]	骨转换[b]	骨折风险[c]	骨质疏松[c]	骨折愈合[c]	骨结合[b]	种植体成功率[c]
高胆固醇血症药物	他汀类药物	↑OB ↓OC ↑BMP ↑COLLIA1 ↑钙蛋白 ↓RANKL	↑				↓	↓		↑	
抗组胺药		↓RANKL	↑					↓	↓		
HIV治疗	反转录病毒	↑OC	↓		↑		↑	↑			
抗凝剂	肝素	↓OB ↑OC	↓	↓	↑		↑	↑			
酒精		↓OC 损害免疫系统	↓	↓				↑	↓	↓	↓

↑=上调；↓=下调；↕=双向调控

OB：成骨细胞；OC：破骨细胞；SSRIs：选择性血清素再摄取抑制剂；AChEIs：乙酰胆碱酯酶抑制剂；AEDs：抗癫痫药物；ACE抑制剂：血管紧张素转换酶抑制剂；ARBs：血管紧张素Ⅱ受体阻滞剂；CCBs：钙通道阻滞剂；GLP-1：胰高血糖素样肽-1；DPP-4抑制剂：二肽基肽酶-4抑制剂；PPIs：质子泵抑制剂；Anti-VEGF：抗血管内皮生长因子；NSAIDs：非甾体抗炎药；PTH：甲状旁腺激素；GIP：胃抑制多肽；ERT：雌激素替代物；RANKL：核因子κB配体受体激活物；ALP：碱性磷酸酶；RUNX2：Runt-相关转录因子2；AMP：胸苷激酶；BMP-2：骨形态发生蛋白-2；PHOSPHO1：磷酸乙醇胺/磷酸胆碱磷酸酶；NFAT：活化T细胞核因子；CTX：C-末端1型胶原氨基末端；PINP：前肽1型胶原氨基末端；NTX：N-末端后肽；IGF-1：胰岛素样生长因子；RANK：核因子κB受体激活剂；OPG：骨保护素；LRP：低密度脂蛋白受体相关蛋白；COLLIA1：候选基因136-41胶原

机制[a]基于体外研究

[b]源自临床证据

[c]源自体内研究

4.1　靶向中枢神经系统的药物

中枢神经系统（CNS）是骨代谢的主要调节者[5]。因此，神经性药物可以对骨应力、骨愈合、骨结合和种植体存留产生影响。下面我们讨论4种已发现的可以影响骨组织甚至骨结合种植体的神经性药物，包括选择性5-羟色胺再摄取抑制剂（SSRIs）、乙酰胆碱酯酶抑制剂（AChEIs）、褪黑激素、抗癫痫药物（AEDs）和阿片类药物。

4.1.1　选择性5-羟色胺再摄取抑制剂（SSRIs）

从队列研究中得到的证据表明，SSRIs对种植体存留[6]和骨折愈合[7]有负面影响。SSRIs，如Celexa（西酞普兰）、Paxil（帕罗西汀）、Lexapro（依地普仑）、Prozac（百忧解）和Zoloft（左洛复），是用来抑制血清紧张素再摄取并提高其水平以治疗抑郁症的药物[5,8]。由于其在抑郁症治疗中的独特功效，SSRIs已成为全世界使用最广泛的抗抑郁药[9]。

血清紧张素，又称5-羟色胺（5-HT）是一种单胺类神经递质[10]，通常认为其可促进幸福感和快乐感[11]。血清紧张素由色氨酸经生物化学衍生而来，不仅存在于人类和动物的神经组织中，而且在消化道、血小板和骨骼等周边组织中也有所发现[11]。因此，SSRIs可影响消化系统、心血管系统和骨骼系统的功能[9]。在骨骼系统中，5-羟色胺通过作用于成骨细胞和破骨细胞中的5-HT1B、5-HT2B、5-HT2C受体和5-羟色胺转运体（5-HTTs）来调节骨细胞[9]。SSRIs通过阻断骨细胞上的5-HTTs，促进破骨细胞分化[14]和抑制成骨细胞增殖[9]，从而对骨形成[12-13]和代谢[9]产生直接的负面影响。结果，SSRIs以0.60% ~ 0.93%[12-13]的年降低率降低骨量和骨密度（BMD）[12-14]，从而增加骨质疏松症和骨折的风险，特别是骨质疏松性骨折的风险[5]。从Tamimi研

究组对490例接受916颗种植体治疗的患者进行的回顾性队列研究中，我们发现SSRIs可能与种植体失败的风险增加显著相关[6]。

4.1.2　乙酰胆碱酯酶抑制剂（AChEIs）

来自病例对照研究、回顾性队列研究和体外研究的临床证据显示，AChEIs的使用，如利凡斯的明、多奈哌齐、加兰他敏等，通过影响成骨细胞和破骨细胞，而降低骨折风险和增强骨折愈合[16-17]。AChEIs，也称为抗胆碱酯酶，是抑制乙酰胆碱酯酶的药物，该酶负责分解乙酰胆碱，从而增加神经递质乙酰胆碱的作用水平和持续时间[18]。AChEIs已广泛用于治疗阿尔茨海默病（AD）、路易体痴呆、帕金森病和其他痴呆[19-20]。最近的研究发现在骨组织中存在乙酰胆碱受体（AChR）亚基，在成骨细胞上高度表达，特别是在成骨细胞分化阶段，其可能在调节碱性磷酸酶（ALP）活性中发挥作用[21-22]。因此，AChEIs可以影响成骨细胞的增殖和分化[22-23]，并随后对骨量和骨折愈合产生积极影响[16-17]。研究表明，AChEIs还可以通过促进破骨细胞凋亡来抑制骨吸收率[23]。综上所述，AChEIs可以加速骨折部位的钙化，有利于提高骨量，减少愈合并发症，对骨转化有促进作用，并能降低骨折风险[16-17]。然而，需要进一步研究以评估AChEIs是否对骨结合和牙种植体具有影响。

4.1.3　褪黑激素

体内[24-25]和体外[26]研究表明，褪黑素对骨和种植体骨结合有积极作用，并促进骨折愈合[27]。褪黑素，又称睡眠激素，是由松果体分泌的色氨酸衍生的吲哚胺，在昼夜节律、睡眠、衰老、肿瘤生长、再生[28]、骨生理[29]等方面的生物学调节起着重要作用。研究表明，骨髓细胞能够合成褪黑素，导致骨髓中含有高浓度的褪黑素[30]。

在包括成骨细胞和破骨细胞在内的许多细胞中[31]发现褪黑素与其膜结合的G蛋白偶联受体（MT1和MT2）特异结合。褪黑素能够促进成骨细胞的增殖和分化，增加成骨蛋白骨保护素的产生，抑制破骨活性，导致骨的加强[26,29,32]。此外，褪黑激素释放生长激素，是一种对大鼠和人的正常纵向骨生长非常重要的激素[33-34]。

褪黑素也可通过影响钙的摄取，而在骨组织中发挥治疗活性[29]。抑制新生大鼠褪黑素分泌可降低血清钙浓度，而褪黑素治疗可防止血清钙下降[29]。研究者推测褪黑激素可能与钙调素信号相互作用[35]，因为它可以通过增加血清钙水平来降低人类的收缩压[36-38]。

因此，认为补充褪黑素可以改善骨骼健康，具有抗老化和抗骨质疏松症功能而治疗骨退化。此外，褪黑素在种植体植入过程中也可能是促进种植体周围骨响应和骨结合的潜在药物，这种可能性还需要更多的研究来证实。

4.1.4 抗癫痫药物（AEDs）

流行病学研究、体内研究以及体外研究都表明，AEDs通过影响骨矿化和钙代谢，可增加骨折，减少骨密度和骨量[39]。AEDs包括苯巴比妥、卡马西平、丙戊酸钠、奥卡西平、加巴喷丁等，通常是作为癫痫患者的长期治疗药物。癫痫是一种常见的慢性神经系统疾病，其发作时间从短暂和几乎无法察觉到长时间的剧烈摇晃[40-41]。

使用AEDs与增加骨折风险之间的关联已被广泛地研究[39,42-43]。据报道，慢性患者服用AEDs会患有临床骨骼疾病，包括钙代谢改变和放射线佝偻病[44-46]，与AEDs相关骨疾病和并发症的产生原因仍存在争议。AEDs诱导骨问题的可能机制包括维生素D失活、钙代谢改变、副作用增加、维生素K缺乏、降钙素减少和/或成骨细胞抑制等[39]。更具体地，研究证明AEDs能够诱导细胞色素p450酶（CYP450），如苯妥英和苯巴比妥，通过维生素D降解和维生素D消耗的增加，导致钙代谢的变化[47]。

鉴于AEDs对骨骼具有压倒性的负面影响，可以推测AEDs对骨愈合和骨结合也有负面影响。然而，未来的研究将需要进一步评估AEDs对骨愈合、骨结合和牙种植体的影响。

4.1.5 阿片类药物

阿片类药物在医学上作用于阿片受体以减轻疼痛，已证明与降低BMD[48]有关，这可能与抑制促性腺激素（黄体生成激素和卵泡刺激激素）而导致的临床上体内性类固醇的减少有关[49]。尽管不同类型阿片类药物之间可能存在差异，但使用阿片类药物会增加骨折的风险[50]。骨折风险增加的一个机制是跌倒，这可能与头晕和姿势平衡改变有关，而姿势平衡改变与阿片类药物的中枢神经系统效应有关[51]。然而，骨结构的改变和骨生物力学能力也是可能的原因[52]。

4.2 抗高血压药物

高血压是一种慢性的病症，其动脉的血压升高[53]。抗高血压药物如β受体阻滞剂、噻嗪类利尿剂、血管紧张素转换酶（ACE）抑制剂、血管紧张素Ⅱ受体阻滞剂（ARBs）和钙通道阻滞剂（CCBs），都是治疗高血压患者最常用的处方药。观察到抗高血压药物与口腔牙龈肿胀有关，并且药物可通过对骨刺激，增加骨结合种植体的存留率[54-56]。

4.2.1 β受体阻滞剂

流行病学研究、体内研究和体外研究的证据表明，β受体阻滞剂通过刺激骨形成和抑制骨吸收，降低了骨折风险，并提高了BMD、BM、骨愈合、骨结合和牙种植体的存留率[54,57-61]。β受体阻滞剂是高血压治疗中应用最广泛的药物之一。它们通过抑制生理性β肾上腺素能受体[62]发挥其对血压的作用。除了具有心血管效应，刺激这些β受体似乎也可能对骨细胞起到分解代谢作用[63]，刺激破骨细胞的分化、增殖和活性[64-65]从而增加骨吸收。另一方面，β_2肾上腺素能受体的激活将导致骨形成的下调[63,66-67]，而β_2肾上腺素能受体是已知的唯一由成骨细胞表达的β肾上腺素能受体。

β受体阻滞剂对骨的潜在作用机制可能与瘦素交感神经系统途径相似[64]。在动物模型中，瘦素缺乏导致交感神经兴奋性减低、肾上腺素能信号的遗传或药理学消融，导致瘦素抵抗和高骨量[64]。β受体阻滞剂作为抗交感神经药物，通过相同的途径增加骨量，该途径通过成骨细胞上的β_2肾上腺素能受体起局部作用[57,64]。β受体阻滞剂可降低骨吸收[68]。此外，有证据表明，普萘洛尔——一种常用的β受体阻滞剂，增加了组织中Ⅰ型胶原的交联作用，提高了拉伸强度[69]。总之，体内和体外研究表明，β受体阻滞剂的使用对骨骼健康有显著的影响。临床研究证实，β受体阻滞剂似乎与降低骨折风险有关，对骨结构、新陈代谢、骨折愈合、骨结合和种植体存留有良性影响[54,57-59,61,64,70]。

4.2.2　噻嗪类利尿剂

观察研究和体外研究表明，噻嗪类利尿剂可降低骨折风险[71]，增加骨密度[72]，减少骨丢失[73]。噻嗪类利尿剂通过抑制肾脏远端小管中对噻嗪类敏感的氯化钠共转运体（NCC）来控制高血压，减少肾脏钙的排泄，并随后增强钙的摄取[74]。噻嗪类利尿剂也可能通过以下潜在机制影响骨：

1. 尿钙排泄减少导致血清钙水平升高，进而降低甲状旁腺激素（PTH），减少骨转换和增

加BMD[75]。
2. 噻嗪类利尿剂可通过阻断成骨细胞和成骨细胞样细胞上NCC的表达，从而对骨产生直接的正稳态效应[76-77]。
3. 噻嗪类利尿剂还通过成骨细胞分化标志物、Runt相关转录因子2（RUNX2）和骨桥蛋白[78]刺激成骨细胞分化，从而对骨产生影响。

上述机制可以解释在最近的一项队列研究[54]中，使用抗硫药物包括噻嗪类利尿剂，能够降低种植体失败风险的原因。但还需要进行更深入的体内研究来验证此类药物对种植体的影响。

4.2.3　血管紧张素转换酶（ACE）抑制剂

队列研究、病例对照研究、随机临床试验，以及体内和体外研究表明，ACE抑制剂作用于局部骨的肾素–血管紧张素–醛固酮系统（RAAS）[79-82]，可增加骨密度，降低骨折的风险。ACE抑制剂是高血压的主要处方药之一[83]，抑制血管紧张素转换酶（ACE）的产生，ACE是RAAS中负责将血管紧张素Ⅰ转化为血管紧张素Ⅱ的一种酶[83]。RAAS在包括骨的多个组织中，系统地和局部地发挥作用[84]。成骨细胞和破骨细胞表达血管紧张素Ⅱ1型受体，提示存在局部RAAS系统[85]。此外，血管紧张素Ⅱ诱导成骨细胞中NF-κB受体活化因子配基（RANKL）的表达，导致破骨细胞的活化，产生骨吸收和损伤效应[86-87]。此外，血管紧张素Ⅱ还可以通过干扰钙代谢来影响骨骼；通过降低血浆离子钙水平，导致PTH水平同时升高[88]。因此，ACE抑制剂通过阻碍血管紧张素Ⅱ的产生，似乎对骨代谢有直接和间接的积极作用。然而，未来还需要进行体内研究，以评估ACE抑制剂对骨结合和牙种植体的影响。

4.2.4　血管紧张素Ⅱ受体阻滞剂（ARBs）

正如ACE抑制剂一样，有流行病学、体内和体

外研究表明，血管紧张素Ⅱ受体阻滞剂（ARBs）作用于骨骼局部的RAAS，对相应骨折风险具有保护作用[79-82,89]。ARBs也被称为血管紧张素Ⅱ受体拮抗剂，沙坦或AT₁受体拮抗剂，是一组用于治疗对ACE抑制剂治疗不耐受的高血压药物[90]。ARBs靶向RAAS（见ACE抑制剂），并通过阻断血管紧张素ⅡAT₁受体，抑制骨中血管紧张素Ⅱ的产生，发挥骨代谢的保护作用[83]。

动物实验证明，ARBs包括替米沙坦、奥美沙坦和氯沙坦，通过抑制抗酒石酸酸性磷酸酶（一种负责骨吸收的酶）的活性，可减少骨丢失[91]，并减弱卵巢切除引起的骨密度下降[86]。此外，替米沙坦通过维持过氧化物酶体增殖物激活受体-γ（PPAR-γ）丝氨酸112磷酸化，主动阻断噻唑烷二酮诱导的抗成骨细胞活性，从而促进骨折愈合并防止骨丢失[92-93]。总的来说，ARBs似乎可以增加骨强度、骨质量和骨小梁连接[94-95]，这使得学者们产生了进一步研究其影响骨结合和牙种植体存留的兴趣。

4.2.5　钙通道阻滞剂（CCBs）

体内和体外研究表明，CCBs似乎通过抑制破骨细胞功能和刺激成骨细胞的生长与分化来抑制骨吸收[96-98]。CCBs是一组能抑制电压激活的胞外钙向胞内流入，具有强大的心血管效应的药物，对于高血压的治疗非常有效[99]。通过类似的方式，CCBs也影响骨稳态[85]。在骨吸收过程中，破骨细胞可以感知周围钙浓度的变化，通过钙离子释放和钙离子流入触发胞浆钙的急剧增加[85]。胞浆钙的变化可转导为抑制骨吸收、调节成骨细胞的生长和分化，以及刺激这些细胞的功能[96]。尽管流行病学研究表明在服用CCBs的患者中[100]，维生素D水平升高，但尚没有文献表明CCBs的使用是否与骨折、骨愈合、骨结合和/或牙种植有关，这需要进一步的研究来评估。

4.3　降糖药

全世界有超过1.71亿人患有糖尿病，其患病率预计将于2030年翻倍[101]。现在许多抗糖尿病药物可用来控制高血糖。这些药物可能对骨代谢和随后的种植体有积极或消极作用。根据现有研究，二甲双胍、胰高血糖素样肽-1（GLP-1）和二肽基肽酶-4抑制剂（DPP-4抑制剂）似乎对骨有促进作用，但噻唑烷二酮对骨有负面作用。

4.3.1　二甲双胍

二甲双胍抑制体内骨丢失，并且具有体外成骨作用。学者们还注意到二甲双胍的使用可能与骨折的减少有关[102]。自20世纪50年代末以来，二甲双胍是一种广泛用于治疗2型糖尿病的抗糖尿病药物，还可以作为1型糖尿病患者胰岛素治疗的选择性辅助治疗[103]。二甲双胍主要通过抑制肝脏产生葡萄糖而发挥作用[103]，但是最近的一些研究报道了二甲双胍通过激活胸苷激酶（AMP）信号通路，上调内皮型一氧化氮合酶和表达骨形态发生蛋白-2（BMP-2）[104-105]，对骨代谢发挥积极作用，从而直接抑制体内骨丢失[103]。在体外研究中，二甲双胍促进成骨细胞的成骨作用，包括细胞增殖、1型胶原生成、ALP活性、矿物质沉积和成骨细胞样细胞分化[104]。基于这些发现，二甲双胍可能对骨产生积极效应。因此，有必要进一步研究二甲双胍是否对骨愈合、骨结合和种植体存留有积极作用。

4.3.2　胰高血糖素样肽-1（GLP-1）

体内和体外研究显示，GLP-1作为骨转换调节剂，似乎对骨具有合成代谢作用，通过诱导成骨细胞分化和抑制破骨细胞活性来增加骨密度[106-108]。GLP-1，也称为肠促胰岛素，由原胰高血糖素基因转录产物衍生的神经肽，对葡萄糖转运和/或代谢发挥胰岛素样作用[109-110]。GLP-1还通过直接刺激钙调素的分泌来影响骨骼，钙调素是破骨细胞骨吸收的有效抑制剂[111-112]。总之，GLP-1主要靶向降钙素调节骨转换，因为GLP-1受体信号转导基因缺失增加了破骨细胞骨吸收活性，而不影响骨形成，导致骨小梁分离显著减少和骨强度增加[108]。综上所述，GLP-1在改善骨形成和骨结构方面可能具有药理作用，但是关于其对骨折、骨愈合、骨结合和牙种植体存留的影响尚无文献报道，有待进一步研究。

4.3.3　二肽基肽酶-4抑制剂（DPP-4抑制剂）

体外研究表明，能够提高内分泌水平的药物，如DPP-4抑制剂，可以对骨骼产生有益的影响，流行病学研究表明DPP-4抑制剂与减少骨折发生有关[113]。二肽基肽酶-4抑制剂，也称为格列汀，是一类口服降血糖药物，阻断DPP-4，并用于治疗2型糖尿病[114]。使用DPP-4抑制剂治疗2型糖尿病患者可能对骨具有保护作用，并且与降低骨折风险相关。这些药物通过增加GLP-1和胃肠多肽的循环水平来影响骨代谢，两者都参与骨代谢的调节[107-108,113,115-118]。尽管DPP-4抑制剂对骨代谢有积极影响，但是其对骨结合和种植体存留的影响还尚未探讨，需要进一步研究。

4.3.4　噻唑烷二酮

降低葡萄糖药物噻唑烷二酮，已报道其能够减少骨密度，增加骨丢失，延迟骨愈合，并增加骨折的发生率[119-123]。噻唑烷二酮，又称格列酮，是一类治疗2型糖尿病的药物，可增加胰岛素敏感性[124]。噻唑烷二酮通过激活PPAR-γ核受体发挥其抗糖尿病作用，PPAR-γ核受体控制葡萄糖和脂肪酸代谢，也是骨骼中骨细胞发育和活化的关键调节因子[125]。在骨骼中，PPAR-γ控制间充质和造血细胞的分化，并且噻唑烷二酮可将其激活导致不平衡的骨重塑[125]。

在体内，噻唑烷二酮通过影响骨重塑过程、抑制成骨细胞的新骨形成、增加破骨细胞的骨吸收来诱导骨丢失，导致骨密度、骨体积明显降低以及骨微结构改变[126-127]。观察到的骨丢失与骨髓结构和功能的改变有关，包括成骨细胞数量减少、成骨细胞功能降低、脂肪细胞数量增加、促进破骨细胞分化和破骨细胞生成增加[123,128-130]。噻唑烷二酮对骨形成标志物如ALP和PTH有负面影响[131-133]。总的来说，噻唑烷二酮似乎对骨骼健康有不利影响，因此需要进一步的研究来评估噻唑烷二酮对骨结合和种植体的影响。

4.4　胃肠药

考虑到骨骼对钙、氨基酸和骨骼转换及能量更新的需求，胃肠道对骨骼完整性至关重要也就不足为奇[134]。到目前为止，已经发现质子泵抑制剂（PPI）能够影响骨骼[135-137]，但是考虑到骨骼中胃肠功能的重要性，可以推测未来将会发现更多的胃肠道药物能够影响骨骼。

4.4.1　质子泵抑制剂（PPIs）

体内、体外和临床研究表明，PPIs的使用影响成骨细胞、破骨细胞和钙平衡，减少骨愈合、骨累积、骨转换和骨结合，而增加骨折和牙种植失败的风险[135-137]。PPIs是一组药物，它们正在迅速地成为世界范围内第三个最为重要的处方药物[138]。这类药物，包括奥美拉唑、兰索拉唑、泮托拉唑、右旋兰索拉唑、埃索美拉唑、雷贝拉唑等，对预防和治疗消化性溃疡、胃食管反流病（GERD或GORD）、消化不良、幽门螺杆菌感染、嗜酸细胞性食管炎、胃泌素瘤和应激性胃炎等胃肠道酸性相关疾病非常有效[138]。在过去的20年中，PPIs的使用人群已显著增加[139]，并且除了偶尔使用这种药物外，许多个体还使用PPIs作为持续或长期治疗[140]。这与美国食品药品监督管理局已经认可PPIs给药和骨代谢之间的关系[141]有关。

PPIs通过抑制质子泵（H^+/K^+ ATPase）的功能抑制胃酸[142-143]。在骨骼中也发现了质子泵，它在破骨细胞中的抑制可降低其活性，导致骨质厚度、骨重量和骨生物力学特性的降低[144-145]。除了对破骨行为的影响之外，PPIs还可能通过抑制骨中的磷酸乙醇胺/磷酸胆碱磷酸化酶（PHOSPHO1）和ALP来干扰成骨细胞[146-148]。其他机制提示PPIs通过影响钙的动态平衡对骨代谢产生间接的负面影响[141,149]。具体而言，PPIs通过增加小肠中的pH，减少钙在胃肠道中的吸收，从而降低骨中可用钙的结合，降低其矿物质密度[141,149]。临床上，观察性研究已经表明PPIs的使用与骨丢失和骨折的高风险之间存在关联[150]。我们最近的体内和流行病学研究也证实了PPIs对骨愈合和种植体产生负面影响[136-137]。事实上，PPIs的使用减少了骨结合，延迟了骨愈合，并且与牙种植失败的增加有关[136-137]。

4.5　免疫抑制剂

骨重建受到免疫系统的巨大影响[151-152]。因此，某些药物引起的免疫系统失调可能与骨丢失和骨折有关[152]。值得一提的是，RANKL是破骨细胞功能的关键信号，它由几种免疫细胞（例如，CD8、CD4、TH1、TH2）表达[153-154]。此外，T细胞可以通过表达干扰素-γ（INF-γ）、IL-4或T淋巴细胞蛋白原来抑制破骨细胞的生成，这反过来表明T细胞对骨具有保护作用[155]。

4.5.1　钙调神经磷酸酶抑制剂

体内和体外研究表明，钙调神经磷酸酶抑制剂对骨有不良影响，导致骨丢失增加，骨密度降低[156]。钙调蛋白磷酸酶是钙和钙调蛋白依赖的丝氨酸/苏氨酸蛋白磷酸酶[157]。钙调神经磷酸酶抑制剂是用于预防器官移植排斥反应、治疗自身免疫性疾病和一些非自身免疫性炎症性疾病的免疫抑制剂[158]。用钙调神经磷酸酶抑制剂治疗的患者可导致骨质疏松并增加骨折的发生率[159-162]。提示钙调神经磷酸酶抑制剂通过抑制成骨细胞的分化，促进破骨细胞的活性来抑制骨形成，刺激骨吸收[163]。钙调神经磷酸酶抑制剂可能通过调节活化T细胞核因子（NFAT）信号通路影响骨代谢，而NFAT是破骨细胞发生所必需的[163]。然而，目前还没有关于钙调神经磷酸酶抑制剂影响骨愈合、骨结合以及牙种植体的数据，这在未来可能需要更多的研究。

4.5.2　环孢菌素

环孢霉素A（CsA）是一种广泛应用于器官移植中的免疫抑制剂，用于预防排异反应[164]。它通过干扰T细胞的活性和生长来降低免疫系统的活性[165]。体内和体外研究表明，CsA可能通过抑制T淋巴细胞的关键作用导致骨转换和骨丢失，并减少骨量、增加骨折和骨质疏松的风险，在骨重建中具有抗合成代谢的作用[166-168]。提示CsA影响骨代谢的原因可能与细胞因子介导的免疫抑制机制有关，但其具体机制尚不清楚[169]。

此外，体内研究还表明，使用CsA可能延迟骨愈合，并阻碍牙种植体周围的骨结合[170-172]。鉴于CsA对骨代谢的负面影响，可以重新考虑CsA治疗的患者进行牙种植体治疗。然而，需要临床研究来证实CsA对牙种植体存留的影响。

4.6　抗肿瘤药物

骨结合和骨愈合需要细胞增殖、分化和血管生成。抗肿瘤药物主要通过抑制细胞增殖和血管生成来发挥作用。因此，预计这类药物会对骨愈合、骨结合和种植体产生负面影响。下面我们讨论一些对骨有负面影响的抗肿瘤药物。

4.6.1　抗血管内皮生长因子（抗VEGF）

体内和体外研究表明抗血管内皮生长因子（抗VEGF）通过阻碍血管生成和破骨细胞，对骨转换、骨愈合和骨结合产生不利影响[173-174]。血管内皮生长因子（VEGF），最初被称为血管通透性因子（VPF），是由刺激血管生成和血管再生的细胞产生的信号蛋白[175]。血管内皮生长因子是与血管生成相关的血管生长的关键调节因子，血管生成对骨修复至关重要，并且还可以通过破骨细胞的趋化性和活性来刺激骨转换[176]。因此，某些药物对VEGFs的抑制可能对骨健康产生负面影响[173]。这些负面影响包括抑制骨生长，减少骨转换以及阻碍伤口愈合[177]，因为其可抑制新生血管，导致钛种植体的骨愈合延迟和骨结合减少[173]。因此，尚需要流行病学研究来证实这一点。

4.6.2　镭-223

镭-223（Ra-223，^{223}Ra）的主要用途是作为放射性药物治疗骨转移癌，其优点是具有与钙相似的化学性质和其发射的短程 α 辐射线[178]。^{223}Ra是镭的同位素，半衰期为11.4天，是一种选择性靶向高能骨转移肿瘤的靶向性 α 粒子发射器[179]。^{223}Ra作为钙的模拟物，具有天然的寻骨能力，并优先与新形成的骨基质结合，靶向成骨细胞转移性肿瘤病灶[180]。高能、短程 α 粒子辐射主要诱导不可修复

的双链DNA断裂，发挥定位于靶区的强细胞毒性活性，同时最小化对骨髓和邻近健康组织的损伤[180-181]。尽管^{223}Ra对骨骼有影响，但是还没有关于^{223}Ra对骨折、骨愈合、骨结合和/或牙种植体影响的数据，这在以后可能需要更多的研究。

4.6.3　依西美坦

体外和临床研究表明，依西美坦治疗可降低骨密度，增加骨质疏松，加速骨转换，增加骨折风险[182-184]。依西美坦是一种芳香酶抑制剂，用于治疗早期和晚期乳腺癌，通过显著降低雌激素合成起作用[185]。依西美坦对骨代谢具有合成代谢作用，既增加骨形成标志物［如骨碱性磷酸酶（BAP）、前胶原1型氨基末端前肽（PINP）和骨钙素］，也增加骨吸收标志物［如C-端肽（CTX）和N-端肽（NTX）］[182]。用依西美坦治疗的患者不仅骨吸收增加，而且骨形成也增加，这可能是因为增强的骨降解可以导致本身骨合成的增强[186]。然而，需要进一步研究依西美坦对骨结合和牙种植的影响。

4.7　化疗药物

化疗是使用化疗药物（细胞抑制剂或细胞毒剂）通过防止癌细胞增殖来达到癌症的治疗[187]。使用化疗药物的问题在于它们缺乏选择性，这可能会产生包括骨细胞在内的细胞周期增速对正常细胞的影响[187]。体内研究表明，化疗药物的使用与骨愈合延迟和骨结合减少有关[187]。另一方面，研究表明化疗药物对骨结合和牙齿存留没有不利影响[188]。因此，似乎没有证据可以证明接受化疗的患者不能进行牙种植。然而，考虑到术后化疗对骨形成的负面影响，我们应该意识到对正在使用化疗药物的患者进行种植的风险。

4.8 抗炎药

抗炎药是一组用来治疗或减轻炎症或肿胀的药物[189]。下面我们讨论已知影响骨和/或牙种植体的抗炎药。

4.8.1 非甾体类抗炎药（NSAIDs）

体内、体外和临床研究表明，非甾体类抗炎药（NSAID）抑制骨愈合，降低骨密度，抑制新骨形成，增加骨折风险，在骨代谢中起着有害作用[190-191]。非甾体类抗炎药，如布洛芬、吲哚美辛、阿司匹林、酮咯酸和萘普生，被广泛用于减轻疼痛和炎症，特别是与骨关节炎和其他慢性肌肉骨骼疾病有关的症状[192]。非甾体类抗炎药通过抑制前列腺素的合成减轻疼痛和炎症[193]。然而，由于前列腺素在骨代谢中起着重要的作用，因此NSAIDs也对骨产生负面的影响[194]。

NSAIDs可以对骨产生负面影响的一个特殊情况是在涉及骨愈合的过程中[195]。骨损伤导致前列腺素局部产生和释放[195]。前列腺素的释放会引发炎症，增加骨愈合中最终需要的成骨细胞和破骨细胞的活性[193]。非甾体类抗炎药抑制前列腺素的产生，从而直接干扰骨愈合的正常过程[195-198]。

我们的流行病学研究还发现[137]，非甾体类抗炎药对骨结合种植体有负面影响（HR=2.47；95%CI：1.09~5.58），并且这种负面影响可能会由于需要非甾体类抗炎药治疗的患者常常为了预防药物对胃食管副作用[199]而接受胃保护剂（即PPIs）的共同治疗而加剧，这同样对骨骼也有负面影响。然而，体内研究也证实在NSAID给药后，观察到骨结合丧失，种植体周围骨愈合延迟[200-201]。因此，建议在骨手术和/或植入种植体之前或之后避免NSAID

的使用[202]。

4.8.2 糖皮质激素

糖皮质激素，如可的松，是一类在治疗炎症和自身免疫疾病方面非常有效的皮质激素[203]。体内、体外和临床研究表明，糖皮质激素通过增加骨吸收和减少骨形成来影响骨骼，通过直接作用于骨细胞介导，导致骨质疏松症和骨折风险的增加[204-205]。糖皮质激素直接作用于分化的破骨细胞以延长其寿命，作用于成骨细胞以刺激其凋亡[206]，并且还降低维生素D血浆水平[207]。糖皮质激素导致骨丢失分为两个阶段：迅速的早期阶段，骨量由于过度的骨吸收而丢失，以及较慢的后期阶段，骨量由于骨形成不足而丢失[206,208]。

关于糖皮质激素对体内骨结合和牙种植体的影响，存在着相互矛盾的结果。一些研究报道种植体愈合延迟和骨结合降低与糖皮质激素治疗有关[209-210]。但其他研究认为糖皮质激素使用者与非使用者之间没有关联[211-212]。然而，鉴于糖皮质激素对骨代谢的负面影响，应进行临床研究以明确糖皮质激素对骨愈合、骨结合和牙种植的影响。

4.9 激素替代疗法

激素是腺体在体内传递的化学物质，对生长、成熟、能量、体重和骨骼强度有影响[213]。性激素（雌性卵巢中的雌激素和雄性睾丸中的睾酮）控制生殖能力，并导致骨强度增加，特别是在青少年早期发挥作用[213]。其他的激素来自甲状腺、甲状旁腺、大脑附近的脑垂体和大脑本身。这些激素控制血液中的钙水平、能量水平和生长能力[214]。它们在男女性别中的作用一样。下面我们讨论一些主要激素和激素替代疗法。

4.9.1 甲状腺激素

甲状腺是人体最大的内分泌腺体之一，控制能源、蛋白质合成和对其他激素的敏感性[215]。它通过产生由碘和酪氨酸合成的甲状腺激素、甲状腺素（T_4）和三碘甲状腺素（T_3）来参与这些过程[215]。体内、体外和临床研究表明，T_3对软骨内和膜内骨的正常发育是必不可少的，在骨量的线性生长和维持中起重要作用[216]。T_3缺乏或过量会导致儿童严重的骨骼异常，而甲状腺中毒症与骨质疏松症和成人骨折的风险增加有关[217]。在生长板中，T_3抑制软骨细胞增殖并促进其肥大分化、基质合成、矿化和血管生成[218]。它还通过诱导IL-6、PGs和RANKL促进成骨细胞增殖、分化和凋亡，还促进破骨细胞的形成和激活[219]。此外，甲状腺激素可能通过增加生长激素和胰岛素样生长因子-1（IGF-1）的分泌而间接作用于骨细胞，并产生在钙稳态中起关键作用的降钙素[215,219]。未来的研究应该解决甲状腺激素对骨愈合、骨结合和牙种植体的影响。

4.9.2 胃抑制多肽（GIP）

体内和体外研究表明，胃抑制多肽（GIP）通过促进成骨功能、抑制细胞凋亡和提高钙摄入量，发挥对骨的保护作用，并减少骨吸收，增加骨形成[220-221]。GIP是十二指肠内分泌K细胞吸收葡萄糖或脂肪后释放的胃肠肽激素[222]。GIP用于治疗2型糖尿病，以及与肥胖相关的葡萄糖不耐受和缓解胰岛素抵抗[223]。

除了胃组织外，GIP受体还表达于调节骨转换的成骨细胞中[224]，GIP激活它来保护成骨细胞免于凋亡，增加其成骨功能，从而促进成骨细胞的骨形成[220,224]。GIP还促进将摄入的钙有效储存到骨骼中，钙稳态在体内发挥积极的生理作用[220]。因此，膳食引起的血液GIP水平的升高对预防骨质疏松症的

发病和发展起着至关重要的作用[220]。鉴于GIP对骨代谢的积极影响，需要进一步研究以阐明GIP在骨折风险、骨愈合、骨结合和牙种植中的作用。

4.9.3 性类固醇

体内、体外和临床研究表明，性类固醇，即与脊椎动物雄激素或雌激素受体相互作用的类固醇激素，在骨转换的调节中起主要作用[225]。这就是为什么无论男女，性腺切除都与骨重建的增加、骨吸收的增加、BMD的减少和骨形成的相对缺陷有关，从而导致骨丢失的加速和骨折风险的增加[226]。

雌激素和雄激素能够通过RANKL/RANK/骨保护素系统抑制骨吸收，同时减少促再吸收细胞因子的产生以及对破骨细胞活性和寿命产生直接作用。可以解释性类固醇激素的细胞及分子介质对骨生成的成骨细胞和骨吸收的破骨细胞产生的影响[225]。

研究表明更年期可能影响血清骨保护素（OPG）和RANKL浓度[227]。因此，雌激素替代疗法在预防和治疗绝经后妇女骨质疏松症、增加骨密度、降低骨折风险等方面发挥了有益的作用[228-230]。如上所述，雌激素耗竭是骨质疏松症发展的一个重要危险因素[231]，因此认为将雌激素替代疗法作为骨相关疾病的潜在因素就显得尤为重要[228]。在牙科领域，雌激素缺乏导致近端骨密度的显著丧失，而雌激素替代疗法的运用导致牙槽嵴顶和嵴下区域的密度增加[232]。

然而，目前尚无文献能够证明性类固醇或雌激素替代疗法对骨愈合、骨结合和牙种植体存留的影响，特别是对老年妇女，因此需要对此做进一步的研究。

4.10 抗骨质疏松药物

骨质疏松症是一种骨骼疾病，其特征是骨强度受损，容易增加骨折的风险[233]。骨强度主要反映骨

的密度和质的结合[234]。许多药物被批准用于治疗骨质疏松症[233]。我们发现，根据它们在骨重塑中的作用机制，将它们分为抗分解代谢类和合成代谢[233]，我们将在下面讨论。

4.10.1 性类固醇（见4.9.3章节）

4.10.1.1 甲状旁腺激素（PTH）

甲状旁腺分泌的84-氨基酸肽PTH是维持钙稳态所必需的，其作用可调节骨改建[235]。细胞外离子化钙浓度的减少是PTH产生和分泌的信号，而增加细胞外离子化钙浓度是PTH减少分泌的信号，从而调节钙稳态[236]。体内、体外和临床研究证明，PTH对成骨细胞和骨细胞有直接影响，对破骨细胞有间接作用，根据PTH暴露的持续时间和周期发挥合成或分解作用[236]。间歇性给予PTH对骨骼有合成代谢作用，而持续暴露于PTH后可以看到分解代谢作用[237]。通过持续输注PTH，成骨细胞和骨细胞中PTH受体信号转导可增加RANKL/OPG比值，从而刺激骨吸收[238]。相反，PTH诱导骨形成，是因为它能够下调骨细胞中SOST/硬化素的表达，释放合成代谢Wnt信号通路，还刺激RUNX2、骨钙素、ALP和1型胶原α1（COL1A1）的表达，这些都是骨形成的典型信号[238]。

临床前和临床研究表明，间隙性给予PTH通过改善骨密度和骨量，降低骨折风险（骨质疏松性和非骨质疏松性）和骨质疏松症，也改善骨折愈合，从而具有有益的作用[235]。事实上，PTH被认为是目前唯一可用于骨质疏松和骨折愈合的骨代谢疗法[235,239]。体内研究还表明，PTH给药增加了种植体周围的骨密度，增强了种植体锚固（支抗）和早期固定，这可能使未来研究的临床结果得到改善[240]。

4.10.1.2 降钙素

绝经后骨质疏松症的标准治疗通常包括补钙和运动，同时服用抗吸收药物如降钙素[241]。除了用于治疗绝经后骨质疏松症外，降钙素还用于治疗高钙血症、Paget's病和其他骨相关疾病[241]。激素参与钙和磷代谢，对抗PTH[241]。体内、体外和临床研究表明，降钙素是骨吸收的生理内源性抑制因子，可减少破骨细胞数量和降低破骨细胞活性，导致骨吸收减少、骨密度增加、骨质疏松减少和骨折风险降低[242-243]。由于降钙素对骨代谢的积极影响，未来的研究应该探讨降钙素对骨愈合、骨结合和牙种植体的影响。

4.10.1.3 双膦酸盐

双膦酸盐，如氯膦酸盐和唑来膦酸，通过调节破骨细胞的功能来抑制骨吸收，特别是在骨质疏松症和Paget's病的治疗中[244]。体内、体外和临床研究表明，双膦酸盐成功地用于治疗骨质疏松症，以减少骨吸收和高钙血症，并预防病理性骨折[244]。具体地说，双膦酸盐与羟基磷灰石晶体结合并抑制晶体生长和溶解[245]。此外，双膦酸盐还直接作用于破骨细胞，并干扰特定的细胞内生化过程，如异戊二烯生物合成和随后的蛋白质异戊烯化，以抑制细胞活性[246]。然而，人们越来越关注的事实是，双膦酸盐，特别是含氮双膦酸盐，其可能通过抑制破骨细胞活性和过度骨重塑，而与双膦酸盐相关的颌骨坏死（BRONJ）有关[247]。BRONJ是颌面部暴露的骨区域，在医护人员确认后8周内没有愈合，而患者正在接受或已经接受双膦酸盐治疗，但没有接受过颅面区域的放射治疗[248]。文献认为BRONJ和牙种植体之间的关系存在冲突。2007年，美国口腔颌面外科医生协会建议，接受双膦酸盐治疗的患者应避免牙种植，因为牙种植会增加BRONJ的风险[249]。但是其他研究发现没有关联，或在这些牙种植患者中发现与口腔手术不相关的迟发的BRONJ并发症[250]。然而，有必要对服用双膦酸盐并同时牙种植体植入的患者进行长期随访，并且只有当抗生素治疗不能缓解BRONJ的症状和体征时，他们的牙种植体才应该被取出[250]。进一步的研究是必要的，以深入解释这一主题，以及双膦酸盐对骨愈合、骨结合和牙种植的影响。

4.10.1.4　硬骨素抑制物

硬骨素是一种由硬化蛋白（SOST）基因编码的蛋白质。硬骨素是一种分泌性糖蛋白，具有C端半胱氨酸结样（CTCK）结构域，与BMP拮抗剂的DAN（神经母细胞瘤中差异筛选选择基因畸变）家族序列相似[251]。体内和体外研究表明，硬骨素是由骨细胞产生的，通过与低密度脂蛋白受体相关蛋白5/6（LRP5/6）结合并抑制Wnt信号通路传导，对骨形成具有抗合成代谢的作用[252]。硬骨素缺乏导致高骨量的临床疾患——硬化性骨病[252]。抗硬骨素抗体可显著增加骨形成，提高骨强度而不影响骨吸收[252]。因此，目前正在探索通过硬骨素抑制剂来作为骨质疏松症的潜在治疗方法[253]。然而，仍然需要进一步研究来证实硬骨素抑制剂对骨愈合、骨结合和种植体的影响。

4.11　高胆固醇血症药物

高胆固醇血症，也称为血脂异常，是指血液中存在高水平的胆固醇，需要抗胆固醇药物治疗[254]。下面我们讨论他汀类药物，该药物广泛用于高胆固醇血症，它也可以对骨骼和牙种植体产生影响。

4.11.1　他汀类药物

他汀类药物，又称3-羟基-3-甲基戊二酰辅酶A（HMG-CoA）还原酶抑制剂，是一类可逆性抑制HMG-CoA还原酶的降脂药物，在胆固醇的产生中起重要作用[255]。他汀类药物目前用于治疗高胆固醇血

症[255]。他汀类药物除了作为降脂药物外，还可以调节骨代谢[256]。体内、体外和临床研究表明，他汀类药物通过促进成骨细胞活性和抑制破骨细胞活性，对骨具有合成代谢作用，导致骨形成增加、骨密度增加、促进骨折愈合、降低骨折风险和预防骨质疏松症[257-258]。他汀类药物通过降低RANKL/OPG比值来刺激合成代谢基因如BMP-2、COLLIA1和骨钙素的表达，并抑制破骨细胞的活性，从而对骨骼产生有益的影响[259-260]。此外，体内研究还表明，他汀类药物可以促进钛种植体周围的骨结合和骨愈合，甚至在骨质疏松动物身上也是如此[261-262]。然而，需要在流行病学研究中进一步明确其对种植体成功的影响。

4.12　抗组胺药物

抗组胺药物是一种抗体内组胺受体活性的药物，用于治疗过敏性疾病[263]。体内、体外和临床研究表明，抗组胺药物可引起骨密度增加和骨吸收减少，但抑制骨愈合[264]。抗组胺药物通过刺激骨化三醇合成酶提高血清骨化三醇水平，并直接促进骨形成[265]。组胺似乎通过在成骨细胞和骨髓基质细胞中RANKL的表达来调节破骨途径[266-268]。然后抗组胺RANKL的表达，但不能生成破骨细胞，导致骨密度增加，但骨愈合延迟[265]。没有数据表明抗组胺药物与骨折风险增加有关联，因此需要更多的研究来进一步探讨这一观点，以及抗组胺药物与其他过程，如骨结合和牙种植体存留之间的关系。

4.13　HIV感染治疗

人类免疫缺陷病毒感染和获得性免疫缺陷综合征（HIV/AIDS）是由人类免疫缺陷病毒（HIV）感染引起的一系列疾病。抗反转录病毒疗法是目前最

常用的治疗艾滋病毒/艾滋病的方法，并影响骨代谢，下面将进行讨论。

4.13.1　抗反转录病毒疗法

根据体内和临床研究显示[269]，似乎抗反转录病毒疗法的使用会导致骨丢失增加、骨密度降低、增加骨质疏松症和骨折概率。由于高效的抗反转录病毒治疗的成功[270]，艾滋病毒/艾滋病患者的寿命更长，艾滋病毒感染的发病率和死亡率显著降低[271]。在接受抗反转录病毒治疗的HIV感染患者中，有相关骨骼疾病的报道，如髋部缺血性坏死和压缩性骨折，这是公认的严重骨质疏松症的并发症[271-272]。由于体外实验无法复制治疗时体内骨丢失的效应[273]。因此抗反转录病毒治疗时启动骨丢失的潜在机制尚不清楚，这可能是因为这些药物增加破骨细胞生成，诱导破骨细胞功能，导致骨吸收和骨丢失增加[207-271]。未来需要进一步研究证实这种机制以及抗反转录病毒治疗对骨愈合、骨结合和牙种植体的影响。

4.14　抗凝剂

抗凝剂是一类防止血液凝固的药物，其中肝素是最常用的处方药之一。肝素也被证实会影响骨代谢，这将在下面进行讨论。

4.14.1　肝素

肝素通过激活抗凝血酶Ⅲ和阻断凝血酶凝血而起抗凝血作用，是一种广泛使用的可注射抗凝剂，可用于治疗和预防深静脉血栓形成和肺栓塞（统称为静脉血栓栓塞），也可作为治疗心肌梗死与不稳定型心绞痛的一部分[274]。

流行病学、体内和体外研究显示，肝素通过促进骨吸收和阻碍骨形成而降低BMD，增加骨折风险，并导致严重并发症如骨质疏松症[275]。体外实验表明，它能刺激BMP信号也可能是Wnt信号，导致体外矿化增强，这种相互矛盾的实验数据与临床观察相协调有待进一步研究[275]。另一份先前发表的关于肝素对OPG与RANKL结合的诱饵作用的蛋白质数据表明，肝素通过下调OPG的表达来刺激破骨细胞生成[276-278]。骨密度与肝素的剂量或持续时间无显著相关性[279]。目前尚没有文献讨论肝素对骨愈合、骨结合和牙种植体存留的影响，随着研究的深入可能会带来更多的见解，尤其是接受肝素治疗的患者似乎有增加整体和重大出血事件的风险[280]。

4.15　酒精

酒精是一种中枢神经系统抑制剂，对中枢神经系统、胃肠道、免疫系统、心血管系统和骨组织具有有害的全身影响[281-282]。体内、体外和临床研究表明，酒精通过抑制破骨细胞活性对骨代谢产生负面影响，导致骨愈合延迟，增加骨质疏松和骨折风险[282-283]。

研究还发现，酒精在体内对骨结合和牙种植体有负面影响，导致种植体周围的骨密度较低，减少了骨与种植体直接接触[284]。临床上，酒精成瘾似乎与牙种植失败的高风险显著相关[285]。可能的机制是由于T淋巴细胞的抑制和先天免疫系统的因子与细胞的活动性、黏附性及吞噬能力受损[286]。

4.16　结束语

综上所述，我们已经总结了目前所知的影响骨和骨结合的有关药物的文献。然而，我们不能排除许多其他可能的药物尚未列入研究。有超过1400个FDA批准的药物在世界各地被常规使用。未来的研究将毫无疑问要解释其他药物对骨、骨结合和种植体的影响。

参考文献

[1] Misch CE. Dental implant prosthetics: Elsevier Health Sciences; 2014.

[2] Takanashi Y, Penrod JR, Lund JP, Feine JS. A cost comparison of mandibular two-implant overdenture and conventional denture treatment. J Prosthet Dent. 2004;92(2):199.

[3] Bonsignore LA, Anderson JR, Lee Z, Goldberg VM, Greenfield EM. Adherent lipopolysaccharide inhibits the osseointegration of orthopedic implants by impairing osteoblast differentiation. Bone. 2013;52(1):93–101.

[4] Hadjidakis DJ, Androulakis II. Bone remodeling. Ann N Y Acad Sci. 2006;1092(1):385–96.

[5] Liu B, Anderson G, Mittmann N, To T, Axcell T, Shear N. Use of selective serotonin-reuptake inhibitors or tricyclic antidepressants and risk of hip fractures in elderly people. Lancet. 1998;351(9112):1303–7.

[6] Wu X, Al-Abedalla K, Rastikerdar E, Nader SA, Daniel N, Nicolau B, et al. Selective serotonin reuptake inhibitors and the risk of osseointegrated implant failure: a cohort study. J Dent Res. 2014;93(11):1054–61. https://doi.org/10.1177/0022034514549378.

[7] Schwan S, Hallberg P. SSRIs, bone mineral density, and risk of fractures—a review. Eur Neuropsychopharmacol. 2009;19(10):683–92.

[8] Nutt DJ, Forshall S, Bell C, Rich A, Sandford J, Nash J, et al. Mechanisms of action of selective serotonin reuptake inhibitors in the treatment of psychiatric disorders. Eur Neuropsychopharmacol. 1999;9:S81–S6.

[9] Tsapakis E, Gamie Z, Tran G, Adshead S, Lampard A, Mantalaris A, et al. The adverse skeletal effects of selective serotonin reuptake inhibitors. Eur Psychiatry. 2012;27(3):156–69.

[10] Gustafsson B, Thommesen L, Stunes AK, Tommeras K, Westbroek I, Waldum H, et al. Serotonin and fluoxetine modulate bone cell function in vitro. J Cell Biochem. 2006;98(1):139–51.

[11] Young SN. How to increase serotonin in the human brain without drugs. J Psychiatry Neurosci. 2007;32(6):394.

[12] Diem SJ, Blackwell TL, Stone KL, Yaffe K, Haney EM, Bliziotes MM, et al. Use of antidepressants and rates of hip bone loss in older women: the study of osteoporotic fractures. Arch Intern Med. 2007;167(12):1240.

[13] Yadav VK, Ryu J-H, Suda N, Tanaka KF, Gingrich JA, Schütz G, et al. Lrp5 controls bone formation by inhibiting serotonin synthesis in the duodenum. Cell. 2008;135(5):825–37.

[14] Battaglino R, Fu J, Späte U, Ersoy U, Joe M, Sedaghat L, et al. Serotonin regulates osteoclast differentiation through its transporter. J Bone Miner Res. 2004;19(9):1420–31.

[15] Verdel BM, Souverein PC, Egberts TC, Van Staa TP, Leufkens HG, de Vries F. Use of antidepressant drugs and risk of osteoporotic and non-osteoporotic fractures. Bone. 2010;47(3):604–9.

[16] Tamimi I, Ojea T, Sanchez-Siles JM, Rojas F, Martin I, Gormaz I, et al. Acetylcholinesterase inhibitors and the risk of hip fracture in Alzheimer's disease patients: a case-control study. J Bone Miner Res. 2012;27(7):1518–27.

[17] Eimar H, Perez Lara A, Tamimi I, Márquez Sánchez P, Gormaz Talavera I, Rojas Tomba F, et al. Acetylcholinesterase inhibitors and healing of hip fracture in Alzheimer's disease patients: a retrospective cohort study. J Musculoskelet Neuronal Interact. 2013;

[18] Pohanka M. Acetylcholinesterase inhibitors: a patent review (2008–present). Expert Opin Ther Pat. 2012;22(8):871–86.

[19] Massoud F, Gauthier S. Update on the pharmacological treatment of Alzheimer's disease. Curr Neuropharmacol. 2010;8(1):69–80.

[20] Taylor D, Paton C, Kapur S. The Maudsley prescribing guidelines in psychiatry: Wiley; 2015.

[21] Genever P, Birch M, Brown E, Skerry T. Osteoblast-derived acetylcholinesterase: a novel mediator of cell-matrix interactions in bone? Bone. 1999;24(4):297–303.

[22] Sato T, Abe T, Chida D, Nakamoto N, Hori N, Kokabu S, et al. Functional role of acetylcholine and the expression of cholinergic receptors and components in osteoblasts. FEBS Lett. 2010;584(4):817–24.

[23] En-Nosse M, Hartmann S, Trinkaus K, Alt V, Stigler B, Heiss C, et al. Expression of non-neuronal cholinergic system in osteoblast-like cells and its involvement in osteogenesis. Cell Tissue Res. 2009;338(2):203–15.

[24] Tresguerres IF, Clemente C, Blanco L, Khraisat A, Tamimi F, Tresguerres JA. Effects of local melatonin application on implant osseointegration. Clin Implant Dent Relat Res. 2012;14(3):395–9.

[25] Tresguerres IF, Tamimi F, Eimar H, Barralet JE, Prieto S, Torres J, et al. Melatonin dietary supplement as an anti-aging therapy for age-related bone loss. Rejuvenation Res. 2014;17(4):341–6.

[26] Roth JA, Kim B-G, Lin W-L, Cho M-I. Melatonin promotes osteoblast differentiation and bone formation. J Biol Chem. 1999;274(31):22041–7.

[27] Halıcı M, Öner M, Güney A, Canöz Ö, Narin F, Halıcı C. Melatonin promotes fracture healing in the rat model. Eklem Hastalik Cerrahisi. 2010;21(3):172–7.

[28] Cardinali DP, Pévet P. Basic aspects of melatonin action. Sleep Med Rev. 1998;2(3):175–90.

[29] Cardinali DP, Ladizesky MG, Boggio V, Cutrera RA, Mautalen C. Melatonin effects on bone: experimental facts and clinical perspectives. J Pineal Res. 2003;34(2):81–7.

[30] Conti A, Conconi S, Hertens E, Skwarlo-Sonta K, Markowska M, Maestroni GJ. Evidence for melatonin synthesis in mouse and human bone marrow cells. J Pineal Res. 2000;28(4):193–202.

[31] Slominski RM, Reiter RJ, Schlabritz-Loutsevitch N, Ostrom RS, Slominski AT. Melatonin membrane receptors in peripheral tissues: distribution and functions. Mol Cell Endocrinol. 2012;351(2):152–66.

[32] Koyama H, Nakade O, Takada Y, Kaku T, Lau KHW.

Melatonin at pharmacologic doses increases bone mass by suppressing resorption through down-regulation of the RANKL-mediated osteoclast formation and activation. J Bone Miner Res. 2002;17(7):1219–29.

[33] Ostrowska Z, Kos-Kudla B, Swietochowska E, Marek B, Kajdaniuk D, Ciesielska-Kopacz N. Influence of pinealectomy and long-term melatonin administration on GH-IGF-I axis function in male rats. Neuroendocrinol Lett. 2001;22(4):255–62.

[34] Forsling ML, Wheeler M, Williams A. The effect of melatonin administration on pituitary hormone secretion in man. Clin Endocrinol. 1999;51(5):637–42.

[35] Lusardi P, Piazza E, Fogari R. Cardiovascular effects of melatonin in hypertensive patients well controlled by nifedipine: a 24-hour study. Br J Clin Pharmacol. 2000;49(5):423–7.

[36] Gómez-Moreno G, Guardia J, Ferrera M, Cutando A, Reiter R. Melatonin in diseases of the oral cavity. Oral Dis. 2010;16(3):242–7.

[37] Paulis L, Pechanova O, Zicha J, Barta A, Gardlik R, Celec P, et al. Melatonin interactions with blood pressure and vascular function during l-NAME-induced hypertension. J Pineal Res. 2010;48(2):102–8.

[38] Hakanson DO, Bergstrom WH. Pineal and adrenal effects on calcium homeostasis in the rat. Pediatr Res. 1990;27(6):571–3.

[39] Valsamis HA, Arora SK, Labban B, McFarlane SI. Antiepileptic drugs and bone metabolism. Nutr Metab. 2006;3(1):1.

[40] Lennox WG. Epilepsy and related disorders. Boston: Little, Brown; 1960.

[41] Rogawski MA, Porter RJ. Antiepileptic drugs: pharmacological mechanisms and clinical efficacy with consideration of promising developmental stage compounds. Pharmacol Rev. 1990;42(3):223–86.

[42] Kruse R. Osteopathies in antiepileptic long-term therapy (preliminary report). Monatsschrift fur Kinderheilkunde. 1968;116(6):378–81.

[43] Vestergaard P, Rejnmark L, Mosekilde L. Fracture risk associated with use of antiepileptic drugs. Epilepsia. 2004;45(11):1330–7.

[44] Hunter J, Maxwell J, Stewart D, Parsons V, Williams R. Altered calcium metabolism in epileptic children on anticonvulsants. Br Med J. 1971;4(5781):202–4.

[45] Valmadrid C, Voorhees C, Litt B, Schneyer CR. Practice patterns of neurologists regarding bone and mineral effects of antiepileptic drug therapy. Arch Neurol. 2001;58(9):1369–74.

[46] Petty SJ, O'brien T, Wark J. Anti-epileptic medication and bone health. Osteoporos Int. 2007;18(2):129–42.

[47] Hahn TJ, Hendin BA, Scharp CR, Boisseau VC, Haddad JG Jr. Serum 25-hydroxycalciferol levels and bone mass in children on chronic anticonvulsant therapy. N Engl J Med. 1975;292(11):550–4.

[48] Kinjo M, Setoguchi S, Schneeweiss S, Solomon DH. Bone mineral density in subjects using central nervous system-active medications. Am J Med. 2005;118(12):1414. e7–e12.

[49] Daniell HW. Hypogonadism in men consuming sustained-action oral opioids. J Pain. 2002;3(5):377–84.

[50] Vestergaard P, Rejnmark L, Mosekilde L. Fracture risk associated with the use of morphine and opiates. J Intern Med. 2006;260(1):76–87.

[51] Vestergaard P. Pain-relief medication and risk of fractures. Curr Drug Saf. 2008;3(3):199–203.

[52] Vestergaard P, Hermann P, Jensen J-E, Eiken P, Mosekilde L. Effects of paracetamol, non-steroidal anti-inflammatory drugs, acetylsalicylic acid, and opioids on bone mineral density and risk of fracture: results of the Danish Osteoporosis Prevention Study (DOPS). Osteoporos Int. 2012;23(4):1255–65.

[53] Ong KL, Cheung BM, Man YB, Lau CP, Lam KS. Prevalence, awareness, treatment, and control of hypertension among United States adults 1999– 2004. Hypertension. 2007;49(1):69–75.

[54] Wu X, Al-Abedalla K, Eimar H, Arekunnath Madathil S, Abi-Nader S, Daniel NG, et al. Antihypertensive medications and the survival rate of osseointegrated dental implants: a cohort study. Clin Implant Dent Relat Res. 2016;18(6):1171–82.

[55] Morrison MD, Tamimi F. Oral tori are associated with local mechanical and systemic factors: a case-control study. J Maxillofac Oral Surg. 2013;71(1):14–22.

[56] Torres García-Denche J, Wu X, Martinez PP, Eimar H, Ikbal DJA, Hernández G, et al. Membranes over the lateral window in sinus augmentation procedures: a two-arm and split-mouth randomized clinical trials. J Clin Periodontol. 2013;40(11):1043–51.

[57] Yang S, Nguyen ND, Center JR, Eisman JA, Nguyen TV. Association between beta-blocker use and fracture risk: the Dubbo Osteoporosis Epidemiology Study. Bone. 2011;48(3):451–5.

[58] Togari A, Arai M. Pharmacological topics of bone metabolism: the physiological function of the sympathetic nervous system in modulating bone resorption. J Pharmacol Sci. 2008;106(4):542–6.

[59] Pierroz DD, Bonnet N, Bianchi EN, Bouxsein ML, Baldock PA, Rizzoli R, et al. Deletion of β-adrenergic receptor 1, 2, or both leads to different bone phenotypes and response to mechanical stimulation. J Bone Miner Res. 2012;27(6):1252–62.

[60] Levasseur R, Dargent-Molina P, Sabatier JP, Marcelli C, Bréart G. Beta-blocker use, bone mineral density, and fracture risk in older women: results from the epidemiologie de l'ostéoporose prospective study. J Am Geriatr Soc. 2005;53(3):550–2.

[61] Al-Subaie AE, Laurenti M, Abdallah MN, Tamimi I, Yaghoubi F, Eimar H, et al. Propranolol enhances bone healing and implant osseointegration in rats tibiae. J Clin Periodontol. 2016;43(12):1160–70.

[62] Perez-Castrillon JL, Justo I, Sanz-Cantalapiedra A, Pueyo C, Hernandez G, Dueñas A. Effect of the antihypertensive treatment on the bone mineral density and osteoporotic

fracture. Curr Hypertens Rev. 2005;1(1):61–6.

[63] Moore RE, Smith CK, Bailey CS, Voelkel EF, Tashjian AH. Characterization of beta-adrenergic receptors on rat and human osteoblast-like cells and demonstration that beta-receptor agonists can stimulate bone resorption in organ culture. Bone Miner. 1993;23(3):301–15.

[64] Takeda S, Elefteriou F, Levasseur R, Liu X, Zhao L, Parker KL, et al. Leptin regulates bone formation via the sympathetic nervous system. Cell. 2002;111(3):305–17.

[65] Schlienger RG, Kraenzlin ME, Jick SS, Meier CR. Use of β-blockers and risk of fractures. JAMA. 2004;292(11):1326–32.

[66] Ma Y, Nyman JS, Tao H, Moss HH, Yang X, Elefteriou F. β2-Adrenergic receptor signaling in osteoblasts contributes to the catabolic effect of glucocorticoids on bone. Endocrinology. 2011;152(4):1412–22.

[67] Bouxsein M, Devlin M, Glatt V, Dhillon H, Pierroz D, Ferrari SL. Mice lacking β-adrenergic receptors have increased bone mass but are not protected from deleterious skeletal effects of ovariectomy. Endocrinology. 2009;150(1):144–52.

[68] Kondo H, Togari A. Continuous treatment with a low-dose β-agonist reduces bone mass by increasing bone resorption without suppressing bone formation. Calcif Tissue Int. 2011;88(1):23–32.

[69] Minkowitz B, Boskey AL, Lane JM, Pearlman HS, Vigorita VJ. Effects of propranolol on bone metabolism in the rat. J Orthop Res. 1991;9(6):869–75.

[70] Cherruau M, Facchinetti P, Baroukh B, Saffar J. Chemical sympathectomy impairs bone resorption in rats: a role for the sympathetic system on bone metabolism. Bone. 1999;25(5):545–51.

[71] Aung K, Htay T. Thiazide diuretics and the risk of hip fracture. Cochrane Database Syst Rev. 2011;(10): CD005185.

[72] Sigurdsson G, Franzson L. Increased bone mineral density in a population-based group of 70-year-old women on thiazide diuretics, independent of parathyroid hormone levels. J Intern Med. 2001;250(1): 51–6.

[73] Wasnich R, Davis J, Ross P, Vogel J. Effect of thiazide on rates of bone mineral loss: a longitudinal study. BMJ. 1990;301(6764):1303–5.

[74] Bazzini C, Vezzoli V, Sironi C, Dossena S, Ravasio A, De Biasi S, et al. Thiazide-sensitive NaCl-cotransporter in the intestine possible role of hydrochlorothiazide in the intestinal Ca2+ uptake. J Biol Chem. 2005;280(20):19902–10.

[75] Bolland M, Ames R, Horne A, Orr-Walker B, Gamble G, Reid I. The effect of treatment with a thiazide diuretic for 4 years on bone density in normal postmenopausal women. Osteoporos Int. 2007;18(4):479–86.

[76] Barry E, Gesek F, Kaplan M, Hebert S, Friedman P. Expression of the sodium-chloride cotransporter in osteoblast-like cells: effect of thiazide diuretics. Am J Phys Cell Phys. 1997;272(1):C109–C16.

[77] Aubin R, Menard P, Lajeunesse D. Selective effect of thiazides on the human osteoblast-like cell line MG-63. Kidney Int. 1996;50(5):1476–82.

[78] Dvorak MM, De Joussineau C, Carter DH, Pisitkun T, Knepper MA, Gamba G, et al. Thiazide diuretics directly induce osteoblast differentiation and mineralized nodule formation by interacting with a sodium chloride co-transporter in bone. J Am Soc Nephrol. 2007;18(9):2509–16.

[79] Lynn H, Kwok T, Wong S, Woo J, Leung P. Angiotensin converting enzyme inhibitor use is associated with higher bone mineral density in elderly Chinese. Bone. 2006;38(4):584–8.

[80] Rejnmark L, Vestergaard P, Mosekilde L. Treatment with beta-blockers, ACE inhibitors, and calcium-channel blockers is associated with a reduced fracture risk: a nationwide case–control study. J Hypertens. 2006;24(3):581–9.

[81] Shimizu H, Nakagami H, Osako MK, Nakagami F, Kunugiza Y, Tomita T, et al. Prevention of osteoporosis by angiotensin-converting enzyme inhibitor in spontaneous hypertensive rats. Hypertens Res. 2009;32(9):786–90.

[82] Ma L, Ji J, Ji H, Yu X, Ding L, Liu K, et al. Telmisartan alleviates rosiglitazone-induced bone loss in ovariectomized spontaneous hypertensive rats. Bone. 2010;47(1):5–11.

[83] Kwok T, Leung J, Zhang Y, Bauer D, Ensrud K, Barrett-Connor E, et al. Does the use of ACE inhibitors or angiotensin receptor blockers affect bone loss in older men? Osteoporos Int. 2012;23(8):2159–67.

[84] Nakagami H, Osako MK, Morishita R. Potential effect of angiotensin II receptor blockade in adipose tissue and bone. Curr Pharm Des. 2013;19(17): 3049–53.

[85] Ghosh M, Majumdar SR. Antihypertensive medications, bone mineral density, and fractures: a review of old cardiac drugs that provides new insights into osteoporosis. Endocrine. 2014;46(3):397–405.

[86] Shimizu H, Nakagami H, Osako MK, Hanayama R, Kunugiza Y, Kizawa T, et al. Angiotensin II accelerates osteoporosis by activating osteoclasts. FASEB J. 2008;22(7):2465–75.

[87] Wiens M, Etminan M, Gill S, Takkouche B. Effects of antihypertensive drug treatments on fracture outcomes: a meta-analysis of observational studies. J Intern Med. 2006;260(4):350–62.

[88] Grant FD, Mandel SJ, Brown EM, Williams GH, Seely EW. Interrelationships between the renin-angiotensin-aldosterone and calcium homeostatic systems. J Clin Endocrinol Metabol. 1992;75(4):988–92.

[89] Solomon DH, Mogun H, Garneau K, Fischer MA. Risk of fractures in older adults using antihypertensive medications. J Bone Miner Res. 2011;26(7): 1561–7.

[90] Chobanian AV, Bakris GL, Black HR, Cushman WC, Green LA, Izzo JL Jr, et al. The seventh report of the joint national committee on prevention, detection, evaluation, and treatment of high blood pressure: the JNC 7 report. JAMA. 2003;289(19):2560–71.

[91] Kang KY, Kang Y, Kim M, Kim Y, Yi H, Kim J, et al. The

effects of antihypertensive drugs on bone mineral density in ovariectomized mice. J Korean Med Sci. 2013;28(8):1139–44.

[92] Kolli V, Stechschulte LA, Dowling AR, Rahman S, Czernik PJ, Lecka-Czernik B. Partial agonist, telmisartan, maintains PPARγ serine 112 phosphorylation, and does not affect osteoblast differentiation and bone mass. PLoS One. 2014;9(5):e96323.

[93] Zhao X, J-x W, Y-f F, Z-x W, Zhang Y, Shi L, et al. Systemic treatment with telmisartan improves femur fracture healing in mice. PLoS One. 2014;9(3):e92085.

[94] Donmez BO, Ozdemir S, Sarikanat M, Yaras N, Koc P, Demir N, et al. Effect of angiotensin II type 1 receptor blocker on osteoporotic rat femurs. Pharmacol Rep. 2012;64(4):878–88.

[95] Rajkumar D, Faitelson A, Gudyrev O, Dubrovin G, Pokrovski M, Ivanov A. Comparative evaluation of enalapril and losartan in pharmacological correction of experimental osteoporosis and fractures of its background. J Osteoporos. 2013.

[96] Kosaka N, Uchii M. Effect of benidipine hydrochloride, a dihydropyridine-type calcium antagonist, on the function of mouse osteoblastic cells. Calcif Tissue Int. 1998;62(6):554–6.

[97] Gradosova I, Zivna H, Palicka V, Hubena S, Svejkovska K, Zivny P. Protective effect of amlodipine on rat bone tissue after orchidectomy. Pharmacology. 2012;89(1–2):37–43.

[98] Ushijima K, Liu Y, Maekawa T, Ishikawa E, Motosugi Y, Ando H, et al. Protective effect of amlodipine against osteoporosis in stroke-prone spontaneously hypertensive rats. Eur J Pharmacol. 2010;635(1):227–30.

[99] Himori N, Taira N. Differential effects of the calcium-antagonistic vasodilators, nifedipine and verapamil, on the tracheal musculature and vasculature of the dog. Br J Pharmacol. 1980;68(4):595–7.

[100] Ay SA, Karaman M, Cakar M, Balta S, Arslan E, Bulucu F, et al. Amlodipine increases vitamin D levels more than valsartan in newly diagnosed hypertensive patients: pointing to an additional effect on bone metabolism or a novel marker of inflammation? Ren Fail. 2013;35(5):691–6.

[101] Padwal R, Majumdar SR, Johnson JA, Varney J, McAlister FA. A systematic review of drug therapy to delay or prevent type 2 diabetes. Diabetes Care. 2005;28(3):736–44.

[102] Vestergaard P, Rejnmark L, Mosekilde L. Relative fracture risk in patients with diabetes mellitus, and the impact of insulin and oral antidiabetic medication on relative fracture risk. Diabetologia. 2005;48(7):1292–9.

[103] Gao Y, Li Y, Xue J, Jia Y, Hu J. Effect of the anti-diabetic drug metformin on bone mass in ovariectomized rats. Eur J Pharmacol. 2010;635(1):231–6.

[104] Cortizo AM, Sedlinsky C, McCarthy AD, Blanco A, Schurman L. Osteogenic actions of the anti-diabetic drug metformin on osteoblasts in culture. Eur J Pharmacol. 2006;536(1):38–46.

[105] Kanazawa I, Yamaguchi T, Yano S, Yamauchi M, Sugimoto T. Metformin enhances the differentiation and

mineralization of osteoblastic MC3T3-E1 cells via AMP kinase activation as well as eNOS and BMP-2 expression. Biochem Biophys Res Commun. 2008;375(3):414–9.

[106] Nuche-Berenguer B, Moreno P, Esbrit P, Dapía S, Caeiro JR, Cancelas J, et al. Effect of GLP-1 treatment on bone turnover in normal, type 2 diabetic, and insulin-resistant states. Calcif Tissue Int. 2009;84(6):453–61.

[107] Sanz C, Vazquez P, Blazquez C, Barrio P, Alvarez MDM, Blazquez E. Signaling and biological effects of glucagon-like peptide 1 on the differentiation of mesenchymal stem cells from human bone marrow. Am J Physiol Endocrinol Metab. 2010;298(3):E634–E43.

[108] Yamada C, Yamada Y, Tsukiyama K, Yamada K, Udagawa N, Takahashi N, et al. The murine glucagon-like peptide-1 receptor is essential for control of bone resorption. Endocrinology. 2008;149(2):574–9.

[109] Toft-Nielsen M-B, Madsbad S, Holst J. Determinants of the effectiveness of glucagon-like peptide-1 in type 2 diabetes. J Clin Endocrinol Metabol. 2001;86(8): 3853–60.

[110] Valverde I, Morales M, Clemente F, López-Delgado MI, Delgado E, Perea A, et al. Glucagon-like peptide 1: a potent glycogenic hormone. FEBS Lett. 1994;349(2):313–6.

[111] Crespel A, De Boisvilliers F, Gros L, Kervran A. Effects of glucagon and glucagon-like peptide-1-(7-36) amide on C cells from rat thyroid and medullary thyroid carcinoma CA-77 cell line. Endocrinology. 1996;137(9):3674–80.

[112] Lamari Y, Boissard C, Moukhtar M, Jullienne A, Rosselin G, Garel J-M. Expression of glucagon-like peptide 1 receptor in a murine C cell line regulation of calcitonin gene by glucagon-like peptide 1. FEBS Lett. 1996;393(2–3):248–52.

[113] Monami M, Dicembrini I, Antenore A, Mannucci E. Dipeptidyl peptidase-4 inhibitors and bone fractures: a meta-analysis of randomized clinical trials. Diabetes Care. 2011;34(11):2474–6.

[114] McIntosh CH, Demuth H-U, Pospisilik JA, Pederson R. Dipeptidyl peptidase IV inhibitors: how do they work as new antidiabetic agents? Regul Pept. 2005;128(2):159–65.

[115] Monami M, Dicembrini I, Antenore A, Mannucci E. Dipeptidyl peptidase-4 inhibitors and bone fractures: a meta-analysis of randomized clinical trials. Diabetes Care. 2011; 34: 2474–2476. Diabetes Care. 2014;37(1):312.

[116] Nuche-Berenguer B, Moreno P, Portal-Nuñez S, Dapía S, Esbrit P, Villanueva-Peñacarrillo ML. Exendin-4 exerts osteogenic actions in insulin-resistant and type 2 diabetic states. Regul Pept. 2010;159(1):61–6.

[117] Baggio LL, Drucker DJ. Biology of incretins: GLP-1 and GIP. Gastroenterology. 2007;132(6):2131–57.

[118] Seino Y, Fukushima M, Yabe D. GIP and GLP-1, the two incretin hormones: similarities and differences. J Diabetes Invest. 2010;1(1–2):8–23.

[119] Grey A. Thiazolidinedione-induced skeletal fragility–mechanisms and implications. Diabetes Obes Metab. 2009;11(4):275–84.

[120] Yaturu S, Bryant B, Jain SK. Thiazolidinedione treatment decreases bone mineral density in type 2 diabetic men.

Diabetes Care. 2007;30(6):1574–6.

[121] Kahn SE, Zinman B, Lachin JM, Haffner SM, Herman WH, Holman RR, et al. Rosiglitazone-associated fractures in type 2 diabetes an analysis from a diabetes outcome progression trial (ADOPT). Diabetes Care. 2008;31(5):845–51.

[122] Home PD, Pocock SJ, Beck-Nielsen H, Curtis PS, Gomis R, Hanefeld M, et al. Rosiglitazone evaluated for cardiovascular outcomes in oral agent combination therapy for type 2 diabetes (RECORD): a multicentre, randomised, open-label trial. Lancet. 2009;373(9681):2125–35.

[123] Lecka-Czernik B. Bone loss in diabetes: use of antidiabetic thiazolidinediones and secondary osteoporosis. Curr Osteoporos Rep. 2010;8(4):178–84.

[124] Schwartz AV, Sellmeyer DE, Vittinghoff E, Palermo L, Lecka-Czernik B, Feingold KR, et al. Thiazolidinedione use and bone loss in older diabetic adults. J Clin Endocrinol Metabol. 2006;91(9):3349–54.

[125] Lecka-Czernik B. PPARs in bone: the role in bone cell differentiation and regulation of energy metabolism. Curr Osteoporos Rep. 2010;8(2):84–90.

[126] Rzonca S, Suva L, Gaddy D, Montague D, Lecka-Czernik B. Bone is a target for the antidiabetic compound rosiglitazone. Endocrinology. 2004;145(1):401–6.

[127] Lazarenko OP, Rzonca SO, Hogue WR, Swain FL, Suva LJ, Lecka-Czernik B. Rosiglitazone induces decreases in bone mass and strength that are reminiscent of aged bone. Endocrinology. 2007;148(6):2669–80.

[128] Wan Y, Chong L-W, Evans RM. PPAR-γ regulates osteoclastogenesis in mice. Nat Med. 2007;13(12):1496–503.

[129] Ali AA, Weinstein RS, Stewart SA, Parfitt AM, Manolagas SC, Jilka RL. Rosiglitazone causes bone loss in mice by suppressing osteoblast differentiation and bone formation. Endocrinology. 2005;146(3):1226–35.

[130] Sorocéanu MA, Miao D, Bai X-Y, Su H, Goltzman D, Karaplis AC. Rosiglitazone impacts negatively on bone by promoting osteoblast/osteocyte apoptosis. J Endocrinol. 2004;183(1):203–16.

[131] Grey A, Bolland M, Gamble G, Wattie D, Horne A, Davidson J, et al. The peroxisome proliferator-activated receptor-γ agonist rosiglitazone decreases bone formation and bone mineral density in healthy postmenopausal women: a randomized, controlled trial. J Clin Endocrinol Metabol. 2007;92(4): 1305–10.

[132] Glintborg D, Andersen M, Hagen C, Heickendorff L, Hermann AP. Association of pioglitazone treatment with decreased bone mineral density in obese premenopausal patients with polycystic ovary syndrome: a randomized, placebo-controlled trial. J Clin Endocrinol Metabol. 2008;93(5):1696–701.

[133] Berberoglu Z, Gursoy A, Bayraktar N, Yazici AC, Bascil Tutuncu N, Guvener Demirag N. Rosiglitazone decreases serum bone-specific alkaline phosphatase activity in postmenopausal diabetic women. J Clin Endocrinol Metabol. 2007;92(9):3523–30.

[134] Keller J, Schinke T. The role of the gastrointestinal tract in calcium homeostasis and bone remodeling. Osteoporos Int. 2013;24(11):2737–48.

[135] Wright MJ, Proctor DD, Insogna KL, Kerstetter JE. Proton pump-inhibiting drugs, calcium homeostasis, and bone health. Nutr Rev. 2008;66(2):103–8.

[136] Al Subaie A, Emami E, Tamimi I, Laurenti M, Eimar H, Tamimi F. Systemic administration of omeprazole interferes with bone healing & implant osseointegration: an in vivo study on rat tibiae. J Clin Periodontol. 2016.

[137] Wu X, Al-Abedalla K, Abi-Nader S, Daniel NG, Nicolau B, Tamimi F. Proton pump inhibitors and the risk of osseointegrated dental implant failure: a cohort study. Clin Implant Dent Relat Res. 2016.

[138] Lodato F, Azzaroli F, Turco L, Mazzella N, Buonfiglioli F, Zoli M, et al. Adverse effects of protonpump inhibitors. Best Pract Res Clin Gastroenterol. 2010;24(2):193–201.

[139] McCarthy DM. Adverse effects of proton pump inhibitor drugs: clues and conclusions. Curr Opin Gastroenterol. 2010;26(6):624–31.

[140] Jacobson BC, Ferris TG, Shea TL, Mahlis EM, Lee TH, Wang TC. Who is using chronic acid suppression therapy and why&quest. Am J Gastroenterol. 2003;98(1):51–8.

[141] Ye X, Liu H, Wu C, Qin Y, Zang J, Gao Q, et al. Proton pump inhibitors therapy and risk of hip fracture: a systematic review and meta-analysis. Eur J Gastroenterol Hepatol. 2011;23(9):794–800.

[142] Stedman C, Barclay M. Review article: comparison of the pharmacokinetics, acid suppression and efficacy of proton pump inhibitors. Aliment Pharmacol Ther. 2000;14(8):963–78.

[143] Yang Y-X. Chronic proton pump inhibitor therapy and calcium metabolism. Curr Gastroenterol Rep. 2012;14(6):473–9.

[144] Ngamruengphong S, Leontiadis GI, Radhi S, Dentino A, Nugent K. Proton pump inhibitors and risk of fracture: a systematic review and meta-analysis of observational studies. Am J Gastroenterol. 2011;106(7):1209–18.

[145] Costa-Rodrigues J, Reis S, Teixeira S, Lopes S, Fernandes MH. Dose-dependent inhibitory effects of proton pump inhibitors on human osteoclastic and osteoblastic cell activity. FEBS J. 2013;280(20):5052–64.

[146] Narisawa S, Harmey D, Yadav MC, O'Neill WC, Hoylaerts MF, Millán JL. Novel inhibitors of alkaline phosphatase suppress vascular smooth muscle cell calcification. J Bone Miner Res. 2007;22(11):1700–10.

[147] Delomenède M, Buchet R, Mebarek S. Lansoprazole is an uncompetitive inhibitor of tissue-nonspecific alkaline phosphatase. Acta Biochim Pol. 2009;56(2):301.

[148] Roberts S, Narisawa S, Harmey D, Millán JL, Farquharson C. Functional involvement of PHOSPHO1 in matrix vesicle–mediated skeletal mineralization. J Bone Miner Res. 2007;22(4):617–27.

[149] O'Connell MB, Madden DM, Murray AM, Heaney RP, Kerzner LJ. Effects of proton pump inhibitors on calcium carbonate absorption in women: a randomized crossover trial. Am J Med. 2005;118(7):778–81.

[150] Abrahamsen B, Vestergaard P. Proton pump inhibitor use and fracture risk—effect modification by histamine H1 receptor blockade. Observational case–control study using National Prescription Data. Bone. 2013;57(1):269–71.

[151] Charles JF, Nakamura MC. Bone and the innate immune system. Curr Osteoporos Rep. 2014;12(1):1–8.

[152] Schett G, David J-P. The multiple faces of autoimmune-mediated bone loss. Nat Rev Endocrinol. 2010;6(12):698–706.

[153] Usuda N, Arai H, Sasaki H, Hanai T, Nagata T, Muramatsu T, et al. Differential subcellular localization of neural isoforms of the catalytic subunit of calmodulin-dependent protein phosphatase (calcineurin) in central nervous system neurons: immunohistochemistry on Formalin-fixed paraffin sections employing antigen retrieval by microwave irradiation. J Histochem Cytochem. 1996;44(1):13–8.

[154] Norris CM, Kadish I, Blalock EM, Chen K-C, Thibault V, Porter NM, et al. Calcineurin triggers reactive/inflammatory processes in astrocytes and is upregulated in aging and Alzheimer's models. J Neurosci. 2005;25(18):4649–58.

[155] Aramburu J, Rao A, Klee CB. Calcineurin: from structure to function. Curr Top Cell Regul. 2001;36: 237–95.

[156] Sun L, Blair HC, Peng Y, Zaidi N, Adebanjo OA, Wu XB, et al. Calcineurin regulates bone formation by the osteoblast. Proc Natl Acad Sci U S A. 2005;102(47):17130–5.

[157] Klee C, Draetta G, Hubbard M, Meister A. Advances in enzymology and related areas of molecular biology. Adv Enzymol Relat Areas Mol Biol. 1988;61:149–200.

[158] Naesens M, Kuypers DR, Sarwal M. Calcineurin inhibitor nephrotoxicity. Clin J Am Soc Nephrol. 2009;4(2):481–508.

[159] Katz IA, Epstein S. Perspectives: posttransplantation bone disease. J Bone Miner Res. 1992;7(2):123–6.

[160] Rodino MA, Shane E. Osteoporosis after organ transplantation. Am J Med. 1998;104(5):459–69.

[161] Sprague SM. Mechanism of transplantation-associated bone loss. Pediatr Nephrol. 2000;14(7):650–3.

[162] Sprague SM, Josephson MA. Bone disease after kidney transplantation. In: Seminars in nephrology: Elsevier; 2004.

[163] Winslow MM, Pan M, Starbuck M, Gallo EM, Deng L, Karsenty G, et al. Calcineurin/NFAT signaling in osteoblasts regulates bone mass. Dev Cell. 2006;10(6):771–82.

[164] Laupacis A, Keown P, Ulan R, McKenzie N, Stiller C. Cyclosporin A: a powerful immunosuppressant. Can Med Assoc J. 1982;126(9):1041.

[165] Cantrell DA, Smith KA. The interleukin-2 T-cell system: a new cell growth model. Science. 1984;224(4655):1312–6.

[166] El Hadary AA, Yassin HH, Mekhemer ST, Holmes JC, Grootveld M. Evaluation of the effect of ozonated plant oils on the quality of osseointegration of dental implants under the influence of cyclosporin a: an in vivo study. J Oral Implantol. 2011;37(2):247–57.

[167] Schlosberg M, Movsowitz C, Epstein S, Ismail F, Fallon M, Thomas S. The effect of cyclosporin A administration and its withdrawal on bone mineral metabolism in the rat. Endocrinology. 1989;124(5):2179–84.

[168] Av C, Wysolmerski J, Simpson C, Mitnick MA, Gundberg

C, Kliger A, et al. Posttransplant bone disease: evidence for a high bone resorption state. Transplantation. 2000;70(12):1722–8.

[169] Sakakura CE, Lopes B, Margonar R, Queiroz TP, Nociti F, Marcantonio E. Cyclosporine-A and bone density around titanium implants: a histometric study in rabbits. J Osseointegr. 2011;3:25–9.

[170] Sakakura CE, Margonar R, Holzhausen M, Nociti FH Jr, Alba RC Jr, Marcantonio E Jr. Influence of cyclosporin A therapy on bone healing around tita-nium implants: a histometric and biomechanic study in rabbits. J Periodontol. 2003;74(7):976–81.

[171] Duarte PM, Nogueira Filho GR, Sallum EA, Toledo S, Sallum AW, Nociti FH Jr. The effect of an immunosuppressive therapy and its withdrawal on bone healing around titanium implants. A histometric study in rabbits. J Periodontol. 2001;72(10): 1391–7.

[172] Sakakura CE, Marcantonio E, Wenzel A, Scaf G. Influence of cyclosporin A on quality of bone around integrated dental implants: a radiographic study in rabbits. Clin Oral Implants Res. 2007;18(1):34–9.

[173] Al Subaie AE, Eimar H, Abdallah MN, Durand R, Feine J, Tamimi F, et al. Anti-VEGFs hinder bone healing and implant osseointegration in rat tibiae. J Clin Periodontol. 2015;42(7):688–96.

[174] Zhang L, Zhang L, Lan X, Xu M, Mao Z, Lv H, et al. Improvement in angiogenesis and osteogenesis with modified cannulated screws combined with VEGF/ PLGA/ fibrin glue in femoral neck fractures. J Mater Sci Mater Med. 2014;25(4):1165–72.

[175] Senger DR, Galli SJ, Dvorak AM, Perruzzi CA, Harvey VS, Dvorak HF. Tumor cells secrete a vascular permeability factor that promotes accumulation of ascites fluid. Science. 1983;219(4587):983–5.

[176] Cui Q, Dighe AS, Irvine J, James N. Combined angiogenic and osteogenic factor delivery for bone regenerative engineering. Curr Pharm Des. 2013;19(19):3374–83.

[177] Semeraro F, Morescalchi F, Parmeggiani F, Arcidiacono B, Costagliola C. Systemic adverse drug reactions secondary to anti-VEGF intravitreal injection in patients with neovascular age-related macular degeneration. Curr Vasc Pharmacol. 2011;9(5):629–46.

[178] Bauman G, Charette M, Reid R, Sathya J, TRGG of Cancer. Radiopharmaceuticals for the palliation of painful bone metastases—a systematic review. Radiother Oncol. 2005;75(3):258. E1-E13.

[179] Bruland ØS, Nilsson S, Fisher DR, Larsen RH. High-linear energy transfer irradiation targeted to skeletal metastases by the α-emitter 223Ra: adjuvant or alternative to conventional modalities? Clin Cancer Res 2006;12(20):6250s–7s.

[180] Henriksen G, Breistøl K, Bruland ØS, Fodstad Ø, Larsen RH. Significant antitumor effect from bone-seeking, α-particle-emitting 223Ra demonstrated in an experimental skeletal metastases model. Cancer Res. 2002;62(11):3120–5.

[181] Sartor O, Coleman R, Nilsson S, Heinrich D, Helle SI,

O'Sullivan JM, et al. Effect of radium-223 dichloride on symptomatic skeletal events in patients with castration-resistant prostate cancer and bone metastases: results from a phase 3, double-blind, randomised trial. Lancet Oncol. 2014;15(7):738–46.

[182] Lønning PE, Geisler J, Krag LE, Erikstein B, Bremnes Y, Hagen AI, et al. Effects of exemestane administered for 2 years versus placebo on bone mineral density, bone biomarkers, and plasma lipids in patients with surgically resected early breast cancer. J Clin Oncol. 2005;23(22):5126–37.

[183] Coleman RE, Banks LM, Girgis SI, Kilburn LS, Vrdoljak E, Fox J, et al. Skeletal effects of exemestane on bone-mineral density, bone biomarkers, and fracture incidence in postmenopausal women with early breast cancer participating in the Intergroup Exemestane Study (IES): a randomised controlled study. Lancet Oncol. 2007;8(2):119–27.

[184] McCloskey E. Effects of third-generation aromatase inhibitors on bone. Eur J Cancer. 2006;42(8):1044–51.

[185] Coombes R, Kilburn L, Snowdon C, Paridaens R, Coleman R, Jones S, et al. Survival and safety of exemestane versus tamoxifen after 2–3 years' tamoxifen treatment (Intergroup Exemestane Study): a randomised controlled trial. Lancet. 2007;369(9561):559–70.

[186] Heaney RP, Recker RR, Saville PD. Menopausal changes in bone remodeling. J Lab Clin Med. 1978;92(6):964–70.

[187] López BC, Esteve CG, Pérez MGS. Dental treatment considerations in the chemotherapy patient. J Clin Exp Dent. 2011;3(1):31–42.

[188] Kovács AF. Influence of chemotherapy on endosteal implant survival and success in oral cancer patients. Int J Oral Maxillofac Surg. 2001;30(2):144–7.

[189] Alia B, Bashir A, Tanira M. Anti-inflammatory, antipyretic, and analgesic effects of Lawsonia inermis L.(henna) in rats. Pharmacology. 1995;51(6):356–63.

[190] Chuang P-Y, Shen S-H, Yang T-Y, Huang T-W, Huang K-C. Non-steroidal anti-inflammatory drugs and the risk of a second hip fracture: a propensity-score matching study. BMC Musculoskelet Disord. 2016;17(1):1.

[191] Konstantinidis I, N Papageorgiou S, Kyrgidis A, Tzellos G, Kouvelas D. Effect of non-steroidal anti-inflammatory drugs on bone turnover: an evidence-based review. Rev Recent Clin Trials. 2013;8(1):48–60.

[192] Griffin MR. Epidemiology of nonsteroidal anti-inflammatory drug–associated gastrointestinal injury. Am J Med. 1998;104(3):23S–9S.

[193] Harder AT, An YH. The mechanisms of the inhibitory effects of nonsteroidal anti-inflammatory drugs on bone healing: a concise review. J Clin Pharmacol. 2003;43(8):807–15.

[194] Wheeler P, Batt M. Do non-steroidal anti-inflammatory drugs adversely affect stress fracture healing? A short review. Br J Sports Med. 2005;39(2):65–9.

[195] Su B, O'Connor JP. NSAID therapy effects on healing of bone, tendon, and the enthesis. J Appl Physiol. 2013;115(6):892–9.

[196] Wittenberg JM, Wittenberg RH. Release of prostaglandins from bone and muscle after femoral osteotomy in rats. Acta Orthop Scand. 1991;62(6): 577–81.

[197] Kawaguchi H, Pilbeam CC, Harrison JR, Raisz LG. The role of prostaglandins in the regulation of bone metabolism. Clin Orthop Relat Res. 1995; 313:36–46.

[198] Raisz L, Martin T. Prostaglandins in bone and mineral metabolism. Bone Miner Res. 1984;2: 286–310.

[199] Sostres C, Gargallo CJ, Arroyo MT, Lanas A. Adverse effects of non-steroidal anti-inflammatory drugs (NSAIDs, aspirin and coxibs) on upper gastrointestinal tract. Best Pract Res Clin Gastroenterol. 2010;24(2):121–32.

[200] Ribeiro FV, Nociti FH Jr, Sallum EA, Casati MZ. Effect of aluminum oxide-blasted implant surface on the bone healing around implants in rats submitted to continuous administration of selective cyclooxygenase-2 inhibitors. Int J Oral Maxillofac Implants. 2009;24(2).

[201] Pablos AB, Ramalho SA, König B Jr, Furuse C, de Araújo VC, Cury PR. Effect of meloxicam and diclofenac sodium on peri-implant bone healing in rats. J Periodontol. 2008;79(2):300–6.

[202] Ouanounou A, Hassanpour S, Glogauer M. The influence of systemic medications on osseointegration of dental implants. J Can Dent Assoc. 2016;82(g7):1488–2159.

[203] Henneicke H, Gasparini SJ, Brennan-Speranza TC, Zhou H, Seibel MJ. Glucocorticoids and bone: local effects and systemic implications. Trends Endocrinol Metab. 2014;25(4):197–211.

[204] O'Brien CA, Jia D, Plotkin LI, Bellido T, Powers CC, Stewart SA, et al. Glucocorticoids act directly on osteoblasts and osteocytes to induce their apoptosis and reduce bone formation and strength. Endocrinology. 2004;145(4):1835–41.

[205] Amiche M, Albaum J, Tadrous M, Pechlivanoglou P, Lévesque L, Adachi J, et al. Fracture risk in oral glucocorticoid users: a Bayesian meta-regression leveraging control arms of osteoporosis clinical trials. Osteoporos Int. 2016;27(5):1709–18.

[206] Weinstein RS, Chen J-R, Powers CC, Stewart SA, Landes RD, Bellido T, et al. Promotion of osteoclast survival and antagonism of bisphosphonate-induced osteoclast apoptosis by glucocorticoids. J Clin Invest. 2002;109(8):1041–8.

[207] Mazziotti G, Canalis E, Giustina A. Drug-induced osteoporosis: mechanisms and clinical implications. Am J Med. 2010;123(10):877–84.

[208] Weinstein RS, Jia D, Powers CC, Stewart SA, Jilka RL, Parfitt AM, et al. The skeletal effects of glucocorticoid excess override those of orchidectomy in mice. Endocrinology. 2004;145(4):1980–7.

[209] Smith RA, Berger R, Dodson TB. Risk factors associated with dental implants in healthy and medically compromised patients. Int J Oral Maxillofac Implants. 1992;7(3).

[210] Cranin A. Endosteal implants in a patient with corticosteroid dependence. J Oral Implantol. 1991; 17(4):414.

[211] Bencharit S, Reside GJ, Howard-Williams EL. Complex prosthodontic treatment with dental implants for a patient

with polymyalgia rheumatica: a clinical report. Int J Oral Maxillofac Implants. 2010;25(6).

[212] Werner S, Tessler J, Guglielmotti M, Cabrini R. Effect of dexamethasone on osseointegration: a preliminary experimental study. J Oral Implantol. 1995;22(3–4):216–9.

[213] LeBlanc ES, Janowsky J, Chan BK, Nelson HD. Hormone replacement therapy and cognition: systematic review and meta-analysis. JAMA. 2001;285(11):1489–99.

[214] Ardawi M-S, Sibiany A, Bakhsh T, Qari M, Maimani A. High prevalence of vitamin D deficiency among healthy Saudi Arabian men: relationship to bone mineral density, parathyroid hormone, bone turnover markers, and lifestyle factors. Osteoporos Int. 2012;23(2):675–86.

[215] Nachiappan AC, Metwalli ZA, Hailey BS, Patel RA, Ostrowski ML, Wynne DM. The thyroid: review of imaging features and biopsy techniques with radiologic-pathologic correlation. Radiographics. 2014;34(2):276–93.

[216] Bassett JD, Williams GR. The molecular actions of thyroid hormone in bone. Trends Endocrinol Metab. 2003;14(8):356–64.

[217] Weiss RE, Refetoff S. Effect of thyroid hormone on growth: lessons from the syndrome of resistance to thyroid hormone. Endocrinol Metab Clin N Am. 1996;25(3):719–30.

[218] Stevens DA, Hasserjian RP, Robson H, Siebler T, Shalet SM, Williams GR. Thyroid hormones regulate hypertrophic chondrocyte differentiation and expression of parathyroid hormone-related peptide and its receptor during endochondral bone formation. J Bone Miner Res. 2000;15(12):2431–42.

[219] Milne M, Quail JM, Rosen CJ, Baran DT. Insulin-like growth factor binding proteins in femoral and vertebral bone marrow stromal cells: expression and regulation by thyroid hormone and dexamethasone. J Cell Biochem. 2001;81(2):229–40.

[220] Tsukiyama K, Yamada Y, Yamada C, Harada N, Kawasaki Y, Ogura M, et al. Gastric inhibitory polypeptide as an endogenous factor promoting new bone formation after food ingestion. Mol Endocrinol. 2006;20(7):1644–51.

[221] Finkelstein JS, Hayes A, Hunzelman JL, Wyland JJ, Lee H, Neer RM. The effects of parathyroid hormone, alendronate, or both in men with osteoporosis. N Engl J Med. 2003;349(13):1216–26.

[222] Henriksen DB, Alexandersen P, Bjarnason NH, Vilsbøll T, Hartmann B, Henriksen EE, et al. Role of gastrointestinal hormones in postprandial reduction of bone resorption. J Bone Miner Res. 2003;18(12): 2180–9.

[223] Gault VA, Irwin N, Green BD, McCluskey JT, Greer B, Bailey CJ, et al. Chemical ablation of gastric inhibitory polypeptide receptor action by daily (Pro3) GIP administration improves glucose tolerance and ameliorates insulin resistance and abnormalities of islet structure in obesity-related diabetes. Diabetes. 2005;54(8):2436–46.

[224] Bollag RJ, Zhong Q, Ding K, Phillips P, Zhong L, Qin F, et al. Glucose-dependent insulinotropic peptide is an integrative hormone with osteotropic effects. Mol Cell Endocrinol. 2001;177(1):35–41.

[225] Syed F, Khosla S. Mechanisms of sex steroid effects on bone. Biochem Biophys Res Commun. 2005;328(3):688–96.

[226] Adinoff AD, Hollister JR. Steroid-induced fractures and bone loss in patients with asthma. N Engl J Med. 1983;309(5):265–8.

[227] Liu J, Zhao H, Ning G, Zhao Y, Chen Y, Zhang Z, et al. Relationships between the changes of serum levels of OPG and RANKL with age, menopause, bone biochemical markers and bone mineral density in Chinese women aged 20-75. Calcif Tissue Int. 2005;76(1):1–6.

[228] Cauley JA, Seeley DG, Ensrud K, Ettinger B, Black D, Cummings SR. Estrogen replacement therapy and fractures in older women. Ann Intern Med. 1995;122(1):9–16.

[229] Lane NE, Haupt D, Kimmel DB, Modin G, Kinney JH. Early estrogen replacement therapy reverses the rapid loss of trabecular bone volume and prevents further deterioration of connectivity in the rat. J Bone Miner Res. 1999;14(2):206–14.

[230] Ettinger B, Genant HK, Cann CE. Long-term estrogen replacement therapy prevents bone loss and fractures. Ann Intern Med. 1985;102(3):319–24.

[231] Lindsay R. Sex steroids in the pathogenesis and prevention of osteoporosis. In: Osteoporosis: etiology, diagnosis and management. New York: Raven Press; 1988. p. 333–58.

[232] Ronderos M, Jacobs DR, Himes JH, Pihlstrom BL. Associations of periodontal disease with femoral bone mineral density and estrogen replacement therapy: cross-sectional evaluation of US adults from NHANES III. J Clin Periodontol. 2000;27(10):778–86.

[233] Riggs BL, Parfitt AM. Drugs used to treat osteoporosis: the critical need for a uniform nomenclature based on their action on bone remodeling. J Bone Miner Res. 2005;20(2):177–84.

[234] Consensus A. Consensus development conference: diagnosis, prophylaxis, and treatment of osteoporosis. Am J Med. 1993;94(6):646–50.

[235] Ellegaard M, Jørgensen N, Schwarz P. Parathyroid hormone and bone healing. Calcif Tissue Int. 2010;87(1):1–13.

[236] Silva BC, Bilezikian JP. Parathyroid hormone: anabolic and catabolic actions on the skeleton. Curr Opin Pharmacol. 2015;22:41–50.

[237] Iwaniec U, Moore K, Rivera M, Myers S, Vanegas S, Wronski T. A comparative study of the bone-restorative efficacy of anabolic agents in aged ovariectomized rats. Osteoporos Int. 2007;18(3):351–62.

[238] Kanzawa M, Sugimoto T, Kanatani M, Chihara K. Involvement of osteoprotegerin/osteoclastogenesis inhibitory factor in the stimulation of osteoclast formation by parathyroid hormone in mouse bone cells. Eur J Endocrinol. 2000;142(6):661–4.

[239] Neer RM, Arnaud CD, Zanchetta JR, Prince R, Gaich GA, Reginster J-Y, et al. Effect of parathyroid hormone (1-34) on fractures and bone mineral density in postmenopausal women with osteoporosis. N Engl J Med.

2001;344(19):1434–41.

[240] Shirota T, Tashiro M, Ohno K, Yamaguchi A. Effect of intermittent parathyroid hormone (1-34) treatment on the bone response after placement of titanium implants into the tibia of ovariectomized rats. J Oral Maxillofac Surg. 2003;61(4):471–80.

[241] Eddy D, Cummings S, Dawson-Hughes B, Johnston C, Lindsay R, Melton L. Guidelines for the prevention, diagnosis and treatment of osteoporosis: cost-effectiveness analysis and review of the evidence. Osteoporos Int. 1998;8(Suppl. 4):1–88.

[242] Nieves JW, Komar L, Cosman F, Lindsay R. Calcium potentiates the effect of estrogen and calcitonin on bone mass: review and analysis. Am J Clin Nutr. 1998;67(1):18–24.

[243] Knopp JA, Diner BM, Blitz M, Lyritis GP, Rowe BH. Calcitonin for treating acute pain of osteoporotic vertebral compression fractures: a systematic review of randomized, controlled trials. Osteoporos Int. 2005;16(10):1281–90.

[244] Fleisch H. Bisphosphonates in bone disease: from the laboratory to the patient: Academic; 2000.

[245] Russell RG, Mühlbauer R, Bisaz S, Williams D, Fleisch H. The influence of pyrophosphate, condensed phosphates, phosphonates and other phosphate compounds on the dissolution of hydroxyapatitein vitro and on bone resorption induced by parathyroid hormone in tissue culture and in thyroparathyroidectomised rats. Calcif Tissue Res. 1970;6(1):183–96.

[246] Rogers MJ. New insights into the molecular mechanisms of action of bisphosphonates. Curr Pharm Des. 2003;9(32):2643–58.

[247] Landesberg R, Cozin M, Cremers S, Woo V, Kousteni S, Sinha S, et al. Inhibition of oral mucosal cell wound healing by bisphosphonates. J Oral Maxillofac Surg. 2008;66(5):839–47.

[248] Vescovi P, Nammour S. Bisphosphonate-Related Osteonecrosis of the Jaw (BRONJ) therapy. A critical review. Minerva Stomatol. 2010;59(4):181–203, 4–13.

[249] Yoneda T, Hagino H, Sugimoto T, Ohta H, Takahashi S, Soen S, et al. Bisphosphonate-related osteonecrosis of the jaw: position paper from the allied task force committee of Japanese Society for Bone and Mineral Research, Japan Osteoporosis Society, Japanese Society of Periodontology, Japanese Society for Oral and Maxillofacial Radiology, and Japanese Society of Oral and Maxillofacial Surgeons. J Bone Miner Metab. 2010;28(4):365–83.

[250] Lazarovici TS, Yahalom R, Taicher S, Schwartz-Arad D, Peleg O, Yarom N. Bisphosphonate-related osteonecrosis of the jaw associated with dental implants. J Oral Maxillofac Surg. 2010;68(4):790–6.

[251] Van Bezooijen RL, Roelen BA, Visser A, Van Der Wee-pals L, De Wilt E, Karperien M, et al. Sclerostin is an osteocyte-expressed negative regulator of bone formation, but not a classical BMP antagonist. J Exp Med. 2004;199(6):805–14.

[252] Li X, Zhang Y, Kang H, Liu W, Liu P, Zhang J, et al. Sclerostin binds to LRP5/6 and antagonizes canonical Wnt signaling. J Biol Chem. 2005;280(20):19883–7.

[253] van Bezooijen RL, ten Dijke P, Papapoulos SE, Löwik CW. SOST/sclerostin, an osteocyte-derived negative regulator of bone formation. Cytokine Growth Factor Rev. 2005;16(3):319–27.

[254] Durrington P. Dyslipidaemia. Lancet. 2003;362(9385):717–31.

[255] Pedersen T. Randomised trial of cholesterol lowering in 4444 patients with coronary heart disease: the Scandinavian Simvastatin Survival Study (4S). Atheroscler Suppl. 2004;5(3):81–7.

[256] Bagger Y, Rasmussen HB, Alexandersen P, Werge T, Christiansen C, Tanko L, et al. Links between cardiovascular disease and osteoporosis in postmenopausal women: serum lipids or atherosclerosis per se? Osteoporos Int. 2007;18(4):505–12.

[257] Luisetto G, Camozzi V. Statins, fracture risk, and bone remodeling. J Endocrinol Investig. 2008;32(4 Suppl):32–7.

[258] Tsartsalis AN, Dokos C, Kaiafa GD, Tsartsalis DN, Kattamis A, Hatzitolios AI, et al. Statins, bone formation and osteoporosis: hope or hype. Hormones (Athens). 2012;11(2):126–39.

[259] van Staa T-P, Wegman S, de Vries F, Leufkens B, Cooper C. Use of statins and risk of fractures. JAMA. 2001;285(14):1850–5.

[260] Mundy G, Garrett R, Harris S, Chan J, Chen D, Rossini G, et al. Stimulation of bone formation in vitro and in rodents by statins. Science. 1999;286(5446):1946–9.

[261] Ayukawa Y, Okamura A, Koyano K. Simvastatin promotes osteogenesis around titanium implants. Clin Oral Implants Res. 2004;15(3):346–50.

[262] Du Z, Chen J, Yan F, Xiao Y. Effects of Simvastatin on bone healing around titanium implants in osteoporotic rats. Clin Oral Implants Res. 2009;20(2):145–50.

[263] Canonica GW, Blaiss M. Antihistaminic, anti-inflammatory, and antiallergic properties of the nonsedating second-generation antihistamine desloratadine: a review of the evidence. World Allergy Organ J. 2011;4(2):47–53.

[264] Gebhard JS, Johnston-Jones K, Kody MH, Kabo JM, Meals RA. Effects of antihistamines on joint stiffness and bone healing after periarticular fracture. J Hand Surg. 1993;18(6):1080–5.

[265] Fitzpatrick L, Buzas E, Gagne T, Nagy A, Horvath C, Ferencz V, et al. Targeted deletion of histidine decarboxylase gene in mice increases bone formation and protects against ovariectomy-induced bone loss. Proc Natl Acad Sci. 2003;100(10):6027–32.

[266] Kinjo M, Setoguchi S, Solomon DH. Antihistamine therapy and bone mineral density: analysis in a population-based US sample. Am J Med. 2008;121(12):1085–91.

[267] Lesclous P, Guez D, Baroukh B, Vignery A, Saffar J. Histamine participates in the early phase of trabecular bone loss in ovariectomized rats. Bone. 2004;34(1):91–9.

[268] Deyama Y, Kikuiri T, Ohnishi G-i, Feng Y-G, Takeyama S, Hatta M, et al. Histamine stimulates production of osteoclast differentiation factor/ receptor activator of

nuclear factor-κB ligand by osteoblasts. Biochem Biophys Res Commun. 2002;298(2):240–6.

[269] Arnsten JH, Freeman R, Howard AA, Floris-Moore M, Lo Y, Klein RS. Decreased bone mineral density and increased fracture risk in aging men with or at risk for HIV infection. AIDS (London, England). 2007;21(5):617.

[270] Carpenter CC, Cooper DA, Fischl MA, Gatell JM, Gazzard BG, Hammer SM, et al. Antiretroviral therapy in adults: updated recommendations of the International AIDS Society–USA Panel. JAMA. 2000;283(3):381–90.

[271] Tebas P, Powderly WG, Claxton S, Marin D, Tantisiriwat W, Teitelbaum SL, et al. Accelerated bone mineral loss in HIV-infected patients receiving potent antiretroviral therapy. AIDS (London, England). 2000;14(4):F63.

[272] Brown TT, McComsey GA, King MS, Qaqish RB, Bernstein BM, da Silva BA. Loss of bone mineral density after antiretroviral therapy initiation, independent of antiretroviral regimen. J Acquir Immune Defic Syndr. 2009;51(5):554–61.

[273] Ofotokun I, Weitzmann MN. HIV-1 infection and antiretroviral therapies: risk factors for osteoporosis and bone fracture. Curr Opin Endocrinol Diabetes Obes. 2010;17(6):523.

[274] Beard EL Jr. The American Society of Health System Pharmacists. JONAS Healthc Law Ethics Regul. 2001;3(3):78–9.

[275] Simann M, Schneider V, Le Blanc S, Dotterweich J, Zehe V, Krug M, et al. Heparin affects human bone marrow stromal cell fate: promoting osteogenic and reducing adipogenic differentiation and conversion. Bone. 2015;78:102–13.

[276] Irie A, Takami M, Kubo H, Sekino-Suzuki N, Kasahara K, Sanai Y. Heparin enhances osteoclastic bone resorption by inhibiting osteoprotegerin activity. Bone. 2007;41(2):165–74.

[277] Barbour LA, Kick SD, Steiner JF, LoVerde ME, Heddleston LN, Lear JL, et al. A prospective study of heparin-induced osteoporosis in pregnancy using bone densitometry. Am J Obstet Gynecol. 1994;170(3):862–9.

[278] Dahlman TC, Sjöberg HE, Ringertz H. Bone mineral density during long-term prophylaxis with heparin in pregnancy. Am J Obstet Gynecol. 1994;170(5):1315–20.

[279] Douketis J, Ginsberg J, Burrows R, Duku E, Webber C, Brill-Edwards P. The effects of long-term heparin therapy during pregnancy on bone density. A prospective matched cohort study. Thromb Haemost. 1996;75(2):254–7.

[280] Siegal D, Yudin J, Kaatz S, Douketis JD, Lim W, Spyropoulos AC. Periprocedural heparin bridging in patients receiving vitamin K antagonists: systematic review and meta-analysis of bleeding and thromboembolic rates. Circulation. 2012;126(13):1630–9.

[281] Mukherjee S. Alcoholism and its effects on the central nervous system. Curr Neurovasc Res. 2013;10(3):256–62.

[282] Klein RF, Fausti KA, Carlos AS. Ethanol inhibits human osteoblastic cell proliferation. Alcohol Clin Exp Res. 1996;20(3):572–8.

[283] Dai J, Lin D, Zhang J, Habib P, Smith P, Murtha J, et al. Chronic alcohol ingestion induces osteoclastogenesis and bone loss through IL-6 in mice. J Clin Invest. 2000;106(7):887–95.

[284] Koo S, Bruno König J, Mizusaki CI, Sérgio Allegrini J, Yoshimoto M, Carbonari MJ. Effects of alcohol consumption on osseointegration of titanium implants in rabbits. Implant Dent. 2004;13(3):232–7.

[285] Alissa R, Oliver RJ. Influence of prognostic risk indicators on osseointegrated dental implant failure: a matched case-control analysis. J Oral Implantol. 2012;38(1):51–61.

[286] Friedlander AH, Marder SR, Pisegna JR, Yagiela JA. Alcohol abuse and dependence: psychopathology, medical management and dental implications. J Am Dent Assoc. 2003;134(6):731–40.

第5章　术前放射影像学评估

Preoperative Radiological Assessment

Matthieu Schmittbuhl

摘要

　　术前精确的放射影像学评估是制订下颌无牙颌种植方案所必需的。放射影像学评估有助于临床医生明确可用于种植体支持的牙槽嵴骨质和骨量。准确定位相关解剖结构对制订术前方案至关重要。对这些解剖结构的损伤或种植体植入超出解剖边界可导致严重并发症。因此，本章介绍了各种成像方式及其应用，并详述不同成像方式提供的与种植体植入所涉及部位相关的信息（包括解剖形态、位置、尺寸和结构改变）。

　　收集有价值的临床和放射影像学信息可显著提高下颌无牙颌种植的成功率[1]。由于种植方案要求对术区骨形态、种植体与解剖结构（如神经血管束）的关系进行考量，故种植术前应对颌骨骨量和骨质进行精确的放射影像学评估以避免手术并发症[2-3]。X线检查可使临床医生清楚地观察到牙槽嵴和相邻结构的三维影像，并指导植入位点和方向、种植体数量和尺寸的选择[4-5]。放射学影像可在术中和术后向医生提供种植体评估的重要信息。本章不仅介绍了各种放射学的成像方式及具体应用，也详述了种植体植入涉及的关键结构的解剖形态、位置、尺寸和改变等潜在信息。

　　一般而言，对口腔种植病例的诊疗可涉及多种放射影像学技术，包括全景放射影像技术、口内放射成像和锥形束CT检查。每类影像检查技术有其特定的适应证和优缺点，对于影像学检查方式的选择则是基于临床医生的判断。

5.1　全景放射影像技术

　　全景放射影像技术是用于种植部位初始评估的成像模式[3]。虽然，全景片的分辨率和清晰度都低于口内X线片，但全景放射摄片技术可提供涵盖下颌骨和相关解剖结构的综合图像[6]。其优点为摄片范围覆

M. Schmittbuhl
Faculty of Dentistry, Université de Montréal,
Montreal, QC, Canada
e-mail: matthieu.schmittbuhl@umontreal.ca

盖了所有上下颌骨结构，辐射剂量较低（表5.1），且口外摄片技术操作简易。全景片在评估牙槽嵴变化和下颌管边界方面具有明显优势。然而，全景图像可出现几何形态失真（如组织放大率不均匀），故通过全景影像技术测量的结果并不十分可靠[10]。对于来自不同全景片和来自同一全景片中反映不同解剖位置的图像在尺寸的失真程度上存在明显差异。患者头部摆放位置的差异、牙弓弯曲程度与机器焦点槽的差异均可导致图像失真的加剧[6]。与解剖标本直接接触的放射摄影比较，仅有17%的全景片测量结果误差在1mm内[11]（测量对象为牙槽嵴顶至下颌管上壁的距离）。与其他二维成像手段类似，由于全景片无法提供有关颌骨颊舌向宽度的信息，其应用受到限制。

5.2　口内放射成像技术

根尖周放射成像技术可对全景成像提供的初步信息进行补充[3]。平行投照技术可提供失真程度最低的图像，故可用于确定下颌无牙颌垂直向和近远中向的距离[11]。根尖周X线片可提供具有精确颌骨信息的极高分辨率图像，可对颌骨骨质及其结构的确定提供帮助（如骨密度、皮质骨和松质骨骨量等因素）。尽管如此，医生在对图像进行解读时仍应采取谨慎态度。该方法高度依赖摄片者的技术和患者依从性，以取得最低失真程度的图像[3]。对于吸收的无牙颌牙槽嵴，平行投照技术也较难取得最佳的投照效果。此外，设备的影像接收器位置可能影响对于牙槽嵴高度的显影，影像接收器支架也可能触及舌沟并造成患者不适[12]。平行投照技术也存在解剖学限制。虽然口内放射影像技术只对局部牙槽骨进行成像，图像仍可出现解剖结构的重叠并导致误读。由于缺乏三维影像信息，医生在术前常参考截面图像来进行种植体长度/直径的选择[13]。然而，根尖周放射成像技术适用于种植体就位后的角度和深度满意度评估。该技术还可用于种植术后随访，特别是针对骨-种植体界面和种植体周边缘骨高度的定期评估，也可用于描述和评价种植体周围炎导致的骨结合不良与骨吸收[11]。

5.3　锥形束CT

锥形束CT（CBCT）在20世纪90年代后期开始应用于牙颌面成像[14]，是一种新型的成像方式。CBCT成像进展迅速，已在口腔颌面部的放射检查中得到广泛应用[10]。CBCT可显著降低患者的辐射暴露[8]，并获得比传统医学CT分辨率更高的图像，设备购置成本也更低[10]。与传统二维成像方式相比，CBCT成

表5.1　牙科常规X线检查、锥形束CT和CT扫描的有效剂量及等量本底曝光

	有效剂量（μSv）	等量本底曝光（天）	参考文献
口内放射成像技术	15[a]	1.5	Granlund 等 [7]
全景放射影像技术	4～30	0.5～3	Okano 和 Sur [8]
锥形束CT	11～674（小FOV）[b] 30～1073（大FOV）	1～67 3～107	European Commission (EC) [9]
针对种植体的CT扫描	250～860	25～86	Okano 和 Sur [8]

[a]全口口内检查

[b]视野高度（FOV）；小视野<10cm；大视野>10cm

像的主要优势包括可有效避免邻近解剖结构的图像叠加和图像放大。CBCT可提供对比度较强的图像，故特别适用于针对下颌骨骨结构的成像。CBCT可在种植体植入前完成对牙槽嵴形貌的整体三维评估。通过测量牙槽骨的高度和宽度，以及评估牙槽嵴顶形态，CBCT可对牙槽骨的骨量进行总体评价。其提供的连续横断面图像（间隔约为1mm）对于确定颌骨的颊舌向宽度、牙槽嵴高度和轮廓角度非常有用[15-16]。

因此，CBCT不仅利于准确诊断，也有助于开展以影像为指导的手术[17]。基于CBCT检查结果，设计软件可模拟种植体的植入过程并辅助手术导板的制作。在各种常规成像方式中，CBCT检查对种植方案的制订可产生最明显影响[18]。由于仔细的术前检查和周全的治疗方案可使种植牙成功率达到97%[1]，故CBCT是确定潜在种植位点的常用影像学评估方法[3]。该方法还为医生提供了一种将颌面部影像从诊断扩展到以影像为指导的外科手术和种植外科植入的各个步骤。

然而，CBCT图像质量可受伪影的明显影响。对于CBCT图像中各种不同的伪影，患者移动（尤其是无牙颌患者）可能是导致图像数据重合不良的主要原因[10]。伪影的产生可归因于在图像采集过程中患者头部较差的稳定性或头部固定不良。对于CBCT检查过程，头部的移动会对数据资料的整体质量产生明显影响，导致图像模糊或叠影。由于CBCT的图像分辨率很高（范围是0.070~0.300mm），即使很小范围的移动也可影响图像质量[19]。采用定位装置固定下颌并尽量缩短扫描时间可将移动伪影降到最低[18]。

5.4　放射剂量

由于放射影像检查中一定量的辐射将不可避免地传递给患者，因此CT检查的主要目的是以最低的辐射暴露剂量达到最佳的图像质量，该原则称为ALARA（尽可能达到最低合理限度）。虽然，CBCT产生的辐射暴露剂量高于常规口腔影像学检查（口内放射成像和全景放射影像），但远低于传统CT检查[10]。口内放射成像、全景放射影像和锥形束CT的摄片有效剂量见表5.1。

CBCT的辐射剂量很大程度上取决于设备类型和扫描参数设置包括视野（FOV），基础图像投影的数量、曝光时间（秒）、扫描模式和其他因素[20-21]。由于辐射剂量与扫描范围密切相关，将初级X射线束充分校准到需要的区域成像所需的最小范围可明显降低患者所受的辐射剂量[22-23]。另一方面，辐射剂量还取决于图像像素大小（如像素减少时需要增加辐射剂量）[24]。辐射剂量同样受扫描区域的影响。例如，在图像采集过程中，暴露于散射辐射和主要射线束中的放射敏感器官（唾液腺或甲状腺等）可能会吸收更高剂量的辐射[10]。因此，在放射影像学检查中，采用铅板保护甲状腺是必要的[25]。如果采用该措施，成人甲状腺皮肤所受的辐射剂量可减少33%~84%，儿童所受辐射剂量可减少63%~92%[26]。

5.5　种植体成像

相关循证指南[3]建议，应采用全景放射成像手段获得种植体植入初期的信息。根尖部成像可对全景成像取得的初步信息进行补充，最终获得颌骨结构和骨质的高分辨率图像。在术前诊断阶段，建议采用CBCT获得潜在种植区域的横断面图像[3]。

医生应对潜在种植病例进行术前评估，确定可用于支持种植体的牙槽骨骨量和骨质。除了评估颌骨固有解剖结构，还应对下颌骨的形状、伸展方向和边界给予考虑[27]。由于无牙颌区域可出现明显骨吸收，下颌牙槽骨骨量变化可能较大。这将显著降低牙槽嵴的高度和宽度。医生还需通过评估患者以明确下颌骨相关解剖结构的精确位置，且只有采用精确的放射影像学检查才能获得所有相关信息。重要解剖结构的损伤和破坏、种植体植入位点超出解剖结构边界可能导致明显的并发症[2,28-31]。下文将对常规种植体植入可能涉及的解剖结构进行讨论。

5.5.1 下颌骨后部

对于涉及下颌骨后部的种植手术，明确下颌管情况对手术方案的制订十分重要[32]。下颌管走行于下颌骨内，容纳由下牙槽神经和下牙槽动静脉组成的神经血管束。下牙槽神经血管束经下颌升支内侧面的下颌孔进入下颌管，并从颏孔穿出。下颌管水平部的平均直径约为3.4mm[33]。当下颌神经和血管束进入下颌管时，下颌管（约70%）与下颌升支部和体部的舌侧骨皮质较为接近[34]，并在颏孔处穿出分离出颏神经和血管，而下颌管继续前行（延伸为下颌切牙管）。下牙槽神经血管束损伤是下颌种植手术的主要并发症之一，多由术前针对下颌管的定位不精确导致[30]。因此，精确辨识下颌管是制订理想种植方案的必要条件，此点在下颌骨后部牙槽嵴明显萎缩的情况下尤其重要[35]。下颌管的影像学形态多表现为由两条硬组织边界包绕的透射管道。由于下颌管管壁的骨皮质存在明显差异，故某些情况下对于下颌管走行的辨识较为困难。在下颌管向颏孔行进的过程中，其辨识度逐渐降低（图5.1）；如果仅能分辨下颌管的一条硬组织边界，该边界多为其下边界[35]。在萎缩明显的下颌骨中，下颌管可紧邻牙槽嵴顶[36]（图5.2）。此外，无牙颌区域出现的神经血管束萎缩可明显影响下颌管的辨识度[37]。然而，CBCT对于下颌管的成像效果优于全景X线[35,38-39]，原因是CBCT提供的连续横断面图像可使下颌管成像更为清晰[40]。

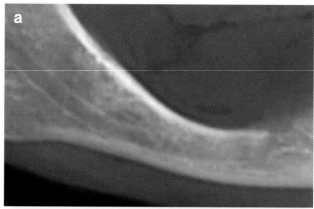

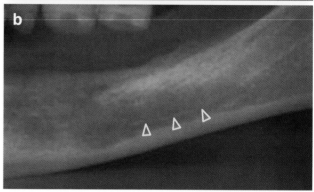

图5.1 下颌管的全景影像。（a）下颌管后段影像比邻近颏孔的部分更清晰；（b）全景片中下颌管下缘（黄色箭头）通常较上缘更易识别。

尽管全景片可提示94%的颏孔位置[41]，但传统术前二维影像学评估通常无法精确反映颏孔的情况[42]。颏孔的精确定位一般通过锥形束CT取得[29,43]。颏孔位于下颌骨前部颊侧（图5.3），为颏神经血管的走行路径。颏孔一般位于牙槽嵴顶至下颌骨下缘的中点[44]。然而，无牙颌患者的颏孔位置可能受到牙槽骨吸收的明显影响而更靠近牙槽嵴顶。在严重萎缩的下颌骨中，牙槽嵴顶可降低至下颌管顶部并最终造成颏孔暴露（图5.4）。为避免术中神经损伤，如果X线片或锥形束CT提示颏孔与牙槽嵴顶非常接近，医生应在种植体植入之前采用手术方法定位颏孔。

下颌骨后部常见舌侧倒凹，故下颌种植手术存在舌侧骨板穿通风险。由于全景片无法提供颌骨颊舌向宽度的信息，所以医生无法明确下颌骨后部的

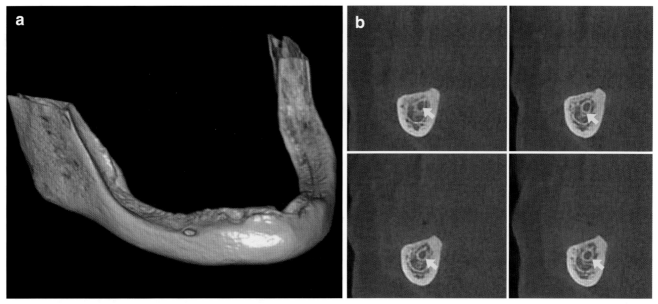

图5.2 牙槽嵴严重萎缩的锥形束CT影像。（a）牙列缺失下颌骨的三维影像；（b）下颌前磨牙和磨牙区的连续横断面图像，提示下颌管顶部（黄色箭头）与牙槽嵴顶相近。由牙槽嵴吸收导致的下颌管暴露限制了种植手术的可用骨量。

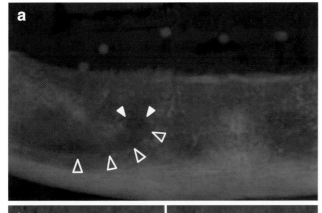

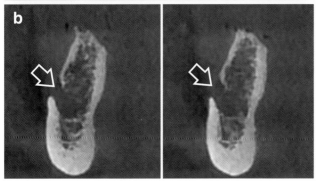

图5.3 种植手术方案中的颏孔位置评估。（a）全景片显示的下颌管走向及其前部环状走向的颏孔（空白箭头）；（b）锥形束CT的横截面影像提示颏神经血管束走行贴近下颌骨颊面。颏孔（白色箭头）一般位于下颌牙槽嵴顶与下颌下缘间距的中部。

凹陷情况及其范围和深度。Nickenig等[27]报道，下颌第二磨牙区舌侧倒凹的出现频率明显高于第一磨牙区。与传统二维放射影像学评估相比（全景X线片和根尖周X线片），CBCT的横断面分析有助于下颌骨舌侧倒凹的确定（图5.5）。参考CBCT检查结果的种植手术虚拟方案可避免术中下颌舌侧皮质骨穿孔引起的并发症风险。

5.5.2 下颌骨双侧颏孔间区域

下颌骨双侧颏孔间区域包含下颌切牙管。下颌切牙管是下颌管经颏孔区的向前延伸，容纳下牙槽神经终支——下颌切牙神经（图5.6）。放射影像学检查提示，切牙管平均直径为1.8mm，至下颌骨下缘的平均距离为11.5mm，其走行贴近下颌骨颊侧缘。尽管下颌切牙管存在于95%的患者，全景X线片仅能显示其中的2.7%。反之，CBCT的横断面影像可呈现90%以上病例的切牙管[45,47-48]。下颌骨前部内的一个重要解剖结构是位于颏棘水平的舌孔，容纳来自两侧舌下动脉吻合支。舌孔位于中线附近，走行朝向

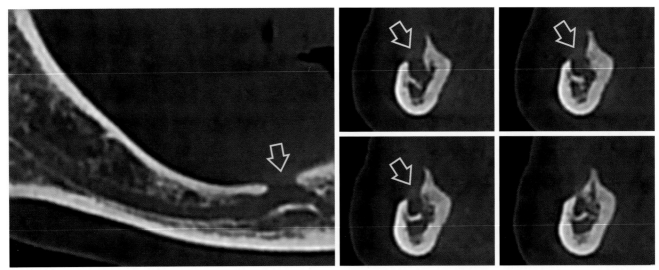

图5.4 颏孔在严重萎缩下颌骨中的位置。无牙颌患者的全景和横断面图像。牙槽嵴吸收导致的高度降低使颏孔和神经血管束暴露于牙槽嵴顶附近（黄色箭头）。

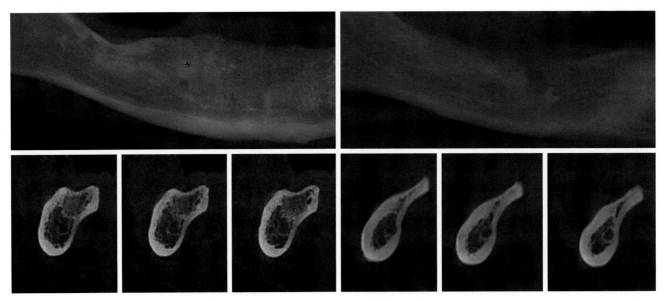

图5.5 舌侧倒凹的探查和舌侧骨皮质穿孔的预防。在两名患者中，全景图像无法确定前磨牙区和磨牙区的舌侧倒凹。下颌骨后部的横断面影像不仅提示舌侧倒凹的存在，还显示牙槽骨牙体承重区域的明显舌向倾斜（见右下横断面图像）。

舌上方（图5.7）。除非下颌骨发生严重吸收，舌孔一般位于下颌骨内较低部位。83.5%的CBCT横截面影像可提示舌孔的存在[45]。在两侧颏孔间区域进行种植手术前，医生应采用放射影像学方法明确上述解剖结构的精确位置[32,44]。重要解剖结构的直接损伤是导致相应区域出现术中和术后并发症的主要原因[49]。

下颌骨前部的横断面形态变化较为明显。在尖牙和第一前磨牙区，5% ~ 18%的患者可出现舌侧倒凹[50]；而磨牙区的倒凹程度更明显[27]。牙槽骨吸收可导致牙槽嵴顶唇舌向厚度变薄，残余的牙槽嵴顶呈现菲薄的刃状边缘（图5.8）；而牙槽骨的进一步吸收可造成牙槽嵴整体宽度和高度的降低，从而形成低且圆的形态。牙槽骨严重吸收的病例，CBCT横断

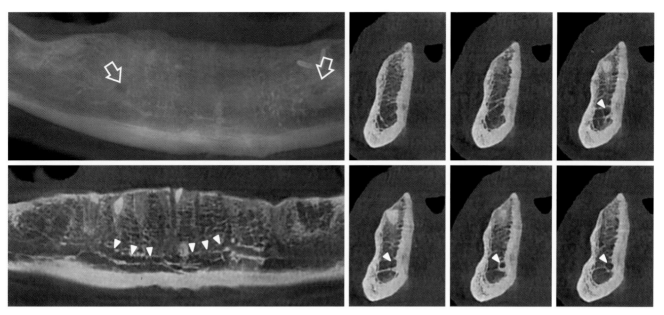

图5.6 下颌切牙管评估。对于辨别下颌切牙管的走向，锥形束CT检查比全景片更具优势。结合全景和横断面图像有助于下颌切牙管的识别（下颌切牙管：白色箭头；颏孔：空白箭头）。

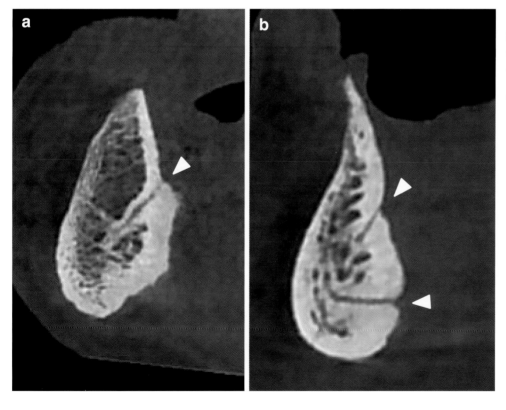

图5.7 中线处舌孔（a）穿越颏棘上方舌侧皮质骨的小管为舌孔（白色箭头）；（b）沿下颌骨前部中线分布的多个副小管。

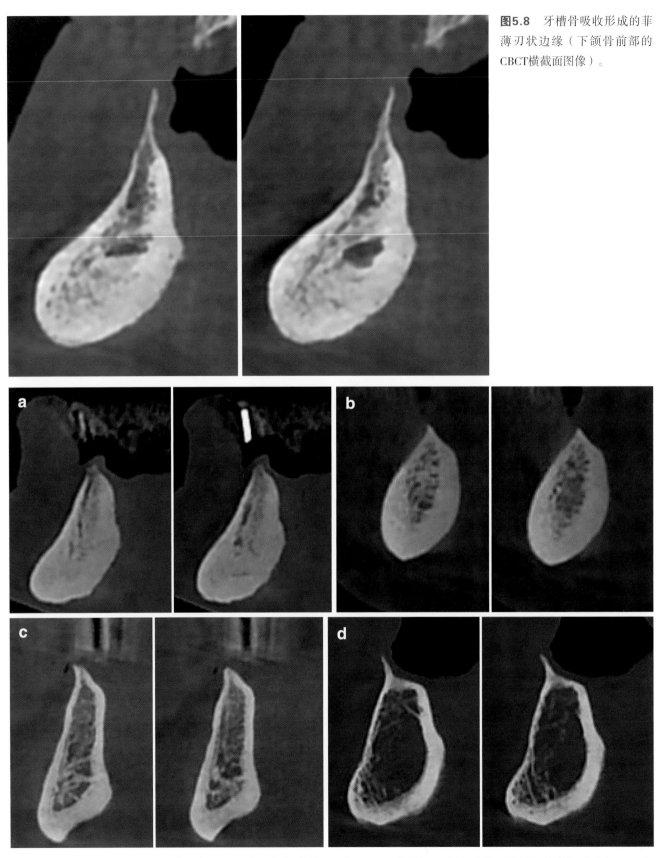

图5.8 牙槽骨吸收形成的菲薄刃状边缘（下颌骨前部的CBCT横截面图像）。

图5.9 下颌骨骨质。基于X线图像，颌骨的骨质可分为4类（Zarb和Lekholm分类）。（a）Ⅰ类：骨组织基本均质致密；（b）Ⅱ类：较厚的皮质骨包绕密集的髓质骨；（c）Ⅲ类：较薄的皮质骨包绕中心致密的髓质骨；（d）Ⅳ类：较薄的皮质骨包绕稀疏的髓质骨。

面影像可出现舌管和上颌棘暴露于牙槽嵴顶的情况。

5.5.3 颌骨骨质评价

除了种植体周围的骨量，颌骨骨质是另一个决定种植成功率的关键因素[51]。文献表明，CBCT影像可提供有关颌骨骨质的重要信息[52-53]，尤其是呈现骨重塑后，牙槽骨CBCT横断面影像更有助于医生对其皮质骨板和松质骨进行评价[17]。根据皮质骨与松质骨的比例，Lekholm和Zarb[54]将颌骨骨质分为4类（Ⅰ~Ⅳ类）。下颌骨前部骨密度一般较高（Ⅰ类），而上颌骨后部骨密度往往最低（Ⅳ类）。与下颌前磨牙和磨牙区相比，前牙区的骨松质更致密，编织骨更粗壮（图5.9）。

颌骨不同部位的骨密度差异可能是临床种植成功率差异的主要原因。事实证明颌骨较差的骨质（Ⅳ类）与较高的种植失败率相关[51,55]。因此，临床医生在制订种植方案时，谨慎评估患者的颌骨骨质至关重要[56]。下颌前牙区更高的骨矿化密度可能是该区域可达到较高种植体–骨结合率的原因之一[57]。

对于骨密度评估，CBCT的亨氏单位（HU）与CT扫描像素灰度值间的高度相关，提示CBCT在骨密度评估方面具有应用潜力[58-60]。然而，CBCT产生的大量散射辐射及其技术特性造成的伪影可明显影响对于图像灰度值的测量[61]。同时，图像灰度值在很大程度上也取决于FOV的选择和扫描参数的设置[62]。此外，由于缺乏公认的CBCT系统研发标准，导致不同测量模型的物理参数存在明显差异，其中也包括灰度值的测量参数差异[62]。因此，为CT扫描开发这样的标准对于使CBCT中灰度测量值与骨矿物质密度之间的相关性更稳定非常有帮助。

参考文献

[1] Kopp KC, Koslow AH, Abdo OS. Predictable implant placement with a diagnostic/surgical template and advanced radiographic imaging. J Prosthet Dent. 2003;89:611–5.

[2] Ardekian L, Dodson TB. Complications associated with the placement of dental implants. Oral Maxillofac Surg Clin North Am. 2003;15:243–9.

[3] Tyndall DA, Price JB, Tetradis S, Ganz SD, Hildebolt C, Scarfe WC, American Academy of Oral and Maxillofacial Radiology. Position statement of the American Academy of Oral and Maxillofacial Radiology on selection criteria for the use of radiology in dental implantology with emphasis on cone beam computed tomography. Oral Surg Oral Med Oral Pathol Oral Radiol. 2012;113:817–26.

[4] Hatcher DC, Dial C, Mayorga C. Cone beam CT for pre-surgical assessment of implant sites. J Calif Dent Assoc. 2003;31:825–34.

[5] Kraut RA. Interactive CT diagnostics, planning and preparation for dental implants. Implant Dent. 1998; 7:19–25.

[6] Lurie AG. Panoramic imaging. In: White SC, Pharoah MJ, editors. Oral radiology principles and interpretation. 6th ed. St. Louis: Mosby; 2009. p. 175–90.

[7] Granlund C, Thilander-Klang A, Ylhan B, Lofthag-Hansen S, Ekestubbe A. Absorbed organ and effective doses from digital intra-oral and panoramic radiography applying the ICRP 103 recommendations for effective dose estimations. Br J Radiol. 2016 Jul 25:20151052.

[8] Okano T, Sur J. Radiation dose and protection in dentistry. Jpn Dent Sci Rev. 2010;46:112–21.

[9] European Commission (EC). Radiation protection n°172: evidence based guidelines on cone beam CT for dental and maxillofacialradiology. Luxembourg: Office for Official Publications of the European Communities; 2014.

[10] Suomalainen A, Pakbaznejad Esmaeili E, Robinson S. Dentomaxillofacial imaging with panoramic views and cone beam CT. Insights Imaging. 2015;6:1–16.

[11] Benson BW, Shetty V. Dental implants. In: White SC, Pharoah MJ, editors. Oral radiology principles and interpretation. 6th ed. St. Louis: Mosby; 2009. p. 597–612.

[12] White SC, Pharoah MJ. Oral radiology principles and interpretation. 6th ed. St. Louis: Mosby; 2009. p. 109–51.

[13] Rathi S, Hatcher D. Radiologic evaluation of alveolar ridge in implant dentistry. CBCT technology. In: Tolstunov L, editor. Horizontal alveolar ridge augmentation in implant dentistry: a surgical manual. Hoboken, NJ: Wiley-Blackwell; 2016. p. 55–71.

[14] Mozzo P, Procacci C, Tacconi A, Martini PT, Andreis IA. A new volumetric CT machine for dental imaging based on the cone-beam technique: preliminary results. Eur Radiol. 1998;8:1558–64.

[15] Resnik RR, Kircos L, Misch CE. Diagnostic imaging and techniques. In: Misch CE, editor. Contemporary implant dentistry. 3rd ed. St. Louis: Mosby, Elsevier; 2008. p. 38–67.

[16] Schropp L, Stavropoulos A, Gotfredsen E, Wenzel A. Comparison of panoramic and conventional cross-sectional tomography for preoperative selection of implant size. Clin

Oral Implants Res. 2011;22:424–9.

[17] Gulsahi A. Bone quality assessment for dental implants. In: Turkyilmaz I, editor. Implant dentistry— the most promising discipline of dentistry: Intech; 2011. p. 437–49.

[18] Scarfe WC, Farman AG. Cone beam computed tomography. In: White SC, Pharoah MJ, editors. Oral radiology principles and interpretation. 6th ed. St. Louis: Mosby; 2009. p. 225–43.

[19] Schulze R, Heil U, Gross D, Bruellmann DD, Dranischnikow E, Schwanecke U, Schoemer E. Artefacts in CBCT: a review. Dentomaxillofac Radiol. 2011;40:265–73.

[20] Pauwels R, Beinsberger J, Collaert B, Theodorakou C, Rogers J, Walker A, Cockmartin L, Bosmans H,Jacobs R, Bogaerts R, Horner K. Effective dose range for dental cone beam computed tomography scanners. Eur J Radiol. 2012;81:267–71.

[21] Suomalainen A, Kiljunen T, Käser Y, Peltola J, Kortesniemi M. Dosimetry and image quality of four dental cone beam computed tomography scanners compared with multislice computed tomography scanners. Dentomaxillofac Radiol. 2009;38:367–78.

[22] Horner K, Islam M, Flygare L, Tsiklakis K, Whaites E. Basic principles for use of dental cone beam computed tomography: consensus guidelines of the European Academy of Dental and Maxillofacial Radiology. Dentomaxillofac Radiol. 2009;38:187–95.

[23] Pauwels R, Zhang G, Theodorakou C, Walker A, Bosmans H, Jacobs R, Bogaerts R, Horner K, SEDENTEXCT Project Consortium. Effective radiation dose and eye lens dose in dental cone beam CT: effect of field of view and angle of rotation. Br J Radiol. 2014;87:20130654.

[24] Loubele M, Jacobs R, Maes F, Denis K, White S, Coudyzer W, Lambrichts I, van Steenberghe D, Suetens P. Image quality vs radiation dose of four cone beam computed tomography scanners. Dentomaxillofac Radiol. 2008;37:309–18.

[25] Tsiklakis K, Donta C, Gavala S, Karayianni K, Kamenopoulou V, Hourdakis CJ. Dose reduction in maxillofacial imaging using low dose Cone Beam CT. Eur J Radiol. 2005;56:413–7.

[26] Horner K. Radiation protection in dental radiology. Br J Radiol. 1994;67:1041–9.

[27] Nickenig HJ, Wichmann M, Eitner S, Zöller JE, Kreppel M. Lingual concavities in the mandible: a morphological study using cross-sectional analysis determined by CBCT. J Craniomaxillofac Surg. 2015;43: 254–9.

[28] Dao TT, Mellor A. Sensory disturbances associated with implant surgery. Int J Prosthodont. 1998;11: 462–9.

[29] Greenstein G, Tarnow D. The mental foramen and nerve: clinical and anatomical factors related to dental implant placement: a literature review. J Periodontol. 2006;77:1933–43.

[30] Klinge B, Petersson A, Maly P. Location of the mandibular canal: comparison of macroscopic findings, conventional radiography, and computed tomography. Int J Oral Maxillofac Implants. 1989;4:327–32.

[31] Sharawy M, Misch CE. Anatomy for dental implants. In: Misch CE, editor. Contemporary implant dentistry. 3rd ed. St. Louis: Mosby, Elsevier; 2008. p. 217–24.

[32] Greenstein G, Cavallaro J, Romanos G, Tarnow D. Clinical recommendations for avoiding and managing surgical complications associated with implant dentistry: a review. J Periodontol. 2008;79:1317–29.

[33] Ikeda K, Ho KC, Nowicki BH, Haughton VM. Multiplanar MR and anatomic study of the mandibular canal. AJNR Am J Neuroradiol. 1996;17: 579–84.

[34] Kim ST, Hu KS, Song WC, Kang MK, Park HD, Kim HJ. Location of the mandibular canal and the topography of its neurovascular structures. J Craniofac Surg. 2009;20:936–9.

[35] Kamrun N, Tetsumura A, Nomura Y, Yamaguchi S, Baba O, Nakurama S, Watanabe H, Kurabayashi T. Visualization of the superior and inferior borders of the mandibular canal: a comparative study using digital panoramic radiographs and cross-sectional computed tomography images. Oral Surg Oral Med Oral Pathol Oral Radiol. 2013;115:550–7.

[36] Ulm CW, Solar P, Blahout R, Matejka M, Watzek G, Gruber H. Location of the mandibular canal within the atrophic mandible. Br J Oral Maxillofac Surg. 1993;31:370–5.

[37] Wadu SC, Penhall B, Townsend GC. Morphological variability of the human inferior alveolar nerve. Clin Anat. 1997;10:82–7.

[38] Angelopoulos C, Thomas SL, Hechler S, Parissis N, Hlavacek M. Comparison between digital panoramic radiography and cone-beam computed tomography for the identification of the mandibular canal as part of presurgical dental implant assessment. J Oral Maxillofac Surg. 2008;66:2130–5.

[39] Oliveira Santos C, Cappelozza ALÁ, Dezzoti MSG, Fischer CM, Poleti ML, Rubira bullen IRF. Visibility of the mandibular canal on CBCT cross-sectional images. J Appl Oral Sci. 2011;19:240–3.

[40] Lofthag-Hansen S, Gröndahl K, Ekestubbe A. Cone-beam CT for preoperative implant planning in the posterior mandible: visibility of anatomic landmarks. Clin Implant Dent Relat Res. 2009;11:246–55.

[41] Jacobs R, Mraiwa N, Van Steenberghe D, Sanderink G, Quirynen M. Appearance of the mandibular incisive canal on panoramic radiographs. Surg Radiol Anat. 2004;26:329–33.

[42] Yosue T, Brooks SL. The appearance of mental foramina on panoramic and periapical radiographs. II. Experimental evaluation. Oral Surg Oral Med Oral Pathol. 1989;68:488–92.

[43] Sonick M, Abrahams J, Faiella RA. A comparison of the accuracy of periapical, panoramic, and computerized tomographic radiographs in locating the mandibular canal. Int J Oral Maxillofac Implants. 1994;9:455–60.

[44] Mraiwa N, Jacobs R, van Steenberghe D, Quirynen M. Clinical assessment and surgical implications of anatomic challenges in the anterior mandible. Clin Implant Dent Relat Res. 2003;5:219–25.

[45] Makris N, Stamatakis H, Syriopoulos K, Tsiklakis K, van

der Stelt PF. Evaluation of the visibility and the course of the mandibular incisive canal and the lingual foramen using cone-beam computed tomography. Clin Oral Implants Res. 2010;(7):766–71.

[46] Romanos GE, Papadimitriou DE, Royer K, Stefanova-Stephens N, Salwan R, Malmström H, Caton JG. The presence of the mandibular incisive canal: a panoramic radiographic examination. Implant Dent. 2012;21:202–6.

[47] Jacobs R, Mraiwa N, vanSteenberghe D, Gijbels F, Quirynen M. Appearance, location, course, and morphology of the mandibular incisive canal: anassessment on spiral CT scan. Dentomaxillofac Radiol. 2002;31:322–7.

[48] Tepper G, Hofschneider UB, Gahleitner A, Ulm C. Computed tomographic diagnosis and localization of bone canals in the mandibular interforaminal region for prevention of bleeding complications during implant surgery. Int J Oral Maxillofac Implants. 2001;16:68–72.

[49] Kalpidis CD, Setayesh RM. Hemorrhaging associated with endosseous implant placement in the anterior mandible: a review of the literature. J Periodontol. 2004;75:631–45.

[50] Watanabe H, Mohammad Abdul M, Kurabayashi T, Aoki H. Mandible size and morphology determined with CT on a premise of dental implant operation. Surg Radiol Anat. 2010;32:343–9.

[51] Jaffin RA, Berman CL. The excessive loss of Brånemark fixtures in type IV bone: a 5-year analysis. J Periodontol. 1991;62:2–4.

[52] Hao Y, Zhao W, Wang Y, Yu J, Zou D. Assessments of jaw bone density at implant sites using 3D cone-beam computed tomography. Eur Rev Med Pharmacol Sci. 2014;18:1398–403.

[53] Parsa A, Ibrahim N, Hassan B, van der Stelt P, Wismeijer D. Bone quality evaluation at dental implant site using multislice CT, micro-CT, and cone beam CT. Clin Oral Implants Res. 2013b;26:1–7.

[54] Lekholm U, Zarb GA. Patient selection and preparation. In: Brånemark PI, Zarb GA, Albrektsson T, editors. Tissue-integrated prostheses: osseointegration in clinical dentistry. Chicago: Quintessence; 1985. p. 199–209.

[55] Jemt T, Book K, Linden B, Urde G. Failures and complications in 92 consecutively inserted overdentures supported by Brånemark implants in severely resorbed edentulous maxillae: a study from prosthetic treatment to first annual check-up. Int J Oral Maxillofac Implants. 1992;7:162–7.

[56] Tolstunov L. Implant zones of the jaws: implant location and related success rate. J Oral Implantol. 2007;33:211–20.

[57] Turkyilmaz I, McGlumphy EA. Influence of bone density on implant stability parameters and implant success: a retrospective clinical study. BMC Oral Health. 2008;8(32).

[58] Naitoh M, Hirukawa A, Katsumata A, Ariji E. Evaluation of voxel values in mandibular cancellous bone: relationship between cone-beam computed tomography and multislice helical computed tomography. Clin Oral Implants Res. 2009;20:503–6.

[59] Nomura Y, Watanabe H, Honda E, Kurabayashi T. Reliability of voxel values from cone-beam computed tomography for dental use in evaluating bone mineral density. Clin Oral Implants Res. 2010;21:558–62.

[60] Parsa A, Ibrahim N, Hassan B, Motroni A, van der Stelt P, Wismeijer D. Reliability of voxel gray values in cone beam computed tomography for pre-operative implant planning assessment. Int J Oral Maxillofac Implants. 2012;27:1438–42.

[61] Nackaerts O, Maes F, Yan H, Couto Souza P, Pauwels R, Jacobs R. Analysis of intensity variability in multislice and cone beam computed tomography. Clin Oral Implants Res. 2011;22:873–9.

[62] Parsa A, Ibrahim N, Hassan B, Motroni A, van der Stelt P, Wismeijer D. Influence of cone beam CT scanning parameters on grey value measurements at an implant site. Dentomaxillofac Radiol. 2013a;42:79884780.

第6章 老年无牙颌患者的下颌种植覆盖义齿临床评估

Clinical Assessment of Edentate Elders for Mandibular Implant Overdentures

Charlotte Stilwell

摘要

制订安全、疗效可预期的治疗方案需要全面的临床评估。对患者进行全身状况评估能确保医生对治疗所涉及的所有方面和因素进行考虑。特别关注老年患者，医生对患者的临床评估应始于首次预约就诊，明确患者接受牙科治疗的可行性及其潜在需求。患者首次就诊时的临床评估可分为获取完整病史、确定临床检查、考虑必要辅助检查3个方面。需指出，在考虑采用下颌种植体支持覆盖义齿修复时，医生应获取与患者现有义齿和既往义齿磨损相关的信息，此点对明确种植修复的适应证十分重要。同时，医生还应开展与种植修复相关的风险评估，确保手术的可行性并排除禁忌证。

6.1 引言

本章将对患者临床信息的收集进行探讨，为下颌种植体支持式覆盖义齿的修复制订安全、疗效可预期的方案。尽管下颌义齿修复的种植体辅助技术已得到科学和临床验证，但该技术仍存在一定风险[1]。因此，种植医生培训的最低标准（英国种植牙科培训标准）建议必须对医生的临床评估能力进行培训。

关注老年无牙颌患者的口腔功能重建为临床评估增加了另一个重要的视角。一般而言，种植修复对患者年龄并无限制[2]，大量文献也报道了种植体在支持下颌义齿方面具有优势[3–5]。即便如此，在健康、独立生活的老年人中，适宜种植治疗的场合仍然很少采用种植治疗[6]。由于老年患者对手术过程的恐惧可能导致其对种植治疗产生抗拒，医生在临床上能觉察此点十分重要。临床评估还有助于医生明确种植手术各部分的合理性、相关风险和患者禁忌证。如前几章所述，医生对于某些病例需给予特殊考虑，而详细的术前评估对明确患者的个人需要和疗效预期至关重要。

C. Stilwell
Specialist Dental Services, London, UK

© Springer International Publishing AG, part of Springer Nature 2018
E. Emami, J. Feine (eds.), *Mandibular Implant Prostheses*,
https://doi.org/10.1007/978-3-319-71181-2_6

本章详述了一套系统的临床评估方法，内容涵盖种植手术涉及的所有方面，旨在帮助医生做出理想的临床诊断和适应证选择，并制订最佳治疗方案。

6.1.1　临床评估

临床评估可涉及诸多方面。整套评估系统的内容已按逻辑顺序列于表6.1。首先，针对患者总体状况的评估始于首次医患交流，并延续于整个评估期。临床评估应对患者的生理和认知状况给予充分考虑。其次，明确患者的就诊原因及其社会、医疗和口腔状况也十分重要。然后，医生还需进行临床检查和辅助检查，为最终治疗方案的确定提供必要的临床诊断和指征（第5章已将辅助检查中的放射影像学检查作为独立主题进行论述）。针对患者开展个性化风险评估是不可或缺的，本章末尾介绍了相关案例。本章中采用"🌐"对种植手术的困难因素和并发症风险进行标识。

6.2　患者的一般状况：观察

如前所述，患者的年龄并非种植治疗的障碍。

同样，年龄也不是义齿治疗效果的预测因素[7]。然而，患者的生理和认知状态可能反映其年龄的增长与现有的医疗条件[8]。反过来说，这些情况可能影响患者获得牙科治疗的机会以及适应临床牙科治疗过程的能力。因此，医生在整个诊疗过程中必须考虑患者的个体需求，从而在与患者首次接触中获得有价值的信息。首次医患交流的方式包括患者至牙科门诊的预约就诊，也可以是患者要求医生上门出诊。

6.2.1　全身状况

西雅图老年患者口腔健康保健路径[9]采用了实用、结构化的循证评估方法，并计划在全球范围内得到应用。它根据患者对他人的依赖程度对其进行分类，具有较高的参考价值。患者分类包括"无依赖""依赖前""依赖较少""中度依赖"和"高度依赖"。该分类与加拿大健康与老龄化研究（CSHA）中的虚弱（frailty）评分密切相关[10]。

"无依赖"患者的一般状况不会对种植治疗产生直接影响，但无法彻底排除其他风险因素（将在本章后续部分得到论述）。医生需对"依赖前/依赖较少"患者的医疗状况进行更详细评估，明确其

表6.1　临床评估内容的逻辑排序

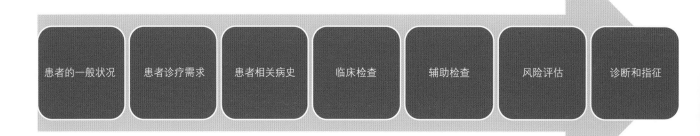

| 患者的一般状况 | 患者诊疗需求 | 患者相关病史 | 临床检查 | 辅助检查 | 风险评估 | 诊断和指征 |

对患者口腔健康和种植治疗的潜在影响。在考虑种植治疗前，医生需对"中度依赖"患者开展详细调查，明确影响口腔健康的医学因素。考虑到"高度依赖"患者的健康状况以及移动患者较为困难，该类患者一般无法接受种植治疗。

老年患者可在任何时刻出现明显的行动困难和虚弱体征，而专人陪护可应对该类风险。同时，明智的是医生在患者就诊初始阶段就询问其可能需要采取什么措施才能使其在牙科诊疗环境中感到舒适。虚弱可能会进一步提示我们对患者营养状况的关注，采集更详细的病史。

老年患者也可能出现明显的疾病迹象，例如，与慢性阻塞性肺病（COPD）相关的呼吸短促、与抗凝相关的皮肤瘀斑、关节炎导致的手部变形等。患者有时可出现视力和/或听力下降，这些将明显影响医患间的有效沟通。

通过口腔检查明确患者牙列缺失是容易的。患者可能从未接受义齿修复或仅佩戴半口义齿，或佩戴义齿后仍呈现异常面型。全口牙列缺失可对患者的社会心理和营养状况都产生不良影响[11]。

关节炎造成的手部病变和着装细节（如采用尼龙带搭扣替代鞋带）可提示患者的自主灵活性降低，此类情况可直接影响其对于种植体及相关修复体周围进行自我维护的能力；相应地，这与患者能够配合完成复杂牙科操作有着重要的关系。

以上内容有助于医生形成对患者的初始印象，它应该得到更详细的评估支持（相关内容将在本章后半部分进行讨论）。

6.2.2　患者的关注点和就诊动机

评估患者的关注点和就诊动机非常重要。即使就诊时无人陪伴，患者寻求专业咨询的动机可能受其生活背景中个人或事件的影响。例如，"我妻子觉得我需要新的假牙"或"我女儿要结婚了"。患者就

诊动机的产生和类型可能与其对疗效的期望有关。

患者也可能经亲属要求或在医生、护理机构和家庭护理员的影响下就医。上述情况均可提示患者的认知状态。

6.2.3　焦虑表现

重要的是以患者的角度觉察出所有口腔患者表达出的焦虑迹象或暗示。对于年长患者而言，焦虑可能集中在是否能够听到口腔医生说什么或是否能够舒适地坐在牙科椅位中。聆听患者在初次安排就诊时表达的顾虑并从一开始就询问可能需要采取哪些措施，以使患者在牙科就诊环境中感觉舒适，这总是明智的。

焦虑也可能与种植治疗的前景有关。许多老年患者抗拒口腔种植的主要原因包括惧怕手术并发症、对自身虚弱的顾虑以及对医生信任的缺乏[12]。

同样重要的是患者焦虑的原因也可能与口腔诊疗无关，如果有迹象表明可能存在这种情况，口腔医生应考虑并探讨其他解释，包括老年人受虐待的可能性。

6.2.4　认知状态

当然，通过陪护人员即时帮助医生与患者沟通或了解有关患者的病情是一种很好的做法。然而，除非有明确的信息显示相反的病情，否则医生明智的做法是评估患者，并在可能的情况下首先与患者保持直接的沟通。

如果陪护人是患者的法定监护人，他们应参与各项治疗方案的制订，并接受所提供的口腔健康教育。

特殊情况下要求陪护人员积极参与到罹患老年痴呆症患者的陪护。轻度认知障碍（MCI）患者在接受医生评估过程中如果有信任的人在场，会感到比较高兴。同时对信息的回忆和病情的讨论具有帮

助。尽管上文已对认知障碍进行阐述，此处仍做简单介绍。轻度认知障碍指患者的认知能力下降超过自己的年龄和教育程度的预期水平，但未对其日常生活产生明显影响[13]。流行病学研究提示，MCI患病率在65岁以上的成年人中为3%~19%。随着时间推移，MCI患者病情可稳定或恢复正常，但超过半数患者可在5年内发展为老年痴呆症。

6.3　患者诊疗需求

6.3.1　患者的忧虑

与所有治疗计划一样，明确患者寻求口腔治疗的就诊原因非常重要。患者的就诊原因可能与临床检查发现的问题大相径庭[14]。因此，医生在制订整体治疗方案和记录病史时应予以显著说明。

患者的就诊原因是衡量其忧虑的性质和程度的一个切入点。患者的忧虑内容可能涉及具体的牙科诊疗，普遍情况下与牙缺失造成的生理损害相关。因此，不应低估牙缺失造成的影响[15]。

这些忧虑可能与患者日常生活（如进食、微笑和交谈等活动）密切相关[16-17]。并可能对患者的运动和性生活产生障碍，甚至还可能迫使患者完全回避社交活动。例如，"我不能接受晚宴邀请，因为担心无法咀嚼所提供的食物""当我大笑时，我担心假牙会脱落"，以及"如果和朋友整个下午外出，我担心假牙胶水无法维持长久效果"等。

6.3.2　疗效预期 ●

患者可能有具体的要求这将转化为治疗预期。患者对于新义齿的修复效果一般具有较高的预期。相关研究报道了患者对于新义齿修复效果的常规预期[18]。患者对于种植义齿修复寄予特别高的希望，认为该方法可解决他们所有的口腔问题。这在某种

程度上是合理的，因为有相关证据表明，种植体支持覆盖义齿能通过缓解患者的紧张情绪，改善其社交生活和性生活质量[18]。然而，患者预期通常会超出现实。例如，妻子在接受种植体支持上下颌覆盖义齿修复后，对于疗效很满意，丈夫则要求接受和妻子相同的种植义齿修复。然而，妻子接受的种植修复成功并不意味着种植修复治疗对丈夫适合或合理。因此，医生在初次就诊时明确患者的疗效预期十分重要，并应采用个别交流的方式确定患者预期的现实性和可行性。

患者有时会对治疗过程产生忧虑，并产生负面的疗效预期。患者既往的牙科诊疗经历、对潜在疼痛和手术并发症的恐惧可导致出现上述情况[12]。对很多患者而言，不能接受种植治疗期间有很短一段时间不能佩戴义齿。此外，老年患者可能认为他们的全身状况较难耐受手术治疗。他们担心术后感染、恢复需要一段时间、颌骨和牙龈较差的条件（菲薄且脆弱），因此他们会认为种植手术带来的风险超过获益。

研究表明，仅有少数老年患者接受种植体支持的下颌义齿并从其功能改善中获益。花时间向健康状况良好且能够独立生活的老年人介绍和讨论有关种植治疗的益处，既是一项对于患者个体的保健服务，也是向该年龄整体人群传播信息的一项重要的医疗保健服务[6]。此外，这也可能是克服患者自身因素对于合理治疗的不利影响所需采取的重要环节。

6.4　患者相关病史

本章节旨在取得与制订治疗方案相关的更多患者信息，内容大致分为3个部分，涵盖并深挖了非患者自愿提供的有关其社会、医疗和口腔状况的信息。

6.4.1　社会因素

诸多因素都可能影响患者接受某个治疗方案的能力和意愿。对于仍在就业的老年患者，医生在执行治疗方案时应考虑其工作状态。此外，患者也可能存在其他既定安排（如度假计划）。家庭和朋友的支持对于患者是无可替代且十分重要的[12]。如果患者还需作为伴侣或朋友以照顾他人，也会对其自身的诊疗造成限制（表6.2）。

表6.2　可能影响患者接受种植义齿修复能力和意愿的社会因素

社会经济状况	对于种植义齿修复的功能和美学要求
婚姻状况和家庭支持	对种植治疗的预期
工作责任或志愿项目责任	既往的牙科治疗史

6.4.2　医疗因素

●医生应充分了解并讨论患者的完整病史和目前的治疗方案。对于患者既往医疗史和用药史的考虑已在前文进行论述。需强调的是，在评估顺序中，这一点先于临床检查。以确保任何影响临床检查或放射检查的因素得以发现。

患者病史细节应涵盖其正在接受的治疗、全身和局部病变、既往用药史、非处方药物服用史和替代治疗史。病史还应反映患者可能出现的与牙科治疗（包括一般治疗和种植手术）相关的过敏症状、绝对禁忌证或相对禁忌证和其他风险因素。

●吸烟已被证明是种植治疗的危险因素[19]。饮酒对种植的影响虽不明确，但可加重患者营养不良、口腔卫生状况恶化和抗风险能力下降[20]。重度吸烟者的定义为超过10支/日。各国医疗指南对于每周最大饮酒量的限定不尽相同，但都倾向于减少饮酒。

如果医生怀疑患者存在营养不良或营养不良构成牙科治疗转诊的依据，则需取得更多的相关信息。医生应明确患者口腔状况对其饮食和营养的具体限制，以及对患者健康的影响。需明确的是，就改善患者营养状况的效果而言，种植体支持下颌覆盖义齿修复并不一定比传统全口义齿更有效[21]；而个性化的饮食建议可能对患者有益。一般而言，由于咀嚼能力得到提高，接受下颌种植体支持覆盖义齿修复的患者可能更偏好新鲜水果和蔬菜（表6.3）。

表6.3　可能影响种植治疗、骨愈合及患者依从性的医疗因素

既往史	吸烟史和饮酒史
医疗条件	患者的依从性
药物治疗	术中和术后用药
过敏反应	指导处理

6.4.3　牙科治疗因素

●患者既往牙科病史可提示潜在的牙科治疗风险；既往史还应包括患者的义齿佩戴史。牙科风险因素包括牙缺失的原因、提示患者副功能咬合习惯的既往史和现时证据、既往种植修复史和相关经历。

牙齿脱落与牙周病史"●"的相关性最高。牙齿脱落或拔牙无法改变患者对于牙周病的易感性[23]。患者的龋病治疗史可提示其对牙科疾病的理解和预防能力，以及患者既往的医疗依从性。

相关文献表明，磨牙症是影响种植修复体及构件耐用性的风险因素。也是选择种植体负荷方式时需要考虑的一个因素。当确认存在磨牙症时依据现有经验更倾向于采用传统的负荷方式，以及非激进的手术方案。

●患者既往的种植治疗细节可能提示其并发症和治疗失败经历。

医生还需考虑患者是否存在需要口腔内科关注或治疗的情况，包括口腔黏膜病变的诊治（如义齿

性口炎和❶扁平苔藓）。

根据目前的义齿修复现状，可将患者的义齿佩戴经历分为两类：

- 部分缺牙向全口无牙颌的过渡
  - 患者可能缺乏相关经验。近年来的趋势是老年人的口内余留牙会保持更长时间。推荐短牙弓修复（SDA）以减少牙齿保养负担的口腔修复学方案可能已经消除了对局部义齿的需求[24-25]。因此，过渡到无牙颌的年龄可能会更晚，且与患者情况的突然改变有关。这可能是由于医疗因素或患者依赖程度的改变，进而导致患者维持余留牙的自我能力发生显著变化
  - 如果患者确实具有部分义齿佩戴的经验，则重要的是从其正面和负面评论中吸取经验教训。正面评论可以指出哪种种植体配置值得研究，以便继续使用迄今为止成功的局部义齿设计。对于负面评论，则可能需要考虑诊断方法，采用额外调查措施，以解决以前不成功的局部义齿方面的问题
- 无牙颌
  - 患者可分为短期经验者和长期义齿佩戴者。短期经验组可能是在近期接受了传统全口义齿修复的患者，故仍处于适应阶段（尤其是下颌义齿）。对于长期佩戴义齿组而言，假牙的整体佩戴体验良好，但由于

严重牙槽骨萎缩而引起的近期变化可能会影响义齿的固位力、稳定性或舒适度（表6.4）

表6.4　种植手术前应考量的患者口腔因素

年龄	既往牙科种植史
牙缺失的原因	既往牙科治疗史
磨牙症	口腔卫生和依从性

6.5　临床检查

对于临床检查，应发展和遵循全面评估的系统方法。这对于具有特别治疗需求的患者也可确保全面广泛的评估。评估的目的是获取患者所有与诊断相关的临床信息，并发觉任何超出正常范围的异常情况。

对于检查项目和结果进行记录是重要的。系统的临床检查包括口外和口内检查。对于下颌覆盖义齿，检查还应涵盖牙科修复和手术的相关内容。医生需考虑的检查类别参见表6.5。

6.5.1　口外检查

6.5.1.1　颅颌面检查

颅颌面检查的范围包括颞下颌关节和咀嚼肌，应发现所有可提示患者疼痛或功能失调的症状或体征。如果存在此类情况，医生应开展病因学评估并明确修复重建的可能后果[26]。医生还应检查患者的下颌张口度、颌骨的侧方和前伸运动，以及颌骨在

表6.5　临床检查一览

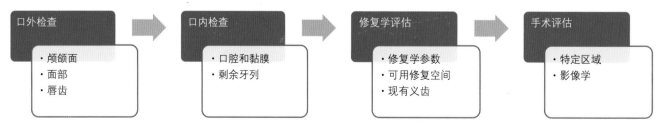

口外检查	口内检查	修复学评估	手术评估
·颅颌面 ·面部 ·唇齿	·口腔和黏膜 ·剩余牙列	·修复学参数 ·可用修复空间 ·现有义齿	·特定区域 ·影像学

运动中的偏斜情况。下颌运动轨迹的偏斜、颞下颌关节的"咔嚓声"和"破碎声"可提示关节功能的内在紊乱。下颌骨运动范围受限可能是肌紧张或关节功能紊乱的表现。

🔹例如，张口受限可干扰治疗入路，并导致患者的紧张和不适。颞下颌关节紊乱可对颌位记录中理想关节位置的确定产生影响。然而，值得注意的是，据报道在无牙颌患者中，颞下颌关节紊乱病的症状和体征的发生率较低[27]。此外，义齿佩戴与否与颞下颌关节紊乱的症状和体征发生率无明显关联。

口外检查还应包括区域淋巴结触诊。

区域淋巴结触诊可明确局部感染，甚至发现更严重的潜在病症。

帕金森病导致的运动障碍也可导致患者出现面部和下颌症状，可能导致下颌运动的增加和减少；这点将是考虑义齿的稳定和固位的一个重要因素。

6.5.1.2　面部检查

面部检查的内容包括面部比例和对称性、中线位置、唇部支持和咬合垂直距离。唇部支持和咬合垂直距离与部分或全口缺牙患者尤为相关。由于牙缺失和牙槽嵴萎缩可降低唇部所受的支持和咬合垂直距离，故面部评估重点是能否通过现有修复手段将上述指标恢复到理想水平。一般而言，无牙颌患者的唇部支持和咬合垂直距离并不理想，这还可能与细菌和真菌感染导致的口角炎和唇炎有关。

同样，临床中也可能出现唇部支持和咬合垂直距离增加的情况。为明确是否存在该类情况，医生对于可摘义齿佩戴者的评估应在其佩戴和未佩戴义齿两种情况下进行。

面部检查还应注意其他唇部和面部的病理迹象，包括面瘫、肤色改变和皮肤损伤。医生对于出现上述改变应开展进一步检查（图6.1）。

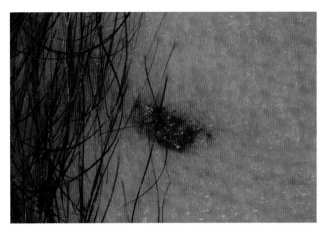

图6.1　应进一步检查的皮肤病变。

6.5.1.3　唇齿关系检查

唇齿关系检查重点针对患者的面部比例、上下唇支持、静止和微笑时的唇部运动及唇线、上下切牙的相对位置和关系进行评估。切牙位置的确定应满足美学和功能的要求。观察患者交谈时的切牙位置具有参考意义，而发音情况是确定切牙切缘的重要参考。医生还可采用诊断设备开展进一步检查，以获得对于上述指标的正确评估。

6.5.2　口内检查

6.5.2.1　口腔和黏膜

无论患者寻求牙科就诊的首要原因如何，医生开展常规的口腔病变筛查是口腔癌早期发现、早期诊断的重要因素。对于病变的早期干预可使治疗局限化且更有效。口腔癌变在头颈部癌症中最为常见，男性多发于女性，且常见于50岁以上人群[28-29]。

一份针对老年人群的研究提示，口腔病变中的非肿瘤病变总体上多于肿瘤病变[30]。最常见的5类口腔病变依次为（按发生率降序排列）：鳞状细胞癌、局灶性纤维增生（刺激性纤维瘤）、根尖囊肿、骨髓炎和上皮不典型增生。好发部位分别为唇颊黏膜，其次为牙龈、下颌骨、舌骨和上颌骨。图6.2a展示了一个与黏膜下唾液腺相关的无蒂肿块，

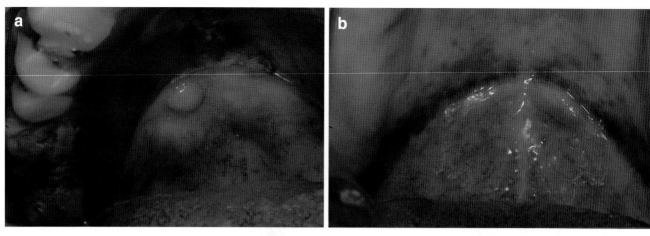

图6.2　（a）上腭部潜在后堤加压区的无蒂肿块；（b）由佩戴上颌义齿引起的沿后堤加压区分布的溃疡。

它还可能干扰上颌软/硬腭颤动线前的后堤加压区的定位。

口腔黏膜病变可能与义齿修复和种植治疗有关。对于此类患者采用种植修复手段可达到较高的成功率，但术前需对病变的严重程度和并发症风险进行评估[31]。病变也可影响患者口腔卫生的自我维护能力。常见的口腔黏膜病变包括扁平苔藓、大疱性表皮松解症和舍格伦综合征（Sjögren syndrome）。

口干症表现为患者主观的口干感觉，是舍格伦综合征的一种临床表现。口干症也与药物、系统性疾病、其他唾液腺病变和头颈部放疗有关。口干症可以是服用大量药物的副作用。在接受某种药物治疗的成年患者中，70%可出现口干症。口干症可对口腔和牙体组织造成明显的不良影响，包括牙釉质脱矿、猖獗龋、真菌导致的双重感染（念珠菌病）、由于脱水和唾液杀菌作用丧失导致的牙龈反应性肿大。口干症还可对进食、吞咽和声音的清晰度造成影响，严重降低患者的生活质量[32]。医生记录病史时应参照口干量表对口干症的程度进行描述[33]，并在制订后续治疗方案时纳入针对口干症的措施。

口腔黏膜病变可能与所佩戴的义齿密切相关。一项研究表明，54%的患者可出现至少一个黏膜病灶[34]。该研究对居住于养老院或日托中心的84例老年义齿佩戴者进行观察，发现3种最常见的病变为口角炎（34%）、创伤性溃疡（15%）和义齿性口炎（14%）。在一些长期存在黏膜病变的病例中，病变显得如此明显以至于外观呈现恶性表现（图6.2b）。在一开始患者评估时，医生应进一步询问患者、同时检查义齿卫生以及义齿就位等情况。以便确立义齿引起相关疾病的诊断[35]；但是，如果仍然存在疑虑，则需开展进一步检查，必要时可以转诊。通常情况下通过适当调磨义齿可缓解多数病变，有时也可能需要某种外科方法予以纠正。

面颊侧黏膜上的白色嵴状线被称为颊白线，沿着舌的两侧缘在颊黏膜上呈扇形分布。可以提示●咀嚼功能障碍导致的牙齿接触异常。

6.5.2.2　剩余牙列

患者的剩余牙列能为临床整体评价和后续治疗方案的制订提供重要信息。医生应对患者的●口腔卫生水平、与●既往和即时的口腔疾病一起进行评估。评估包括龋齿、牙髓病变、牙周病变和由机械磨耗或化学侵蚀造成的牙体缺损。评估疾病是活动期还是控制期对于后续治疗方案的确定很重要，医生应关注局限急性或慢性感染的存在。

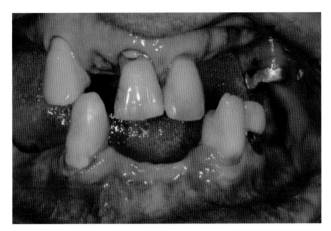

图6.3 缺牙牙列仍可提供有用的修复信息。

即使是缺损的牙列也可对修复方案中面部特征、上下切牙关系、咬合关系类型和咬合垂直距离的确定提供重要信息（图6.3），对于拔牙后的修复重建具有参考价值。因此，明确记录上述的信息是十分重要的。

同样重要的是要确定天然牙齿是否可以作为覆盖义齿的基牙，从而避免需要种植治疗。该点对于可能发生由药物引起相关颌骨坏死（MRONJ）风险的患者也同样关键。❶种植手术并发MRONJ的情况较罕见，风险与拔牙术并发MRONJ相当。然而，鉴于MRONJ的潜在严重危害，抗骨吸收药物治疗（双膦酸盐大剂量静脉用药者）是种植手术的禁忌证[36]。

6.5.3　修复学评估

残余牙槽嵴的解剖特征对于义齿的稳定和固位影响明显，尤其对下颌义齿的影响较大。其高度和形态在固位中起着一定的作用，随着时间的推移，牙槽骨的持续吸收可导致先前稳定的义齿出现不良就位。报道提示，超过50%的下半口义齿佩戴者可出现义齿的稳定和固位问题[4]。

对于牙槽骨的萎缩程度存在多种评价方法，其中之一是经常被引用的"Cawood和Howell分类"。该方

法将下颌牙槽骨萎缩分为5个阶段（Ⅱ~Ⅵ类）[37]。Ⅱ类牙槽骨指可完全包绕健康牙根并对其提供充分支持的牙槽骨；Ⅲ类牙槽骨一般也具有理想的宽度和高而圆的嵴状形态；Ⅳ类牙槽骨多呈现刃状边缘；Ⅴ类牙槽嵴顶低平，高度降低明显；Ⅵ类牙槽骨可出现边缘凹坑状吸收，萎缩范围可达下颌基底骨（图6.4）。

除了对牙槽骨进行分类评估，医生还需注意肌肉和韧带是否侵入了义齿承托区。同样，松弛软组织下面缺乏骨支撑的区域也可影响义齿的结构和性能，以及种植体的植入范围（图6.5）。

老年患者义齿承托区的口腔黏膜状态发生改变，软组织可能变薄、弹性降低、脆性增高。❶对于种植治疗，相关证据提示角化的附着黏膜在形成

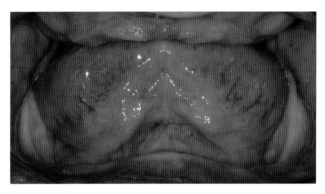

图6.4 上下颌骨Cawood和Howell分类Ⅴ类牙槽骨嵴的临床形态。

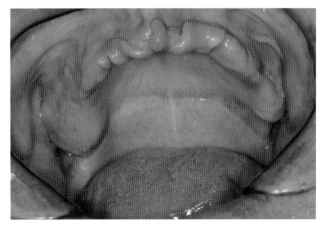

图6.5 右侧上颌后牙区牙槽嵴显著凸起和前牙区牙槽嵴缺损代之以松软组织。

稳定的种植体周围袖口中的真正价值的证据是模棱两可的[38]。有学者认为，种植体周围角化袖口的形成更利于患者进行种植体周围口腔卫生的自我维护。因此，种植体理想的角化袖口可降低患者对于口腔炎症的敏感性、种植体周围黏膜退缩和牙槽嵴顶骨的吸收。

6.5.3.1　修复空间

对于以修复为导向的种植治疗，最终修复的理想参数决定了恰当的种植体配置和每个种植体位点。口内可用的修复空间和距离必须为种植体、上部附着体和义齿内部加强结构预留足够的空间。因此，医生对患者的可用修复空间和距离进行确定与评估是一个非常重要的考虑因素。

🔘上下牙弓间距可直接影响义齿修复的垂直距离，也可影响义齿内附着体的体积。对于"Cawood和Howell分类"为Ⅲ类的患者，有限的修复空间被人工牙、基托和附着体而占据可能会限制高宽牙槽骨的优势（图6.5）。

与之相反，Ⅴ类和Ⅵ类牙槽骨患者可能拥有较充裕的修复空间和距离；但在Ⅴ类和Ⅵ类牙槽骨条件下取得义齿的稳定可能较为困难。无论是否植入种植体辅助支持，均应通过制备具有理想生理轮廓的基托及符合生理要求的排牙以达到最大限度地提高义齿的稳定、舒适和功能[39]。

6.5.3.2　现有义齿

进行新义齿修复的目的是恢复患者最佳的美学和功能效果，并提高患者的生活质量。因此，根据既定的设计原则评估患者现有的义齿（无论是以前的还是现在的义齿），可以提供非常有帮助的指导，并说明需要进行更改或需要接受的妥协。例如，目前患者可能使用按照最佳设计原则制作的常规全口义齿，但仍然关注单颌或双颌义齿的固位、

稳定性和支持作用。另一方面，无论从患者的角度还是从专业的角度来看，义齿并不令人满意。也许患者以前的义齿比现在的更成功。

针对义齿的评估包括以下几方面：

- 义齿基托的适合性和延展性
  - 两者都直接关系到义齿的支持和固位作用。医生检查应确定义齿基托边缘的固位封闭效果（图6.6），以及现有义齿基托充分发挥组织支撑的程度，并考虑义齿的改良策略
- 面部支持和切牙位置
  - 患者面型的恢复需要义齿对于面部恰当的支持。医生应利用义齿对于上下唇的支持作用实现该目标。义齿的美学和功能要求决定了切牙位置（图6.7）
- 上下颌骨关系
  - 上下颌骨理想的三维位置关系需要正常的面下部高度、恰当的咬合垂直距离和舒适的下颌位置
- 🔘义齿咬合关系
  - 理想的义齿咬合关系应该是下颌相对于上颌的稳定位置，该点在患者的静态和动态咬合中均很重要。咬合时后牙应尽量高效地将咬合力传递至下方的牙槽骨以维持义齿稳定，从而提高咀嚼效率

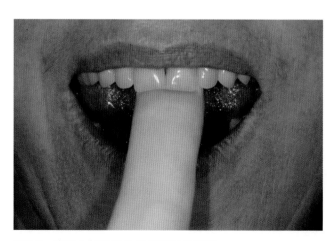

图6.6　检查上颌义齿的稳定和固位情况。

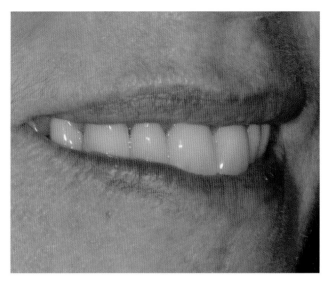

图6.7　义齿的美学和功能要求决定了切牙位置。

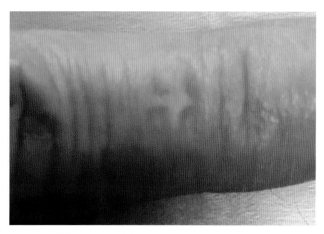

图6.9　手指上可见的齿印提示咬合力良好。

- 义齿的形态和边缘
  - 义齿应通过其形态和边缘尽量恢复缺失的组织体积，提升患者肌肉控制义齿的能力。义齿的设计应避免可能导致食物残留、污渍沉积、细菌生物膜附着（复杂的口腔卫生维护环境）的外形轮廓和缝隙（图6.8）。医生应记录既往义齿明显的磨耗和损坏

医生应对患者的咬合能力进行评估（图6.9）。根据经验法则，咬合力越大要求种植体对下颌覆盖义齿提供的支持越强。

患者对结构良好的上颌传统义齿的满意度可以

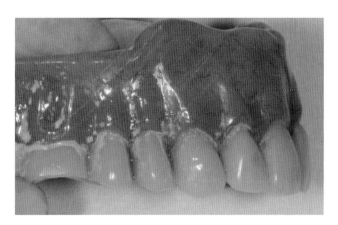

图6.8　导致牙结石形成和食物积聚的义齿轮廓与缝隙。

等同于下颌种植治疗后的全口无牙颌修复的满意度[40]。尽管如此，在对MI OVD的评估中，应考虑对立于传统上颌义齿性能和满意度的积极或消极的潜在影响。

6.5.4　手术评估

如果修复评估涉及整个义齿，则对于种植治疗的外科评估更具有位点特异性。种植手术评估的目的是使以修复为导向的种植位点选择与术区软硬组织的解剖条件相适应。除了上文提到的角化黏膜影响，评估还应包括颌骨骨量、与邻近重要解剖结构（颏孔、下颌管）的距离。前一章已结合放射影像学检查对该点进行了详细论述。

6.6　放射影像学检查（见前章）

6.7　辅助检查

种植义齿修复对辅助检查的需求及辅助检查的应用价值已在本章得到论述。

6.7.1　饮食相关评估

- 咀嚼效率检测

－研究提示，无论义齿的制作质量优劣，咀嚼效率随着义齿使用时间的延长而降低[41]。杏仁和仿制食品（由成型材料制作）在咀嚼效率检测中最为常用，也是牙科诊所和相关研究中最常见的检测参照物[42]

• 饮食调查和分析[43]

－咀嚼效率降低可造成患者饮食习惯的改变。种植体支持下颌覆盖义齿对于患者咀嚼能力的恢复并不一定能改善其饮食情况。因此，在临床评估阶段分析患者的饮食习惯可以揭示有关功能性义齿改善需求和专业饮食建议的宝贵信息[44]

6.7.2　义齿相关检查

对于新义齿的诊断方法：

基于以下方面：

• 采用可逆法测试义齿可能的改进

－可通过在已有义齿上加蜡来测试改善义齿基托的伸展、唇部支持和咬合垂直距离的范围（图6.10）

• 参考患者缺牙前照片

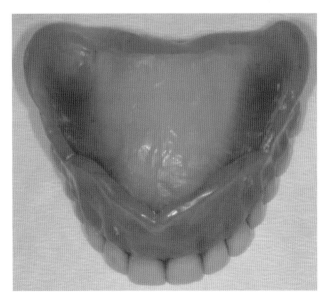

图6.10　诊断性加蜡以形成上颌后堤压迫区。

－参考患者既往照片可收集关于其天然牙形状和大小、切牙关系、面部轮廓的重要信息

• 参考患者亲属牙列以获得相关信息

－某些情况下可通过患者亲属获得有关牙齿的尺寸、形态和排列方式等牙科信息的指导

可引入：

• 暂基托/训练性基托

－对于既往有难以适应义齿佩戴病史的患者，通过训练性基托进行渐进的培训过程可能非常有帮助

• 诊断装置

－这在以修复为导向制订的种植方案中是必不可少的，以确保种植体的植入是由设计的义齿所决定并且与设计相协调

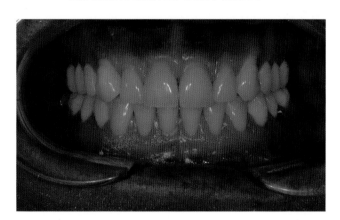

• 放射导板/手术导板

－诊断性装置和理想的现有义齿可作为放射导板/手术导板用于种植计划和导航手术的基础

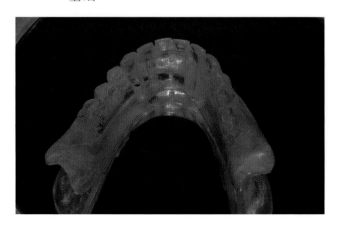

6.8 种植治疗的诊断和特殊适应证

临床评估一旦完成，信息将被综合到诊断中。除了明确患者的治疗需求和治疗范围外，诊断也将是确定修复治疗适应证和种植治疗特殊适应证的基础。鉴于种植治疗的潜在风险，此时考虑进行风险评估不失为一个好主意。

6.9 风险评估

应谨记种植治疗是一种选择性的治疗方式，旨在促进口腔修复重建。就其本质而言，种植体植入也是一种侵袭性治疗。虽然，种植治疗已是牙科的常规治疗手段，但很明显种植治疗也具有不同的技术难度和不同程度的修复或手术相关并发症的风险。

为确保患者或其合法监护人已充分了解并同意种植治疗，重要的是医生需记录有关治疗困难程度、潜在风险的评估和讨论结果。

在临床评估期间收集的信息中，有些因素可能会影响/强力影响治疗复杂性和相关风险的修正，本章对此类因素进行了标注。这些因素可用于评估治疗困难程度和预期种植治疗的并发症风险。

为解决相关问题，国际种植小组（www.iti.org）提供了免费的在线种植相关风险评估工具（https://academy.iti.org）。该工具是基于《牙种植学SAC分类》一书[45]，它提供了一种系统的评估，以确定和记录修正因素和风险因素，并提出应急预案以最大限度地减少风险和不良后果（图6.11）。

该评估工具包含一系列问答题，答题者从众多选项中挑选最合适的答案。通过本临床评估章节（表6.6）用突出显示的患者因素将提供给我们患者特异性的信息，以指导选择答案，再根据所选的答

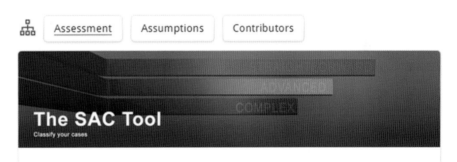

图6.11 ITI SAC工具。

案，运用该工具的优势运算法则又将产生进一步的问题给予选择回答，直到可以做出简单类、高级类或复杂类的种植病例的分类。该工具还列出了在进一步的治疗计划中应考虑的修正因素。

表6.6 种植治疗风险评估中的患者修正因素举例

患者期望
医疗状况
药物治疗史
牙周情况
整体口腔健康状况
口腔卫生和依从性
吸烟习惯
获取治疗位点的情况
牙缺失的原因
夜磨牙症
解剖结构风险
骨量
角化黏膜
上下牙弓间距离
过渡义齿的需求
既往种植治疗史

结论

临床评估是一个信息收集的过程。作为一项综合任务，其采用的系统方法有助于确保医生了解所有的相关内容。为了给予老年患者特殊关注和正确评估种植义齿修复的可行性，临床评估包含了对于特定因素的考虑和风险评估。完整的临床评估是制订有效治疗方案的前提，也是后续治疗安全和可预期疗效的保证。

参考文献

[1] Doundoulakis JH, Eckert SE, Lindquist CC, Jeffcoat MK. The implant-supported overdenture as an alternative to the complete mandibular denture. J Am Dent Assoc. 2003;134:1455–8.

[2] Park JC, Baek WS, Choi SH, Cho KS, Jung UW. Long-term outcomes of dental implants placed in elderly patients: a retrospective clinical and radiographic analysis. Clin Oral Implants Res. 2017;28(2):186–91.

[3] Feine JS, Carlsson GE, Awad MA, Chehade A, Duncan WJ, Gizani S, et al. The McGill Consensus Statement on Overdentures. Montreal, Quebec, Canada. May 24-25, 2002. Int J Prosthodont. 2002;15:413–4.

[4] Thomason JM, Kelly SA, Bendkowski A, Ellis JS. Two implant retained overdentures—a review of the literature supporting the McGill and York consensus statements. J Dent. 2012;40:22–34.

[5] British Society for the Study of Prosthetic Dentistry. The York consensus statement on implant-supported overdentures. Eur J Prosthodont Restor Dent. 2009;17:164–5.

[6] Muller F, Salem K, Barbezat C, Herrmann FR, Schimmel M. Knowledge and attitude of elderly persons towards dental implants. Gerodontology. 2012;29:e914–23.

[7] Critchlow SB, Ellis JS. Prognostic indicators for conventional complete denture therapy: a review of the literature. J Dent. 2010;38:2–9.

[8] Katsoulis J, Schimmel M, Avrampou M, Stuck AE, Mericske-Stern R. Oral and general health status in patients treated in a dental consultation clinic of a geriatric ward in Bern, Switzerland. Gerodontology. 2012;29:e602–10.

[9] Pretty IA, Ellwood RP, Lo EC, MacEntee MI, Muller F, Rooney E, et al. The Seattle Care Pathway for securing oral health in older patients. Gerodontology. 2014;31(Suppl 1):77–87.

[10] Rockwood K, Song X, MacKnight C, Bergman H, Hogan DB, McDowell I, et al. A global clinical measure of fitness and frailty in elderly people. Can Med Assoc J. 2005;173:489–95.

[11] Gil-Montoya JA, Ponce G, Sanchez Lara I, Barrios R, Llodra JC, Bravo M. Association of the oral health impact profile with malnutrition risk in Spanish elders. Arch Gerontol Geriatr. 2013;57(3):398–402.

[12] Ellis JS, Levine A, Bedos C, Mojon P, Rosberger Z, Feine J, et al. Refusal of implant supported mandibular overdentures by elderly patients. Gerodontology. 2011;28:62–8.

[13] Gauthier S, Reisberg B, Zaudig M, Petersen RC, Ritchie K, Broich K, et al. Mild cognitive impairment. Lancet. 2006;367:1262–70.

[14] Awad MA, Feine JS. Measuring patient satisfaction with mandibular prostheses. Community Dent Oral Epidemiol. 1998;26:400–5.

[15] Davis DM, Fiske J, Scott B, Radford DR. The emotional effects of tooth loss: a preliminary quantitative study. Br Dent J. 2000;188:503–6.

[16] Hyland R, Ellis J, Thomason M, El-Feky A, Moynihan P. A qualitative study on patient perspectives of how conventional and implant-supported dentures affect eating. J Dent. 2009;37:718–23.

[17] Trulsson U, Engstrand P, Berggren U, Nannmark U, Brånemark PI. Edentulousness and oral rehabilitation: experiences from the patients' perspective. Eur J Oral Sci. 2002;110:417–24.

[18] Heydecke G, Thomason JM, Awad MA, Lund JP, Feine JS. Do mandibular implant overdentures and conventional complete dentures meet the expectations of edentulous patients? Quintessence Int. 2008;39:803–9.

[19] Heitz-Mayfield LJ, Huynh-Ba G. History of treated periodontitis and smoking as risks for implant therapy. Int J Oral Maxillofac Implants. 2009;24(Suppl):39–68.

[20] Ekfeldt A, Christiansson U, Eriksson T, Linden U, Lundqvist S, Rundcrantz T, et al. A retrospective analysis of factors associated with multiple implant failures in maxillae. Clin Oral Implants Res. 2001;12:462–7.

[21] Awad MA, Morais JA, Wollin S, Khalil A, Gray-Donald K, Feine JS. Implant overdentures and nutrition: a randomized controlled trial. J Dent Res. 2012;91:39–46.

[22] Ellis JS, Elfeky AF, Moynihan PJ, Seal C, Hyland RM, Thomason M. The impact of dietary advice on edentulous adults' denture satisfaction and oral health-related quality of life 6 months after intervention. Clin Oral Implants Res. 2010;21:386–91.

[23] Quirynen M, Van Assche N. Microbial changes after full-mouth tooth extraction, followed by 2-stage implant placement. J Clin Periodontol. 2011;38:581–9.

[24] Kayser AF. Shortened dental arches and oral function. J Oral Rehabil. 1981;8:457–62.

[25] Gerritsen AE, Witter DJ, Bronkhorst EM, Creugers NH. An observational cohort study on shortened dental arches—clinical course during a period of 27-35 years. Clin Oral Investig. 2013;17:859–66.

[26] Chisnoiu AM, Picos AM, Popa S, Chisnoiu PD, Lascu L, Picos A, et al. Factors involved in the etiology of temporomandibular disorders—a literature review. Clujul Med. 2015;88:473–8.

[27] Dervis E. Changes in temporomandibular disorders after treatment with new complete dentures. J Oral Rehabil. 2004;31:320–6.

[28] Scully C, Kirby J. Statement on mouth cancer diagnosis and prevention. Br Dent J. 2014;216:37–8.

[29] Petersen PE. Oral cancer prevention and control—the approach of the World Health Organization. Oral Oncol. 2009;45:454–60.

[30] Dhanuthai K, Rojanawatsirivej S, Somkotra T, Shin HI, Hong SP, Darling M, et al. Geriatric oral lesions: a multicentric study. Geriatr Gerontol Int. 2016;16(2):237–43.

[31] Candel-Marti ME, Ata-Ali J, Penarrocha-Oltra D, Penarrocha-Diago M, Bagan JV. Dental implants in patients with oral mucosal alterations: an update. Med Oral Patol Oral Cir Bucal. 2011;16:e787–93.

[32] Miranda-Rius J, Brunet-Llobet L, Lahor-Soler E, Farre M. Salivary secretory disorders, inducing drugs, and clinical management. Int J Med Sci. 2015;12:811–24.

[33] Challacombe SJ, Proctor GB. Clinical assessment. Br Dent J. 2014;217:486.

[34] Martori E, Ayuso-Montero R, Martinez-Gomis J, Vinas M, Peraire M. Risk factors for denture-related oral mucosal lesions in a geriatric population. J Prosthet Dent.

2014;111:273–9.

[35] Freitas JB, Gomez RS, De Abreu MH, Ferreira EFE. Relationship between the use of full dentures and mucosal alterations among elderly Brazilians. J Oral Rehabil. 2008;35:370–4.

[36] Ruggiero SL, Dodson TB, Fantasia J, Goodday R, Aghaloo T, Mehrotra B, et al. American Association of Oral and Maxillofacial Surgeons position paper on medication-related osteonecrosis of the jaw—2014 update. J Oral Maxillofac Surg. 2014;72:1938–56.

[37] Cawood JI, Howell RA. A classification of the edentulous jaws. Int J Oral Maxillofac Surg. 1988;17:232–6.

[38] Wennstrom JL, Derks J. Is there a need for keratinized mucosa around implants to maintain health and tissue stability? Clin Oral Implants Res. 2012;23(Suppl6):136–46.

[39] Cagna DR, Massad JJ, Schiesser FJ. The neutral zone revisited: from historical concepts to modern application. J Prosthet Dent. 2009;101:405–12.

[40] Thomason JM, Heydecke G, Feine JS, Ellis JS. How do patients perceive the benefit of reconstructive dentistry with regard to oral health-related quality of life and patient satisfaction? A systematic review. Clin Oral Implants Res. 2007;18:168–88.

[41] Ribeiro JA, de Resende CM, Lopes AL, Mestriner W Jr, Roncalli AG, Farias-Neto A, et al. Evaluation of complete denture quality and masticatory efficiency in denture wearers. Int J Prosthodont. 2012;25:625–30.

[42] Oliveira NM, Shaddox LM, Toda C, Paleari AG, Pero AC, Compagnoni MA. Methods for evaluation of masticatory efficiency in conventional complete denture wearers: a systematized review. Oral Health Dent Manag. 2014;13:757–62.

[43] Moynihan PJ, Bradbury J, Müller F. Dietary consequences of oral health in frail elders. In: MI ME, Müller F, Wyatt C, editors. Oral healthcare and the frail elder: a clinical perspective. Ames: Wiley-Blackwell; 2011. p. 73–95.

[44] Müller F, Nitschke I. Oral health, dental state and bnutrition in older adults. Zeitschrift für Gerontologie und Geriatrie. 2005;38:334–41.

[45] Dawson A, Chen S. The SAC Classification in implant dentistry. Berlin: Quintessence Publishing Co. Ltd. 2009.

延伸阅读

[1] The SAC Classification in Implant Dentistry jointly published by the ITI and the Quintessence Publishing Group (Dawson and Chen 2009)

[2] Training standards in implant dentistry: Faculty of General Dental Practice, The Royal College of Surgeons of England. Available from: http://www.fgdp.org.uk/pdf/training_stds_imp_dent_guide_2008.pdf; 2008

第7章 修复的选择：固定义齿和可摘覆盖义齿

Prosthetic Options: Fixed and Removable Overdentures

Elham Emami, Pierre-Luc Michaud

摘要

从牙列缺损到牙列缺失的过渡期里，许多个体的全身身体状况和口腔卫生也每况愈下。事实上，牙列缺失与严重的生理和心理疾病有关，使用替代天然牙的传统活动义齿只能少量弥补无牙颌患者不良的身心状况。越来越多的证据表明，种植体辅助的覆盖义齿从临床修复效果和满足患者期望上优势明显，因此，成了替代传统活动义齿切实可行的修复方式。

不同种类的种植辅助修复可供牙列部分缺损或牙列完全缺失的患者选择。不同种植修复方式的功能、治疗维护所需的时间、并发症和成本各不相同，可以满足患者不同程度的生理、心理和社会需求。为了确保在现有的选择范围内提供高质量的种植治疗和护理，临床医生需要参阅文献以便掌握科学数据来与患者充分交流，并综合考虑患者的医学知识局限、患者的需求和偏好，最终与患者达成一致的治疗方案并保证方案的顺利实施。

在这一章节，笔者区分了下颌种植辅助修复的固定和活动两种不同选择，并总结了在选择这两种义齿设计时应考虑的不同因素。

7.1 下颌种植体支持义齿：分类

一般而言，义齿的分类取决于牙弓覆盖（完全或部分）和固位的方式（固定或活动）。而关于种植体支持的义齿，其他亚分类还可能包括支架的类型、上部结构类型和下部结构设计（种植体的数量和位置）以及修复材料。

7.1.1 种植体支持固定义齿

术语"implant–assisted fixed complete prosthesis"、

E. Emami, D.D.S., M.Sc., Ph.D. (✉)
Department of Restorative Dentistry, Faculty of
Dentistry, Université de Montréal,
Montreal, QC, Canada
e-mail: Elham.emami@mcgill.ca

P.-L. Michaud, D.M.D., M.Sc., F.R.C.D.(C)
Department of Dental Clinical Sciences, Faculty of
Dentistry, Dalhousie University, Halifax, NS, Canada
e-mail: PL.Michaud@dal.ca

© Springer International Publishing AG, part of Springer Nature 2018
E. Emami, J. Feine (eds.), *Mandibular Implant Prostheses*,
https://doi.org/10.1007/978-3-319-71181-2_7

"implant fixed complete denture" 或 "implant fixed complete prosthesis" 均描述了一种完全由种植体支持并覆盖全牙弓的义齿（图7.1a ~ e）[1-2]。这种义齿（曾经被称为混合义齿）是用螺丝直接与上部结构相连，因此义齿只能被临床医生摘戴。种植固定义齿的上部结构可以有金属，或氧化锆基底烤瓷，或

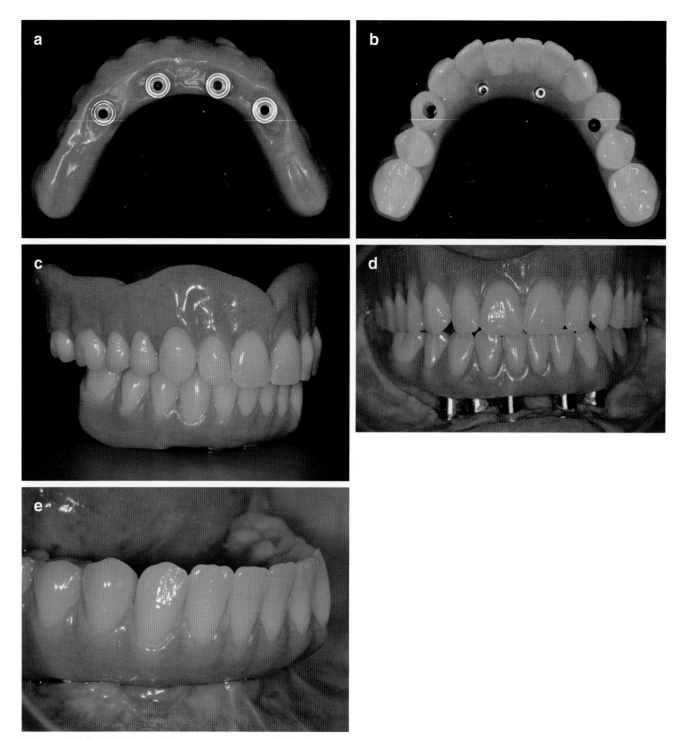

图7.1 种植支持固定义齿（由Samer Abi Nader医生供图 ）。（a）义齿龈面观；（b）义齿𬌗面观；（c）义齿侧貌；（d）长基台的下颌种植体支持金属丙烯酸义齿与牙龈之间的空间利于口腔卫生维护；（e）种植体支持金属丙烯酸下颌义齿紧贴牙龈，导致清洁困难，但不易食物嵌塞或影响发音。

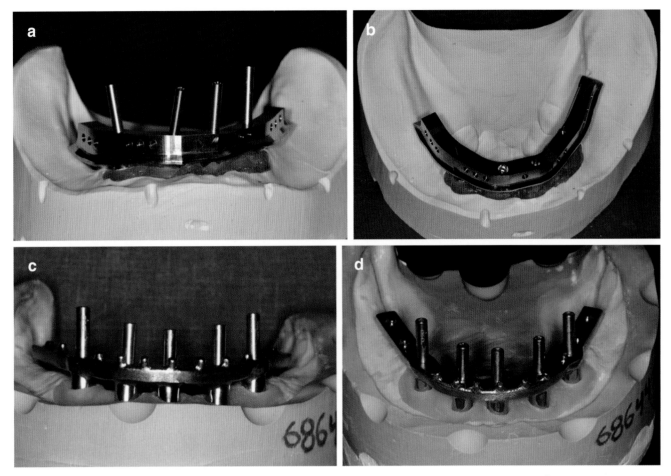

图7.2 （a，b）种植体支持固定修复体中采用光滑金属龈面的金属结构；（c，d）种植体支持固定修复体采用丙烯酸树脂包绕设计的金属结构（由Samer Abi Nader医生和Pierre-Luc Michaud医生供图）。

金属基底结合丙烯酸，或者整体氧化锆等几类[2]。金属基底结合丙烯酸树脂种植体支持固定义齿可以是高度抛光的光滑金属基底牙龈面（图7.2a，b），或包绕金属的丙烯酸树脂牙龈面形成（图7.1和图7.2c，d）。与多孔结构的丙烯酸材料相比，光滑金属龈面通常更容易清洁和保持口腔卫生。但包绕的丙烯酸设计提供了更多调整可能性，若患者抱怨气体通过义齿间隙溢出，伴有发音相关问题时，可以用丙烯酸树脂重衬[2]。

7.1.2 种植体支持可摘义齿

　　术语"种植体支持可摘义齿（implant-assisted removable prosthesis）""种植体支持全口活动义齿（implant-assisted removable complete prosthesis）""种植覆盖义齿（implant overdenture）"均描述了义齿通过不同类型的附着体与种植体连接，附着体包绕在丙烯酸树脂内，义齿可以由患者自行摘戴的修复形式（图7.3a，b）[1-2]。种植体支持可摘义齿可完全由种植体支持（种植体支持覆盖义齿）通过刚性杆延伸至后牙区（图7.3b和图7.4c），或者由种植体附件和软组织共同支持（软组织/种植体支持覆盖义齿）（图7.4b）[2-3]。种植体支持覆盖义齿通过跨越牙弓有悬臂的杆卡来支持和固位，而软组织/种植体支持覆盖义齿的前部固位和支持来自种植体上部结

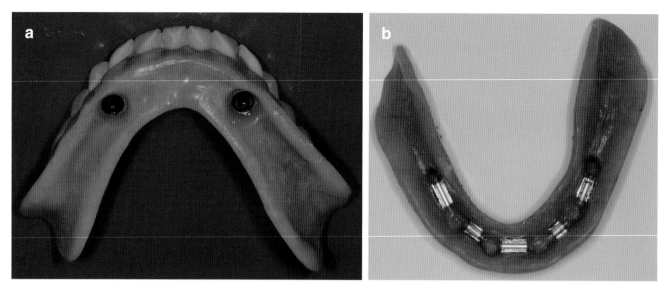

图7.3 种植体支持可摘义齿（由Samer Abi Nader医生和Pierre-Luc Michaud医生供图）。（a）两个Locator 附件为义齿提供固位和前牙区支持；（b）一个较长的 Dolder杆与悬臂梁为义齿提供固位和大部分前后牙区的支持。

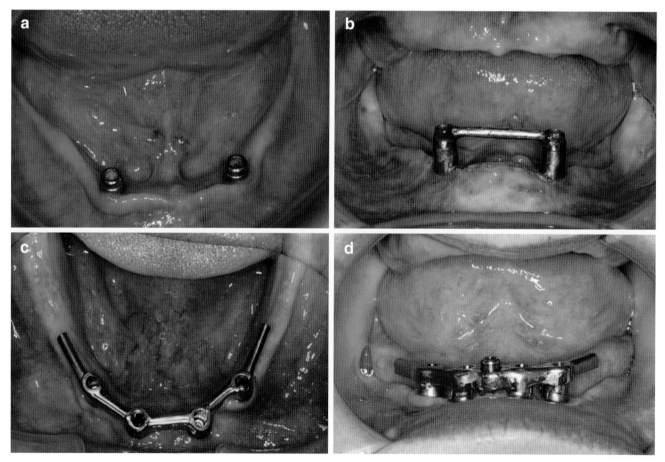

图7.4 种植体可摘覆盖义齿不同的上部结构（由Samer Abi Nader医生和Pierre-Luc Michaud医生供图）。（a）Locator基台；（b）没有悬臂梁的Dolder杆；（c）双侧悬臂梁的长Dolder杆；（d）单侧悬臂梁的Dolder长杆，其上附着一个Locator附着体。

构，比如游离悬臂的圆形卵圆形杆，而后牙区的支持来自软组织。最后，当种植体覆盖义齿仅通过软组织提供支持，而通过诸如按扣式基台这样具有垂直向防脱位结构的单个基台（例如Locator基台）获得固位，则称为软组织支持覆盖义齿，或种植体固位覆盖义齿（图7.3a和图7.4a）。图7.4展示了可摘覆盖义齿不同类型的上部结构。

7.2 下颌牙列缺失治疗的最佳选择

7.2.1 临床考量

一个成功的修复治疗基于循证和周全的治疗计划。针对特定的患者，各种因素的综合评估将在不同的治疗方案中优选出最合适的一种方式。

为下颌无牙颌患者提供种植体支持义齿修复治疗时，首先应与患者讨论，解释修复的多种选择，包括不同修复方式的优势和局限，以及解剖学上的限制，并询问患者的需求和喜好。为了让患者了解依据循证医学得出的种植修复的优势，临床医生可以告诉患者种植体如何防止骨吸收，增加义齿的稳定和固位，增加咀嚼力和咀嚼效率，减少软组织创伤、溃疡和疼痛，同时提高了生活质量和满意度[4-21]。依据最近的Meta分析，包括自从1995年以来发表的11项临床随机对照试验研究，有些因素比如健康状况、口腔环境和患者的个性也应在制订治疗计划时纳入考虑与讨论[21]。在共同做决策的过程中，临床医生可能会注意到，对于某些患者，现有的传统义齿的高度满意，以及对于种植外科手术风险的恐惧和高昂的费用，使传统义齿仍然是患者的首选[22-23]。此时临床医生需要考虑到影响患者抵触种植体支持义齿修复的因素，为患者量身定制最佳治疗方案。修复的费用确实是相当大一部分患者在选择治疗方式中考虑的最重要因素之一，提供一个植入最少数量的种植体支持义齿可以影响到患者最

终选择的修复方式。对于这些患者来说，只需植入一颗种植体就能使种植体支持义齿修复治疗成为可能[24]。由于固定种植修复义齿至少需要4颗种植体[25]，当患者负担不起高昂的治疗费用时，这个选择应当从治疗计划中自动取消。同样，对于需要外科骨增量手术的患者，如果对手术的恐惧和成本限制了他们对治疗的选择，可以考虑采用种植体支持的可摘义齿修复来降低并发症和减少花费[26-28]。

还有一些情况下可能导致患者决定采用种植体支持可摘义齿修复而不是固定修复。例如，存在水平方向和垂直方向中度到重度骨缺损，下颌前凸的凹面型，唇部软组织支撑不足和语音问题等解剖结构限制时，种植体支持可摘义齿是最合适的选择[29-30]，这由于可摘义齿的丙烯酸基托边缘有助于提高美观的唇部支撑。种植固定修复通常不推荐给需要增加唇部支撑的患者。当然，与种植上颌义齿相比，因为减少了垂直向嘴唇的运动和较少需要嘴唇的支撑，所以种植固定下颌义齿美学并发症较少。

患有先天性或获得性口腔颌面部缺损的患者也适合选择种植体支持可摘义齿，因为义齿可以在随访检查时或有并发症时方便地摘下[26]。可摘义齿设计因更容易清洁，同样适用于缺乏灵巧性或视力有限的老人和口腔卫生较差的患者[28,31-32]。固定义齿清洁较难，因为牙线必须要在种植体之间穿过，但是根据固定义齿的设计不同，维护口腔卫生难易程度也大不相同（图7.1d，e）。舌不能接触上腭（舌活动性差）的患者也适用覆盖义齿，因为义齿的丙烯酸基托厚度使患者舌和上腭之间的距离有所缩小以利于发音，而在这种情况下如果采用种植固定义齿可能会导致言语问题。此外，当对颌牙弓是部分缺损或是由种植固定义齿修复时，并且存在副功能活动的可能性，种植体支持可摘义齿更为适合，因为义齿在夜间取下有助于减少生物力学并发症的发生率[33]。然而，种植体支持可摘义齿需要覆盖较大的

义齿承载区域和较多的软组织接触。因此，具有高度肌肉附着、敏感下颌嵴或刃状牙槽嵴的患者更适合采用种植体支持固定修复[26]。

固定义齿也常被推荐给尚年轻的无牙颌患者，这些心理上无法忍受牙齿脱落或者患有义齿相关复发性疼痛和过度阻塞性呕吐反射的患者[26]。

如果垂直空间有限，又不需要修复软硬组织，种植体支持固定修复通常是最好的选择，因为有限的垂直距离没有空间容纳可摘义齿的丙烯酸树脂基托板。在软组织和𬌗平面之间，当垂直距离只有8～10mm时，治疗的选择应采用种植体固定的金属烤瓷修复体[25]。当垂直距离<8mm时，短的牙冠导致修复后美观性欠佳，应该考虑软和/或硬组织的重塑[25]。如果垂直方向上软硬组织量不足需要用义齿来替代，则可以用金属杆支持的丙烯酸树脂固定义齿（图7.1和图7.2）来代替金属烤瓷全冠修复体。

该义齿的优点是没有黑三角，成本较低，维护和维修也更容易。这类种植固定修复的理想垂直高度为15mm[25]。当垂直高度>15mm，因为牙槽嵴的角型吸收通常伴有水平向骨缺损。针对这类缺损采用种植固定修复可能导致美学问题，比如长形和/或喇叭形的牙齿、黑三角和露基台[34-35]，还可能导致过大的空隙和额外的语音问题[26]。在这些情况下，为了提高修复美观效果，建议使用种植体支持的可摘义齿，利用丙烯酸树脂基托可以充填缺损。

可摘义齿适用于前后骨吸收>10mm的情况，以利于义齿唇缘厚度对嘴唇的支撑[36]。当种植体支持的活动义齿用于治疗无牙颌患者时，重要的是确保有足够的颌间空间用于义齿下部结构，必要的时候行骨修整为下部结构获得足够的空间[37]。有些附着体例如Locator基台，球帽附着体和磁性附着体可用于12mm的颌间空间[25,38]。杆卡设计需要更多的空间

总结表：固定和活动种植体支持义齿的比较（改编自：种植体支持全口义齿，Emami E, Michaud PL, Sallaleh I, Feine JS, Periodontol 2000.2014 Oct;66(1):119-31.doi:https://doi.org/10.1111/prd.12041 ）[2]

	下颌种植体支持义齿	
	活动	固定
适应证	·严重骨缺损 ·垂直空间要求 　-Locator 基台：约12mm 　-Dolder 杆：约15mm 　-Dolder 杆附有：Locator 基台：约20mm ·口腔颌面部缺损 ·缺乏灵巧性的患者 ·错位植入的种植体 ·高发的夜间咀嚼功能异常 ·财务限制	·轻度/中度骨缺损 ·垂直空间要求 　-金属烤瓷：8～10mm 　-金属烤塑：约15mm ·无水平向骨缺损 ·心理需求 ·年轻的患者
优势	·易于清洗 ·发音时没有空气逸出 ·提供唇部支撑 ·更容易制作和修理	·可由丙烯酸树脂或瓷制作 ·美观 ·咬合力更强 ·义齿稳定和固位更好
缺点	·溃疡等黏膜并发症多 ·配件磨损	·种植体数量多 ·食物易滞留 ·制作工艺复杂，加工、维护和重做的费用较高

容纳杆、卡夹、丙烯酸塑料和牙齿。通常一个标准的Dolder杆需要15mm的空间[25,38]。在某些情况下，没有足够的植入空间存在，就不能使用杆卡固位。Locator基台可以放置于杆的上部（图7.4d），但这种设计需要20mm垂直空间。

7.3　研究证据

以疾病为导向和以患者为中心开展的下颌种植体支持义齿修复的研究结果和系统综述报道显示，种植体支持义齿的修复预后良好，与修复设计（活动或固定）或是附着体的类型无关[39-42]。两种修复形式的生物学并发症比如种植体周围炎、周围黏膜炎、组织增生、种植体周围骨吸收和剩余牙槽嵴吸收均有报道。

根据2007年Bryant等的系统回顾性研究[42]，两种修复形式的种植体存留率、成功率和种植体周围骨吸收无差异。研究中下颌固定或可摘义齿的种植体10年生存率均超过90%。成功率为71%~95.7%。义齿行使功能后第1年种植体周围骨吸收1.2mm，此后每年不超过0.4mm。而下颌2颗种植体支持可摘义齿在随访12年和20年后，累积成功率分别达到97%和96%[43]。大量的研究报道种植体支持可摘义齿不会造成显著的边缘骨吸收[44-46]。因种植体周围炎导致的失败少见。大多数种植失败发生在负重前且多数是因为骨质和骨量的问题而不是修复体类型[47]。Wright等[48]的研究比较了2颗种植体支持的覆盖义齿和5~6颗种植体支持固定义齿对于骨吸收的影响，7年里种植可摘义齿的剩余牙槽嵴吸收比率和种植固定义齿的骨吸收率都很低。

并且，根据纵向研究，固定义齿比可摘义齿的软组织并发症更少。最常见的软组织并发症是增生，特别是采用杆卡形式的义齿[45,49]。据报道，义齿附件的磨损和折裂、固位配件的松动和磨损，以及

维护需要（重做、重衬和调整），可摘义齿的相关问题较固定义齿更常见[50-55]。覆盖义齿的固位配件发生机械松动是最常见的并发症（33%），其次是重衬（19%）和杆卡/附着体折断（16%）[54]。种植固定义齿的维护率在对颌为固定义齿修复时比对颌为天然牙或传统全口义齿时更高[50,52]。

研究还发现，与传统义齿相比，使用种植体支持义齿在患者满意度和口腔健康相关的生活质量方面有很大提高。根据这些研究，偏爱固定或可摘这两类种植体支持义齿的患者数量相当[27]。研究还表明，老年人更喜欢可摘式种植义齿，易于清洁是他们决策中最重要的因素。那些喜欢固定义齿的人通常把稳定性作为最重要的决策因素[56]。研究结果显示固定义齿更好地满足了患者在咀嚼功能上的需求[27-28]。

尽管在经济分析方面研究不足，仍有证据表明，从远期预后来看，下颌种植体支持可摘义齿的性价比高于种植固定义齿[57-60]。

参考文献

[1] Simon H, Yanase RT. Terminology for implant prostheses. Int J Oral Maxillofac Implants. 2003;18(4):539–43.

[2] Emami E, Michaud PL, Sallaleh I, Feine JS. Implant-assisted complete prostheses. Periodontol. 2014;66(1):119–31. https:// doi.org/10.1111/prd.12041.

[3] Zitzmann NU, Marinello CP. A review of clinical and technical considerations for fixed and removable implant prostheses in the edentulous mandible. Int J Prosthodont. 2002;15(1):65–72.

[4] Wyatt CC. The effect of prosthodontic treatment on alveolar bone loss: a review of the literature. J Prosthet Dent. 1998;80(3):362–6.

[5] Carlsson GE. Responses of jawbone to pressure. Gerodontology. 2004;21(2):65–70.

[6] Emami E, de Grandmont P, Rompre PH, Barbeau J, Pan S, Feine JS. Favoring trauma as an etiological factor in denture stomatitis. J Dent Res. 2008;87(5):440–4.

[7] Raghoebar GM, Meijer HJ, Stegenga B, van't Hof MA, van Oort RP, Vissink A. Effectiveness of three treatment modalities for the edentulous mandible. A five-year randomized clinical trial. Clin Oral Implants Res.

2000;11(3):195–201.

[8] Pan S, Dagenais M, Thomason JM, Awad M, Emami E, Kimoto S, et al. Does mandibular edentulous bone height affect prosthetic treatment success? J Dent. 2010;38(11):899–907.

[9] Awad MA, Lund JP, Dufresne E, Feine JS. Comparing the efficacy of mandibular implant-retained overdentures and conventional dentures among middle-aged edentulous patients: satisfaction and functional assessment. Int J Prosthodont. 2003;16(2):117–22.

[10] Heydecke G, Locker D, Awad MA, Lund JP, Feine JS. Oral and general health-related quality of life with conventional and implant dentures. Community Dent Oral Epidemiol. 2003;31(3):161–8.

[11] Allen PF, McMillan AS. A longitudinal study of quality of life outcomes in older adults requesting implant prostheses and complete removable dentures. Clin Oral Implants Res. 2003;14(2):173–9.

[12] Wismeijer D, Van Waas MA, Vermeeren JI, Mulder J, Kalk W. Patient satisfaction with implant-supported mandibular overdentures. A comparison of three treatment strategies with ITI-dental implants. Int J Oral Maxillofac Surg. 1997;26(4):263–7.

[13] Boerrigter EM, Geertman ME, Van Oort RP, Bouma J, Raghoebar GM, van Waas MA, et al. Patient satisfaction with implant-retained mandibular overdentures. A comparison with new complete dentures not retained by implants—a multicentre randomized clinical trial. Br J Oral Maxillofac Surg. 1995;33(5):282–8.

[14] Raghoebar GM, Meijer HJ, van't Hof M, Stegenga B, Vissink A. A randomized prospective clinical trial on the effectiveness of three treatment modalities for patients with lower denture problems. A 10 year follow-up study on patient satisfaction. Int J Oral Maxillofac Surg. 2003;32(5):498–503.

[15] Watson RM, Jemt T, Chai J, Harnett J, Heath MR, Hutton JE, et al. Prosthodontic treatment, patient response, and the need for maintenance of complete implant-supported overdentures: an appraisal of 5 years of prospective study. Int J Prosthodont. 1997;10(4):345–54.

[16] Emami E, Heydecke G, Rompre PH, de Grandmont P, Feine JS. Impact of implant support for mandibular dentures on satisfaction, oral and general health-related quality of life: a meta-analysis of randomized-controlled trials. Clin Oral Implants Res. 2009;20(6):533–44.

[17] Ellis JS, Burawi G, Walls A, Thomason JM. Patient satisfaction with two designs of implant supported removable overdentures; ball attachment and magnets. Clin Oral Implants Res. 2009;20(11):1293–8.

[18] Bouma J, Boerrigter LM, Van Oort RP, van Sonderen E, Boering G. Psychosocial effects of implant-retained overdentures. Int J Oral Maxillofac Implants. 1997;12(4):515–22.

[19] Meijer HJ, Raghoebar GM, Van 't Hof MA, Visser A, Geertman ME, Van Oort RP. A controlled clinical trial of implant-retained mandibular overdentures; five-years' results of clinical aspects and aftercare of IMZ implants and Brånemark implants. Clin Oral Implants Res. 2000;11(5):441–7.

[20] de Albuquerque Junior RF, Lund JP, Tang L, Larivee J, de Grandmont P, Gauthier G, et al. Within-subject comparison of maxillary long-bar implant-retained prostheses with and without palatal coverage: patient-based outcomes. Clin Oral Implants Res. 2000;11(6):555–65.

[21] Kodama N, Singh BP, Cerutti-Kopplin D, Feine J, Emami E. Efficacy of mandibular 2-implant overdenture: an updated meta-analysis on patient-based outcomes. Clin Trans Res. 2016;01(01):20–30.

[22] Palmqvist S, Soderfeldt B, Arnbjerg D. Subjective need for implant dentistry in a Swedish population aged 45-69 years. Clin Oral Implants Res. 1991;2(3):99–102.

[23] Walton JN, MacEntee MI. Choosing or refusing oral implants: a prospective study of edentulous volunteers for a clinical trial. Int J Prosthodont. 2005;18(6):483–8.

[24] Walton JN, Glick N, Macentee MI. A randomized clinical trial comparing patient satisfaction and prosthetic outcomes with mandibular overdentures retained by one or two implants. Int J Prosthodont. 2009;22(4):331–9.

[25] Misch CE. Contemporary implant dentistry. 3rd ed. St. Louis, MI: Mosby-Elsevier; 2008. 1102 p.

[26] DeBoer J. Edentulous implants: overdenture versus fixed. J Prosthet Dent. 1993;69(4):386–90.

[27] de Grandmont P, Feine JS, Tache R, Boudrias P, Donohue WB, Tanguay R, et al. Within-subject comparisons of implant-supported mandibular prostheses: psychometric evaluation. J Dent Res. 1994;73(5):1096–104.

[28] Feine JS, de Grandmont P, Boudrias P, Brien N, LaMarche C, Tache R, et al. Within-subject comparisons of implant-supported mandibular prostheses: choice of prosthesis. J Dent Res. 1994;73(5):1105–11.

[29] Zitzmann NU, Marinello CP. Treatment outcomes of fixed or removable implant-supported prostheses in the edentulous maxilla. Part I: patients' assessments. J Prosthet Dent. 2000;83(4):424–33.

[30] Zitzmann NU, Marinello CP. Treatment plan for restoring the edentulous maxilla with implant-supported restorations: removable overdenture versus fixed partial denture design. J Prosthet Dent.1999;82(2):188–96.

[31] Heydecke G, Boudrias P, Awad MA, De Albuquerque RF, Lund JP, Feine JS. Within-subject comparisons of maxillary fixed and removable implant prostheses: patient satisfaction and choice of prosthesis. Clin OralImplants Res. 2003;14(1):125–30.

[32] Brennan M, Houston F, O'Sullivan M, O'Connell B. Patient satisfaction and oral health-related quality of life outcomes of implant overdentures and fixed complete dentures. Int J Oral Maxillofac Implants. 2010;25(4):791–800.

[33] Misch CE. In: Rudolph P, editor. Dental implant prosthetics. St. Louis, MI: Mosby-Elsevier; 2005. 626 p.

[34] Mericske-Stern RD, Taylor TD, Belser U. Management of the edentulous patient. Clin Oral Implants Res. 2000;11(Suppl 1):108–25.

[35] Mertens C, Steveling HG. Implant-supported fixed prostheses in the edentulous maxilla: 8-year prospective results. Clin Oral Implants Res. 2011;22(5):464–72.

[36] Drago C, Carpentieri J. Treatment of maxillary jaws with dental implants: guidelines for treatment. J Prosthodont. 2011;20(5):336–47.

[37] Michaud PL, Patel A. Hereditary gingival fibromatosis with extreme ridge thickness and insufficient interarch distance: a clinical report of surgical and prosthetic management. J Prosthet Dent. 2016;116(1):15–20.

[38] Trakas T, Michalakis K, Kang K, Hirayama H. Attachment systems for implant retained overdentures: a literature review. Implant Dent. 2006;15(1):24–34.

[39] Quirynen M, Alsaadi G, Pauwels M, Haffajee A, van Steenberghe D, Naert I. Microbiological and clinical outcomes and patient satisfaction for two treatment options in the edentulous lower jaw after 10 years of function. Clin Oral Implants Res. 2005;16(3):277–87.

[40] Cehreli MC, Karasoy D, Kokat AM, Akca K, Eckert S. A systematic review of marginal bone loss around implants retaining or supporting overdentures. Int J Oral Maxillofac Implants. 2010;25(2):266–77.

[41] SH O, Kim Y, Park JY, Jung YJ, Kim SK, Park SY. Comparison of fixed implant-supported prostheses, removable implant-supported prostheses, and complete dentures: patient satisfaction and oral health-related quality of life. Clin Oral Implants Res. 2016;27(2):e31–7.

[42] Bryant SR, MacDonald-Jankowski D, Kim K. Does the type of implant prosthesis affect outcomes for the completely edentulous arch? Int J Oral Maxillofac Implants. 2007;22(Suppl):117–39.

[43] Vercruyssen M, Marcelis K, Coucke W, Naert I, Quirynen M. Long-term, retrospective evaluation (implant and patient-centred outcome) of the two-implants-supported overdenture in the mandible. Part 1: survival rate. Clin Oral Implants Res. 2010;21(4):357–65.

[44] Meijer HJ, Raghoebar GM, Batenburg RH, Visser A, Vissink A. Mandibular overdentures supported by two or four endosseous implants: a 10-year clinical trial. Clin Oral Implants Res. 2009;20(7):722–8.

[45] Jemt T, Chai J, Harnett J, Heath MR, Hutton JE, Johns RB, et al. A 5-year prospective multicenter follow-up report on overdentures supported by osseointegrated implants. Int J Oral Maxillofac Implants. 1996;11(3):291–8.

[46] van Steenberghe D, Quirynen M, Naert I, Maffei G, Jacobs R. Marginal bone loss around implants retaining hinging mandibular overdentures, at 4-, 8- and 12-years follow-up. J Clin Periodontol. 2001;28(7):628–33.

[47] Montes CC, Pereira FA, Thome G, Alves ED, Acedo RV, de Souza JR, et al. Failing factors associated with osseointegrated dental implant loss. Implant Dent. 2007;16(4):404–12.

[48] Wright PS, Glantz PO, Randow K, Watson RM. The effects of fixed and removable implant-stabilised prostheses on posterior mandibular residual ridge resorption. Clin Oral Implants Res. 2002;13(2):169–74.

[49] Bressan E, Tomasi C, Stellini E, Sivolella S, Favero G, Berglundh T. Implant-supported mandibular overdentures: a cross-sectional study. Clin Oral Implants Res. 2012;23(7):814–9.

[50] Davis DM, Packer ME, Watson RM. Maintenance requirements of implant-supported fixed prostheses opposed by implant-supported fixed prostheses, natural teeth, or complete dentures: a 5-year retrospective study. Int J Prosthodont. 2003;16(5):521–3.

[51] Attard NJ, Zarb GA. Long-term treatment outcomes in edentulous patients with implant overdentures: the Toronto study. Int J Prosthodont. 2004;17(4):425–33.

[52] Davis DM, Rogers JO, Packer ME. The extent of maintenance required by implant-retained mandibular overdentures: a 3-year report. Int J Oral Maxillofac Implants. 1996;11(6):767–74.

[53] Tinsley D, Watson CJ, Russell JL. A comparison of hydroxylapatite coated implant retained fixed and removable mandibular prostheses over 4 to 6 years. Clin Oral Implants Res. 2001;12(2):159–66.

[54] Goodacre CJ, Bernal G, Rungcharassaeng K, Kan JY. Clinical complications with implants and implant prostheses. J Prosthet Dent. 2003;90(2):121–32.

[55] Naert IE, Hooghe M, Quirynen M, van Steenberghe D. The reliability of implant-retained hinging over-dentures for the fully edentulous mandible. An up to 9-year longitudinal study. Clin Oral Investig. 1997;1(3):119–24.

[56] Akoglu B, Ucankale M, Ozkan Y, Kulak-Ozkan Y. Five-year treatment outcomes with three brands of implants supporting mandibular overdentures. Int J Oral Maxillofac Implants. 2011;26(1):188–94.

[57] Heydecke G, Penrod JR, Takanashi Y, Lund JP, Feine JS, Thomason JM. Cost-effectiveness of mandibular two-implant overdentures and conventional dentures in the edentulous elderly. J Dent Res. 2005;84(9):794–9.

[58] Zitzmann NU, Marinello CP, Sendi P. A cost-effectiveness analysis of implant overdentures. J Dent Res. 2006;85(8):717–21.

[59] Zitzmann NU, Sendi P, Marinello CP. An economic evaluation of implant treatment in edentulous patients-preliminary results. Int J Prosthodont. 2005;18(1):20–7.

[60] Attard NJ, Zarb GA, Laporte A. Long-term treatment costs associated with implant-supported mandibular prostheses in edentulous patients. Int J Prosthodont. 2005;18(2):117–23.

第二部分
外科阶段
Surgical Phase

第8章　分步手术考量和技巧

Step-by-Step Surgical Considerations and Techniques

Robert Durand, René Voyer

摘要

对于大多数外科医生来说，无牙颌患者的治疗是一个很大的挑战。基于循证医学的治疗计划不仅有助于外科手术，还可以延长种植支持式修复体的预后效果。本章将会从外科角度详细回顾下颌骨的解剖，综述老年患者的术前、术中、术后管理，包括减少焦虑、降低风险和发病率的策略。通过临床病例举例说明膜龈方面的考量、角化龈增量技术，以及最优的种植体植入步骤。详细论述了术前、术后操作流程以及常见的术中和术后并发症的处理。

8.1　简介

对于新型种植体表面处理，无论是完全还是部分无牙颌患者牙种植体植入后都表现出高成功率。随着人类预期寿命在未来的几十年里很可能会继续增加，种植义齿应该会成为下颌无牙颌老年患者治疗方案的一部分[1]。像他们的年轻同龄人一样，他们正在寻求持久的治疗来提高他们的身体状况和生活质量。因此，种植体支持的下颌总义齿近年来在老年人群中越来越受到欢迎。在20世纪90年代中期，已经建立治疗的"金标准"，即下颌骨使用至少两颗种植体以支持可摘总义齿用于恢复下颌无牙颌患者的咀嚼功能[2-3]。此外，最近的一项Meta分析评估了种植体支持下颌覆盖义齿与传统义齿之间患者的生活质量。结果表明，种植体支持覆盖义齿组在功能受限、心理不适、生理残疾、心理残疾、社会残疾和障碍等方面几乎很少发生[4]。由于年龄不是种植牙的禁忌证，因此种植应该成为下颌无牙颌老年患者治疗计划的一部分。

老年患者种植牙的适应证通常与其他人群没有区别。老年人和年轻人之间的主要区别是他们经常受到全身性和心理性疾病的影响，服用多种药物，并有可能存在身体残疾，这些都可能导致他们无法完全遵守医嘱[5]。因此，为了建立一个个

R. Durand, D.M.D., M.Sc., F.R.C.D.(C) (✉)
R. Voyer, B.Sc., D.M.D., M.Sc., F.R.C.D.(C)
Faculty of Dental Medicine, Université de Montréal,
Montreal, QC, Canada
e-mail: robert.durand@umontreal.ca

© Springer International Publishing AG, part of Springer Nature 2018
E. Emami, J. Feine (eds.), *Mandibular Implant Prostheses*,
https://doi.org/10.1007/978-3-319-71181-2_8

性化的治疗计划，必须有一个全面的牙科史及全身医疗史，对患者期望的评估，完整的口内及口外检查，包括影像学和成本效益分析。另外还需要进行额外的检查，如血液检查〔糖化血红蛋白（HbA1c）、血浆国际标准化比率（INR）、血细胞分析（CBC）〕、全面体检和下颌骨锥形束计算机断层扫描（CBCT）。一旦患者表示有意愿种植并愿意为执行治疗计划付出努力，就必须与患者讨论治疗计划的每一步，并且通常至少需一名陪同人员参与以确保充分了解治疗费用和后勤保障，而最重要的是，这样可以使临床结果更加完善。

8.2　患者准备

在初次就诊时确定患者的主诉很重要，无牙颌患者很可能表述与下颌可摘全口义齿稳定性有关的问题，如不舒服、进食某些食物时咀嚼能力下降、软组织损伤等。

对于上颌无牙颌的患者，在选择下颌种植体固位的可摘式修复体时，牙医需要从稳定性、固位性、支撑性和舒适性方面去确定患者的上颌义齿是否满意。实际上，如果上颌修复体不稳定、无法固位，种植体固位式下颌义齿就无法为上颌义齿提供任何优势。

我们需要提供给患者从稳定性、功能和美学等方面不同的治疗方案。这也是给患者一种选择权，促进医患之间的信任。对于完全无牙颌的患者，下颌骨前段在骨高度和骨密度方面都是较为理想的种植体植入位点。下面有几种选择，每一种都有各自的优势：

- 从稳定性、咀嚼能力和心理优势方面，下颌固定修复体是最佳的选择，一般需要4~6颗种植体
- 可摘式下颌修复体取决于所需的稳定性，一

般需要2~5颗种植体不等

下颌可摘式覆盖义齿主要有两种固位形式：独立的球帽或者Locator™（Zest Anchors LLC, Escondido, CA, USA）系统和杆卡附着体，不同的附着体系统在覆盖义齿维护、种植体存留率、患者满意度[6]等方面具有各自的优势。

需要提交并获得患者签字的知情同意书，它具有多方面的用途，包括在心理和经济上为患者做好准备，提醒患者和外科医生在植入时或术后可能发生的并发症，以及向患者提供与治疗计划有关的相关信息的书面证明。此形式必须用于复杂的治疗，例如种植体固位式修复体，以防止患者和外科医生之间的沟通失误以及可能出现的法律问题。

知情同意书应包括以下几项内容：

- 患者选择的治疗方案（固定或可摘式修复体，种植体的数量和将用于种植体固位修复体的附着体类型：球帽、Locator™或者杆卡附着体）
- 修复治疗的费用和维护的费用，包括更换一些部件，这些部件将在未来几年由于机械磨损而更换。球帽、Locator™或者杆卡附着体以及修复体螺丝，当它们失去固位力的时候必须更换。此外，当对颌牙是由比丙烯酸树脂硬度更大的天然牙或陶瓷修复体组成的时候，义齿可能磨损得很快
- 义齿的预后
- 与种植体及附着体相关的并发症，如种植体周围炎、种植体折断、附着体部件折断、固位螺钉断裂或松动、骨结合丧失等
- 手术并发症，如感染、缝合线脱落、二期愈合、瘀血、肿胀、感觉异常、出血、进食和说话困难、张口受限
- 愈合阶段的持续时间，例如，种植体植入后的1~2周内，患者将不能佩戴下颌修复体。

此后，在最终修复体安装前，将在义齿上添加一次或多次软衬

在对患者进行评估和制订治疗方案时，软硬组织评估需要考虑以下几个方面：

- 种植体的数量和位置
- 可用于种植体植入的骨宽度和高度
- 骨密度
- 手术方法：一期或二期手术
- 无牙颌下颌骨的解剖，包括颏孔的位置和前后区域的舌侧凹陷的程度
- 残根、阻生牙或任何骨疾病
- 牙槽嵴形态及对骨重建的需求
- 软组织病变（如扁平苔藓、念珠菌病）的存在
- 前庭沟深度及无牙颌牙槽嵴角化牙龈宽度
- 前牙殆间隙：种植体支持式可摘修复体一般需要在软组织顶与相对的上颌骨牙列殆平面之间至少有12mm的间隙。如果可用的垂直空间较小，必须考虑使用种植固定式修复体

8.3 外科解剖

根据下颌修复采用固定式或可摘式等不同的类型，建议植入种植体的数量可能有所不同。对于一个固定修复体，一般至少需要4颗种植体来承受咬合力。对于可摘式修复体，植入的数量可能在2～5个之间，这取决于设计的修复类型（单个附着体还是杆卡式附着体）。随着植入物的数量和骨吸收严重程度的增加，损伤重要结构的风险也会增加。因此，在下颌骨种植体的手术植入过程中，必须考虑到几个解剖标志。

全景曲面体层片提供重要结构的概况和预估骨的高度，而通过头影测量片可以更精确地测量下颌骨前牙区的骨宽度和高度。然而，随着以最小辐射剂量投照患者的新型三维成像技术的发展，CBCT逐渐被推荐，使用带有阻射标记的放射导板可以减少重要结构在手术中遭受不可逆损害的风险（图8.1a，b）。例如，如果下颌管或颏孔不容易在全景片上显示，或牙槽嵴顶与下颌神经管之间的距离有限，CBCT分析就变得必不可少。放射导板通常由旧义齿或新义齿的复制品制作而成，并可在影像学检查完成后转换为手术导板。用硫酸钡或牙胶制成的标记物置于种植体的理想位置。这些信息将有助于种植体植入的外科手术设计。最初的口内检查使外科医生能够通过望诊和触诊来评估下颌牙槽嵴解剖结构与颏孔的位置。一旦修复医生和外科医生在手术导板上确认了种植体位置，就可以安排手术。在手术过程中需要特别注意，以防止切断主要神经或其分支以及主要血管。因此，外科医生需要具备口腔颌面解剖学的知识，能够识别和定位下颌重要结构，以减少术中或术后并发症的发生。

8.3.1 下牙槽神经管

下颌神经是三叉神经的3个分支之一。其中一个分支是下牙槽神经，从下颌小舌的内表面通过下颌管进入下颌骨。它向前延伸至前磨牙区，在那里分为颏孔和切牙管[7-8]。下颌管包含下牙槽神经血管（IAN）束，它为下颌骨提供了主要的血液供应和神经支配。IAN通常从下颌骨的舌侧由后向前方运行，经过磨牙区位于舌侧和颊侧皮质骨板中间[9]，向前逐渐向颊侧骨板靠近，最终由颏孔穿出。IAN包含一条较大的神经干，一条较小的动脉和较小的静脉[10]。由于预备种植窝的手术可能对IAN的损伤导致暂时性或永久性的神经病变或术中过多出血[11]，因此术前定位下颌神经管是非常重要的。建议与下颌神经管保持约2mm的最小安全距离[12]。如果用全景X线片来估算垂直骨高度，必须考虑到放大倍数（25%～30%）[13-14]。一种解决办法是让患者戴入已

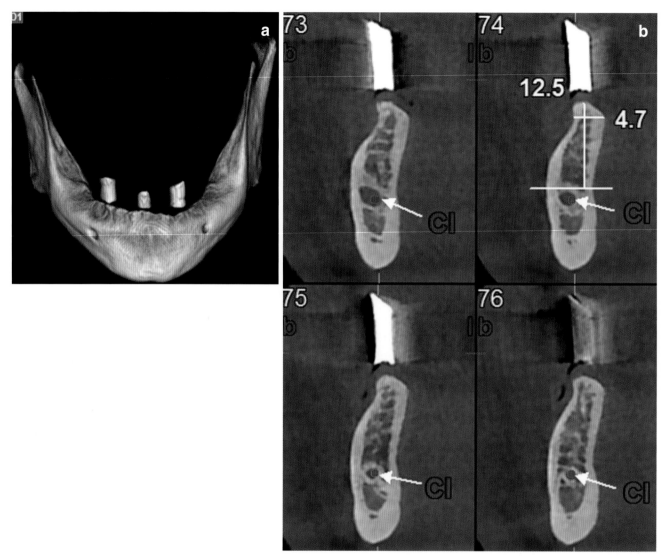

图8.1 （a）使用CBCT技术与就位的放射导板进行三维重建的无牙颌下颌骨。照片由加拿大蒙特尔大学牙科医学院M. Schmittbuhl 医生提供；（b）#43牙种植区横断面不透X线标记物：颊舌宽度和骨高度以毫米为单位进行测量。照片由加拿大蒙特尔大学牙科医学院M. Schmittbuhl 医生提供。

知直径的小金属钢珠进行拍摄，在胶片上进行放大系数的计算。如果在全景X线片上发现下颌神经管不明显或者下颌无牙颌患者的后牙区骨高度常常有限，那么就建议使用CBCT检查。在任何情况下预备种植窝时，外科医生都不应该依靠手感反馈来定位下颌神经管的上壁皮质骨板，因为每名患者的骨密度不同，而且神经管上壁皮质骨板并不总是能够阻止钻头穿透下颌神经管。

8.3.2　颏孔

穿出前磨牙区颏孔的下牙槽神经支配牙龈从中线到第二前磨牙区的黏膜、下唇、孔间区皮肤、颏部。同时，下牙槽神经的一个切牙分支继续向近中走行分布于切牙。人们认为它向前进入切牙管，或者进入松质骨的髓腔[15-17]。38%的颏孔位于下颌第一前磨牙和第二前磨牙之间，27.5%的颏孔位于第二前磨牙[18]长轴上，但也有可能位于尖牙或第一磨牙[19-20]（图8.2）。在极少数情况下，颏神经也可能会有两个分支（图8.3）。颏孔[21]在垂直向位置上变化较大，因此，若要将种植体植入颏孔的邻近区域时，必须采用CBCT技术准确定位颏孔的位置。无牙颌患者发生骨吸收时，常常发现颏孔靠近牙槽嵴顶。在一些严重吸收的下颌骨中，颏孔可能位于牙槽嵴顶表面，这可能引起长期的不适，甚至在某些情况下，可摘全口义齿[22]压迫颏神经可引起间歇性的感觉异常（图8.4）。增加种植体数量以支持修复体将减轻对颏孔的压迫，并防止神经感觉异常的并发症。

下牙槽神经管在颏孔处向前延伸形成前环，传统的二维影像学可能会低估或高估前环的长度[23]。前环位于颏孔的前下方，因为所使用的投照方法的不同（常规X线片与CBCT）[24-29]，其发生率（31%～97%）和长度（0～7mm）都有很大差异。尸体研究显示其相似的发生率（0～63%）和长度（0～6mm）[30-32]。建议最远端种植体的远端面与颏孔之间应保持6mm的安全距离[33]。在手术过程中，使用全层黏骨膜瓣直视下定位颏孔可以避免手术医生对颏孔内的神经血管造成任何损伤。在颏孔的入口有一个骨性冠状突起，保护其内容物。一旦在黏骨膜瓣翻起时，这一解剖特征就显露出来，将提示外科医生，颏神经就在附近，必须用钝性分离轻压迫的方式去暴露颏孔的冠状部分，以避免切断一个或多个颏神经的分支。

8.3.3 舌孔

在下颌骨中线附近，舌下动脉和颏下动脉形成动脉吻合，通过一个或多个孔[34]进入下颌骨舌侧，这在二维影像学上是看不到的。在99%的尸体解剖[35]中可以发现舌孔。舌下动脉和切牙动脉之间也有可能吻合。在舌孔中预备种植窝造成的创伤可能引起出血，导致严重危及生命的口

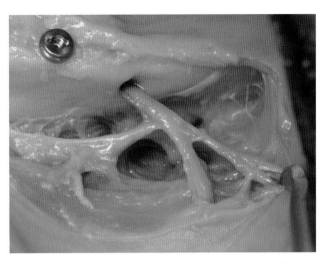

图8.2　尸体解剖时显露的颏孔。照片由法国斯特拉斯堡大学牙科医学院A. Boukari医生和M. Schmittbuhl医生提供。

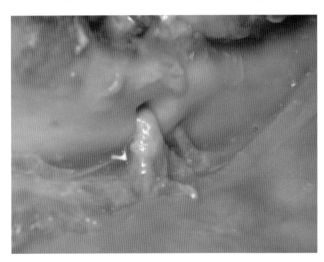

图8.3　尸体解剖时暴露的分叉颏孔。照片由法国斯特拉斯堡大学牙科医学院A. Boukari医生和M. Schmittbuhl医生提供。

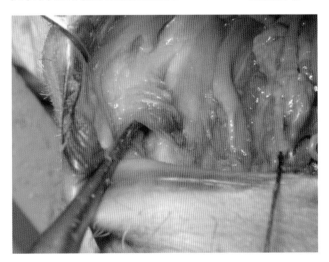

图8.4　尸体解剖时，显露位于下颌牙槽嵴顶部的颏孔。照片由法国斯特拉斯堡大学牙科医学院A. Boukari医生和M. Schmittbuhl医生提供。

底血肿[36-38]。通过对来自5个不同国家639例部分或完全无牙颌患者的CBCT研究，发现舌孔距离牙槽嵴（18.33±5.45）mm，冠状向距离下颌骨的边缘（17.40±7.52）mm，平均直径为（0.89±0.40）mm[39]。大多数的舌孔都是单管型，大约占76.8%，其中直径为>1mm的约占24.4%，如果损伤[40]，有可能导致过度出血。因此，在老年无牙颌患者中，特别是在孔间区域骨高度显著丧失的中线附近植入种植体存在着潜在的风险。

8.3.4 切牙管

尸体解剖显示，切牙管的发生率为96%，它是下牙槽神经管的近中延伸段，平均直径为（1.8±0.5）mm，其中能够到达下颌骨中线的大约占18%[41]。在全景X线片上发现切牙管的概率为2.7%~51%[42-43]，但在CBCT图像中发现的概率在90%以上[43-44]。通常在下颌骨前区植入种植体时，避开颏孔，忽略切牙管的存在已经成为普遍的做法。然而，管的直径越大，神经感觉并发症或术中出血的风险就越大[45-46]。因此，如果在下颌骨前区计划植入长种植体（>10mm）时，建议通过CBCT观察孔间区域，以预防可能出现的神经感觉并发症。

8.3.5 牙槽嵴形态

下颌牙槽嵴的形状有着显著的差异。在前磨牙区和磨牙区，牙槽嵴的形态可以是一个平行的形状即冠状部分与基底部分一样宽度（P形）或比其基底部分窄（C形）。此外，下颌骨后部区域的颌下腺窝附近可能出现舌侧切迹（U形），这可能会影响或不影响种植体植入时的可用骨高度[47-48]。颌下腺窝位于下颌舌骨肌附丽的下颌舌骨肌线下方，包括下颌下腺、舌下和颏下动脉，这些动脉与舌侧骨板[49]紧密相连。舌下腺窝位于前磨牙和磨牙区，颌下腺窝的前部和冠方，在下颌舌骨肌线上方。研

究发现约占49%的病例存在舌侧孔，而其发生在颏下动脉分支进入下颌舌侧骨板入口附近的病例占53%[50]。因此，需要非常小心以防止舌侧骨板穿孔而导致这些重要结构的损伤。在对无牙颌患者第一前磨牙/尖牙区、第一和第二磨牙区进行CBCT研究时，发现90%的第二磨牙区、56%的第一磨牙区、14%的第一前磨牙/尖牙区存在舌侧切迹。磨牙区平均切迹深度3.7mm，第一前磨牙/尖牙区平均切迹深度0.8mm。笔者发现，下颌神经管越靠近基底骨，舌侧切迹的发生率越高。在前牙区，也可以观察到切迹。研究发现舌侧牙槽突与咬合面之间的夹角在37°~125°[52]。虽然术前和术中的触诊可能是有用的，但CBCT仍然被推荐用于观察舌侧切迹。通过三维分析，修改种植体的角度，以便在植入时保持种植体在骨内，防止舌侧骨板穿孔。否则，就有可能发生靠近舌侧骨板的血管损伤导致患者面临危及生命的出血风险[53-55]。

8.3.6 下颌舌骨肌

在种植手术时，种植体需要充分进入牙槽嵴，此时翻瓣的过程会涉及附着于下颌骨的多块肌肉。在这些肌肉中，外科医生特别关注下颌舌骨肌、颏肌、颏舌肌和颏舌骨肌。从正中联合到第三磨牙区，下颌舌骨肌起源于下颌舌骨肌线，进入舌骨，通过舌头的下方支撑口底[56]。它们是舌下腺窝和颌下腺窝之间的重要屏障。由于它们位于舌下动脉和颏下动脉附近，必须使用尖锐的骨膜分离器进行剥离。

8.3.7 颏肌

在下颌前牙区，为了暴露骨面，必须剥离附着于牙槽嵴颊侧面的部分颏肌在内的全层黏骨膜瓣。这些成对的肌肉起源于切牙窝，并进入颏部皮肤[57]。注意不能完全剥离颏肌，因为可能导致肌肉不能很好地附着在牙槽骨上，并可能导致下唇下

垂。种植体植入时，较好地显露牙槽嵴冠状向的骨形态，此时只需要部分剥离颏肌即可（图8.5）。

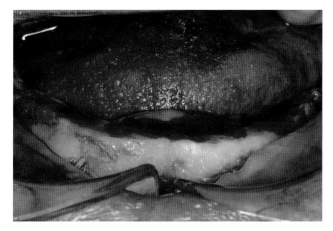

图8.5 下颌骨前部所示的颏肌。

8.3.8 颏棘，颏舌肌和颏舌骨肌

颏棘是位于下颌骨中线的小骨隆起，位于牙槽嵴舌侧，靠近下颌骨的下缘[59]。颏舌肌和颏舌骨肌分别起源于上颏棘和下颏棘。舌孔可能位于上、下颏棘之间，位于颏棘的顶部或外侧[60]。使用CBCT图像可以发现颏棘8～9mm宽，7～9mm高[61]。在严重吸收的下颌骨中颏棘通常暴露于黏膜下，可以通过骨成形术稍做修改，以便在植入种植体后立即放置愈合基台（图8.6），但不能过度显露颏舌肌，以防止舌后缩和可能出现的气道阻塞[62]。

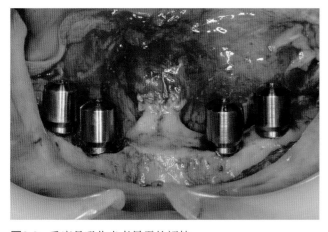

图8.6 重度骨吸收患者暴露的颏棘。

8.4 老年患者减少焦虑、风险和发病率的策略

8.4.1 手术计划和时间管理

老年人在长时间的手术过程中很容易疲劳。因此，选择种植体植入的理想时间是在上午。当患者睡个好觉，有了充足的能量储备，他/她在手术过程中可能更容易配合。此外，在患者进入手术室之前，种植外科医生必须尽可能多地准备几套手术方案，这将优化对患者的时间安排，缩短手术干预的时间。在患者报告结局的调查中，较短的种植手术时间与较低的视觉模拟评分（VAS）有关，如疼痛、肿胀、出血和瘀伤[63]。如有需要，在预约外科手术之前，应与内科医生做所有必要的安排，如病假、体格检查或血液检查。患者服用华法林如果不能在治疗期间获得INR（凝血酶国际标准化比率），可能会显著延长手术时间，增加术后出血相关并发症的风险。外科医生在术前获得手术区域合适的X线片能够评估手术过程中可能出现的解剖障碍，并预先设计好解决方案。通过识别重要的解剖结构以及可用的骨量和牙槽嵴形态，外科医生将更清楚地了解要完成的手术步骤。此外，外科医生应该及时培训和学习新的外科技术以提高自己的技能与效率。手术时应提供外科导板，指示所需的理想植入位置以便于缩短手术时间。

由于老年人往往有身体功能上的限制，因此有必要在手术开始和结束时留出足够的时间进行术前与术后指导。需要有一个陪同者来协助和帮助失去自主性的患者，这样可以为患者和外科医生节省时间。手术结束后，手术室要继续保持可用状态，如果无法实现，另一个选择是提供一个复苏室。有些患者可能会要求在手术过程中保持半坐姿或在手术过程中暂停。手术小组应同意这一要求，并相应地调整房间和安排时间。同时应准备靠垫和毯子，使

老年患者躺在牙科椅上更舒适。

8.4.2　外科医生与老年患者的沟通

据估计，在美国80岁以上人群中，听力和视力障碍的患病率为11.3%，只有19%的人没有任何感官障碍[64]。此外，据估计，全球有4000万人患有痴呆症，这种疾病主要影响60岁以上的人，预计到2050年，这一数字将每20年翻一番[65]。患有痴呆症的人可能会丧失记忆，难以推理和思考，这种情况会干扰他们的日常活动。而阿尔茨海默病正是痴呆症最常见的病因[66]。因此，老年人可能并不总能听到、理解或记住外科医生和医护人员的指示。此外，内向、顺从、刻板、谨慎和抑郁都是老年人常见的性格特征[67]。所以，外科医生和老年患者之间的初次接触是极为重要的。

由于有些患者可能会容易忘记手术时给出的指导，所以需要了解他们情况的人陪同患者，以确保患者理解治疗计划，遵守术后护理和随访。陪同人员应出席治疗计划和术前讨论，以及术前和术后的约诊，确保患者已清楚地了解治疗步骤和相关费用。老年患者的心理准备是非常重要的，因为他们可能对种植手术非常焦虑。陪同人员也应做好充分准备，并应了解种植体支持下颌总义齿制作过程中涉及的不同临床步骤。外科医生和修复牙医可以通过解释性的宣传单、插图和简短的视频来完成这项工作。因此，需要简洁而明确的解释，以确保老年患者了解手术过程，并对术后结果有现实的期望。外科医生必需调整他的语言和非语言沟通技能的几个方面，以帮助患有认知障碍的老年患者[68]。例如，他应该使用短词和单句，说得慢而清楚，在回答下一个问题之前等待回答。他应该愿意重复指示，并且应该假设老人理解的比他/她所能表达的要多。此外，与语言交流相结合，运用非语言技能对增强信心和减少患者的焦虑也很重要，如保持眼神接触、平静地移动、微笑和使用温和的手势。

8.4.3　焦虑管理

与年轻人群一样，老年患者可能对种植等外科手术治疗表现出恐惧或焦虑的心态。据统计，老年人群的牙科焦虑或恐惧症在8%～12%[69-70]。尽管发现50岁或50岁以上的人群中与牙齿相关的焦虑患病率随着年龄的增长呈下降趋势，但在无牙颌患者中发现这一比例更高[70]。无论是减少焦虑的唯一选择，还是作为镇静剂的辅助治疗，都应该向患者提供一种或多种管理焦虑的心理策略。医生应该总是以同情、耐心和尊重的态度对待老年患者，每次就诊时，外科医生和患者之间都必须保持良好的沟通。这将使外科医生了解患者的恐惧，以便找到最好的方法来减少患者的焦虑。也有助于促进外科医生与患者的沟通，并且最可能有助于在执行临床治疗步骤期间提高外科医生的效率。对于不太焦虑的患者，心理疗法可能就足够了；而对于恐惧的患者，可能需要心理疗法和镇静的结合。无论选择何种方式，安静、关怀的环境对于减少患者手术过程中的焦虑和恐惧都具有重要作用。

对于轻度焦虑的患者，外科医生通过相互信任的关系，以及传达明确而简单的治疗信息，就能够管理和减少患者的焦虑[71]。关键是要给患者一种治疗进展顺利和一切都在控制之中的感觉。对于中度至重度焦虑患者，焦虑治疗可能需要使用镇静剂如氧化亚氮（笑气）以及口服或静脉注射（Ⅳ）镇静药物，并辅以其他策略如分散注意力、放松或制订更好的应对方法等[72]。当遇到更高程度的焦虑时，可能需要静脉注射镇静药物以及更复杂的心理治疗方法，如系统脱敏、催眠和认知重构。这些方法需要额外培训或需要一个熟悉该领域的心理治疗专家的帮助。在最极端的情况下，可能建议使用全身麻醉，但也有人可能会质疑，这种患者是否应该接受如种植体支持下颌义齿这样复杂的治疗。

外科医生必须掌握与患者相关医疗和沟通的几项技能，为患者提供一个安全的环境，降低患者的焦虑程度：

- 允许患者控制
- 感同身受
- 善于接受患者的关注点
- 积极倾听（包括回应患者所说的话）
- 提供信息
- 建立信任和信心的纽带

它也可能涉及使用下列实用的策略，尽管不是全部：

- 允许手术操作的中断
- 约定一个代号，以便患者可以方便地与外科医生沟通
- 利用视觉或听觉来分散患者注意力
- 利用正强化手段，鼓励患者
- 利用呼吸技巧，引导患者放松

8.4.4　镇静技术

衰老过程往往会影响组织和器官的功能，这可能会影响患者对药物的反应能力。这些变化导致老年个体在摄入药物后出现更高的峰值浓度和更长的药效持续时间。衰老对每个人的影响并不相同，有些人可能比其他人更容易患上与年龄有关的疾病。例如，随着年龄的增长，肺组织的弹性降低，肋间肌萎缩。此外，随着年龄的增长，心排出量和肾、肝血流减少[73]。因此，在给老年人开处方和服用镇静剂时必须小心，以防止用药过量以及不希望出现的与呼吸系统和心血管系统有关的并发症。在第一次就诊时，应先给予较低剂量的局麻药、镇痛药或镇静剂，然后在复诊时必须再次用药前采用剂量滴定方法调整。在向老年人推荐镇静剂前，应与内科医生合作确定患者的生理状态及是否存在共

存疾病。美国麻醉师协会（ASA）公布了患者术前准备的分类体系[74]。只有ASA Ⅰ类和Ⅱ类老年患者应给予口服或静脉镇静，以降低可能产生致命性心血管或呼吸系统并发症的风险。需要注意的是，对于肾功能或肝功能受损的老年人，需要降低口服和静脉注射镇静剂量。常规药物应照常服用，剂量不做任何改变，液体类药物要在镇静前服用。

重要的是，在患者选择任何镇静程序以减少他/她的焦虑之前，必须给出精确而清晰的指导。同样重要的是术前1天午夜后不要进食，以防止恶心，并让药物及时代谢，使镇静药物摄入后尽快感受到其效果。服用口服或静脉注射镇静剂时，不得饮酒或服用其他消遣性毒品。建议术前1小时口服镇静剂，所以应由专人陪同患者前往门诊。对口服和静脉注射镇静剂的患者应在手术后有人陪同返回其家中，并由指定人员在患者身边停留24小时，以防止意外跌倒造成的伤害。为减少误解，应向患者及其陪同人员提供文字性的医嘱。

吸入氧化亚氮镇静药是老年焦虑患者最安全的镇静方法。氧化亚氮是一种无色、无味、不易燃、无刺激性的无机物气体，有轻至中度的镇静作用[75]。此外，它还能给轻度镇静的患者提供氧合作用，不会引起呼吸抑制；它被患者迅速清除，对心血管系统没有明显影响；它是快速可逆的，通常不会影响外科医生在下颌骨上的手术。

老年患者经常服用多种药物，这些药物可能与常用的镇静剂相互作用，所以老年患者口服镇静剂的选择可能比较困难。同时，给这些患者采用剂量滴定调整往往更为复杂[76]。苯二氮䓬类药物如三唑仑（0.0625~0.125mg）和新型的非巴比妥类镇静催眠药物唑吡坦（5~10mg），因其半衰期不长（分别为5.7~11小时和1.4~4.5小时），适用于轻度焦虑的老年患者[75]。此外，苯二氮䓬类药物还具有抗惊

厥和肌肉松弛作用。胃肠道迅速吸收，肝脏代谢，因此重要的是服用前不能吃任何食物。由于老年人新陈代谢下降，应减少对其的剂量。苯二氮䓬类药物禁忌证包括有过敏反应史、精神病史和急性闭角型青光眼。抗组胺药物如苯海拉明（25~50mg）和羟嗪（50~100mg）也可以使用，尽管它们没有抗焦虑作用，但是对老年人是安全的[76]。服用抗组胺药物的老年患者可能会出现唾液分泌减少，从而加剧多重用药导致的口干。还可能发生的并发症包括低血压、呼吸暂停和心血管损害或呼吸抑制导致的意识丧失[76]。

静脉注射镇静剂在老年人群中通常是安全的。在静脉注射镇静过程中，强烈建议持续监测生命体征，包括脉搏血氧测定、超声心动图、血压以及通过鼻导管输送氧气。由于老年人的皮肤较薄，常常失去弹性，而且静脉通常更脆弱，因此很难找到静脉并且进入静脉血管。咪达唑仑（0.5~4mg；max=10mg）是一种短效苯二氮䓬类药物，是老年患者静脉注射镇静剂的首选，因为它是一种短效镇静剂，可以用其拮抗剂氟马西尼逆转。老年人镇静药的剂量滴定应缓慢调整，并由经验丰富的专业医生进行。因为有增加谵妄和跌倒的风险，术后必须监测。除非生命体征已恢复正常，并有陪同，否则不得出院。

8.4.5　微创手术入路

老年人越健康，越能承受复杂治疗，包括可以植入更多颗种植体。对于ASA Ⅱ类或Ⅲ类老年患者，建议进行持续时间短、局麻剂用量最少的手术。因此，在这些患者中，微创手术将使外科医生实现这两个目标。有两种方法可以实现此目标：减少种植体数目或使用计算机辅助引导手术（CAGS）进行不翻瓣手术。

双种植体辅助下颌覆盖义齿与传统下颌覆盖义

齿相比，可以显著提高患者的满意度[77]。因此，对于那些希望在降低治疗成本的同时提高生活质量的人来说，这种治疗是一种极好的选择，并且被认为是最低治疗标准[78]。在孔间区域放置2颗种植体要比放置4颗或5颗种植体简单，因为只要颏孔位置能明确定位，就不需要手术中暴露和辨认颏孔。位于角化龈中间的切口，从第一前磨牙延伸至对侧前磨牙，一般足以翻起全厚黏膜瓣，显露牙槽嵴的颊侧和舌侧。如果没有获得足够的视野暴露牙槽嵴，可以对两侧的颏孔近中侧进行短的（3~4mm长）垂直松弛切口。此后，手术导板可用于种植体部位的制备。与标准入路定位颏孔所需的磨牙-磨牙的牙槽嵴顶切口相比，该入路黏膜瓣更小，术中暴露的牙槽骨面积较小。因此，它将减少手术时间和术后的并发症。

另一种近年来越来越流行的方法是计算机辅助引导手术（CAGS），因为它的侵入性极小。最近的一项系统综述显示，平均随访22.6个月后，全口无牙颌患者行CAGS全口义齿修复的术后发病率最低，存留率为97.2%，与文献报道的徒手翻瓣手术术后结果相似[79]。这种方法在手术前需要几个步骤。首先，对带有放射学导板的下颌骨进行三维成像（CT或CBCT），放射学导板可以是现有义齿的复制品，也可以是透明丙烯酸树脂的新义齿。在制作放射学导板时，树脂必须与硫酸钡混合，以保证其对放射线阻射。图像一旦储存就会被传输到计算机软件中，这样外科医生就可以根据周围的解剖结构和未来的义齿，将种植体设计在理想的位置。一旦确定了植入位置，数据就会记录在软件中并发送到实验室。在那里，技术人员制作一个下颌骨的虚拟模型，并使用计算机辅助制造（CAM）技术创建一个手术导板。在手术时，CAM手术导板依靠通过牙龈或黏膜插入骨内的固定螺钉固定到位。在手术导板引导下，逐渐增加钻头的直径并以精确的角度和深度引导种植窝制备。因此，用这种方法不需要翻瓣。然而，CAGS可能会出现线性和角度偏差，特别是在种植体较长的情况下[80-81]。偏差引起的种植窝可能会影响手术和修复效果。重要的是，很少有研究来评估使用CAGS法植入种植体进行义齿修复后5年以上的长期成功率[82]。这种手术的高成本也可能影响患者的选择。此外，不翻瓣入路将无法使外科医生保留角化龈的量以及必要时进行的牙槽嵴重塑。

近年来，人们在努力减少医学和牙科手术的数量。对于患者下颌骨的种植修复，一种常用的解决方案是在种植体植入时同期放置愈合基台。无牙下颌骨的研究表明，植入同期放置愈合基台的一期手术与埋入8周后更换愈合基台的种植手术之间，在成功率和冠方骨改建方面并无差异[83]。目前，为了避免额外的外科手术，在种植体植入时放置愈合基台是一种常见的做法。除了种植体植入时需要同期植骨外，此种情况下，将在种植体平台上放置覆盖螺丝，并通过缝合获得创口一期关闭。

8.5 膜龈考量

8.5.1 角化牙龈的重要性和优势

角化牙龈（KG）是指位于天然牙列和种植体周围的膜龈交界与龈缘之间的牙龈。它呈粉红色，坚韧不可移动，具有角质化，附着在牙槽骨上，邻近牙龈沟区域的黏膜除外。研究者最初在横断面研究中发现，所有天然牙齿周围角化牙龈＜2mm的部位均有炎症的迹象，然而80%的位点中角化牙龈≥2mm的天然牙在临床上处于健康状态[84]。根据他们的研究结果，建议在牙齿周围保持最小2mm的角化牙龈宽度，以保持健康的牙周组织。然而，进一步的研究表明，角化牙龈宽度在2mm以下的牙齿，通过适当的口腔保健和炎症控制也可以维持牙周健康[85-87]。

和天然牙的牙周组织一样，种植体也有一个生物区，包括结缔组织和上皮附着以及牙龈沟。然而，种植体周围组织与天然牙牙周组织具有根本区别。动物研究表明，与天然牙列的结合上皮相比，种植体周上皮的封闭能力较弱[88-89]，但对于种植体表面与上皮之间结合较弱的原因尚不清楚。在临床上，使用标准压力牙周探针探查时发现与健康的牙周组织相比，在健康的种植体周围组织上的平均探测深度额外增加了1mm[90]。这是因为种植体周围组织的探测阻力降低所致，与天然牙相比，种植体没有牙骨质和牙周韧带，这可能在一定程度上解释了为什么种植体周围的结缔组织纤维方向趋于水平，而天然牙列周围的结缔组织纤维方向趋于垂直[91]。有研究表明，这种较弱的种植体周封闭性能可能会导致牙龈萎缩[92]和种植体周围炎，这是一种由牙菌斑生物膜引起的种植体周围组织的慢性炎症性疾病，相当于天然牙列中的牙周炎。事实上，自身对照的纵向动物研究表明，种植体周围炎病灶深入牙槽骨，而在牙周炎病灶中，炎症病灶与牙槽骨之间存在结缔组织层[93]。几个最近的系统性综述表明，相对于植入位点极少有或完全没有角化牙龈而言，存在角化牙龈≥2mm的植入位点与菌斑堆积、炎症表现、牙龈萎缩、附着丧失等症状较轻具有相关性[94-96]。

在种植体支持全口义齿修复的患者中，角化牙龈宽度不足会导致不适。据报道，在没有角化牙龈的地方，口腔卫生维护时会带来疼痛[97]。这种不适可以用咀嚼过程中非角质化黏膜的移动引起的刺激来解释[97-98]。从本质上来说，由于角化牙龈比黏膜更结实，所以手术处理起来更容易。在无牙颌患者中，需要分离和翻起多块肌肉附着才能到达下面的颌骨，而从角化牙龈处切开翻起黏骨膜瓣的技术难度要低一些。因此，建议术前应保留至少2mm的角化牙龈带，以便于无牙颌患者种植手术中的软组织处理。如果无法实现，可以在手术前、第二阶段手术中或种植体支持义齿完成后，进行几次手术来增加角化牙龈带。

8.5.2　下颌骨角化牙龈增量术

在下颌中度至重度吸收的无牙颌患者中，常观察到覆盖牙槽嵴的狭窄角化牙龈带（＜2mm）。两种手术方法可显著增加无牙颌牙槽嵴角化牙龈的宽度[99]。Bjorn最初报道游离龈移植物是为了纠正牙龈萎缩、角化牙龈不足等牙龈黏膜问题[100]。第一个阐明这个概念的病例：是一名67岁的男性患者，他以前是吸烟者，由于舌肿瘤进行了部分舌切除，随后在4年前进行了皮肤移植。角化牙龈带＜2mm（图8.7a，b），患者下颌骨存在#37和#38牙，上颌骨大部分牙齿很大程度上得到了修复。患者下颌需要一副由种植体辅助和牙齿支持的混合支持式覆盖义齿，通过两颗种植体和Locator™附件以稳固其未来的修复体。用2%利多卡因混合1∶100000（或

1∶50000）肾上腺素在颊舌侧进行局部浸润麻醉后，为了保持牙槽嵴的骨膜，仅剥离一个中厚层的信封瓣（图8.8a，b）。必须注意切口应在角化牙龈的中间，以利于缝合。外科医生采集1~2块1.5mm厚，并且长度和宽度合适的牙龈移植物，必须包括上皮和一层结缔组织，以确保足够的血管再生。用氰基丙烯酸盐口腔黏合剂（Periacryl®，GluStitch Inc.，Delta, BC, Canada）将氧化再生纤维素膜（Surgicel®，Ethicon Inc., Somerville, NJ, USA）覆盖固定在腭部的供体区（图8.9）。最常见的供体部位是腭部、无牙颌牙槽嵴或上颌结节。将2块游离牙龈移植物用5-0丝线间断缝合固定在骨膜上（图8.10a，b）。将颊瓣根向移动与骨膜缝合，舌瓣不缝合，因为在愈合过程中舌瓣会自行重新附着。术后2周拆除缝线并评估早期愈合情况。3个月后，可以观察到角化牙龈带明显增加（图8.11）。进行种植一期手术，翻起全厚层的黏膜瓣，在#32和#42植入2颗种植体并放置有5mm高度的愈合基台（图8.12）。用4-0丝线缝合颊

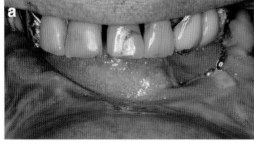
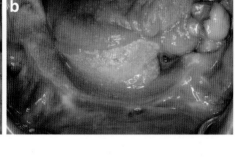

图8.7　（a，b）部分舌切除术患者下颌部分无牙颌的颊面及殆面观。

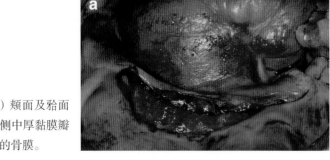
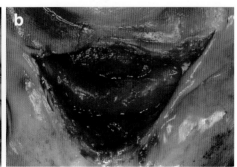

图8.8　（a，b）颊面及殆面观显示颊侧和舌侧中厚黏膜瓣显露牙槽嵴顶上的骨膜。

舌侧瓣（图8.13）。

　另一种技术敏感性较低的方法是在种植体骨结合后进行游离龈移植。第二例是一名65岁男性，

他表现为牙龈进行性萎缩，他的种植体中线的颊侧角化牙龈带（1mm）不足（图8.14）。在膜龈联合处切开，在种植体颊侧翻起半厚层黏膜瓣。取自上颌腭部靠近后牙区牙龈嵴顶的游离牙龈移植物，缝合在种植体颊侧（图8.15）。止血后在供体部位放置含氰基丙烯酸盐组织黏合剂的纤维素敷料进行保护（图8.16）。牙周敷料（Coe-Pak®, GC America Inc., Alsip, IL, USA）覆盖受体区保护移植物，嘱咐患者术后1周不可以佩戴义齿，直到敷料去除后（图8.17a，b）。1周后，可以看到移植物表面坏死，但它已经附着在骨膜上（图8.18）。缝线拆除后，告知患者要用软毛牙刷轻轻刷牙。2周后，牙龈移植物逐渐角化，角化牙龈带明显增加（图8.19）。在种

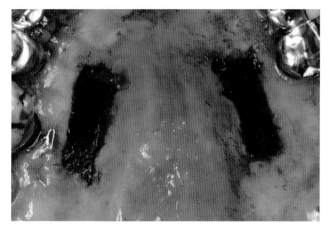

图8.9 采集牙龈瓣后供区的𬌗面观。

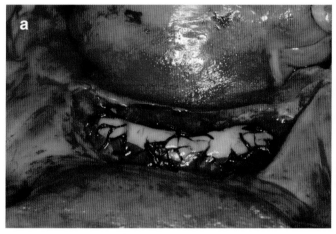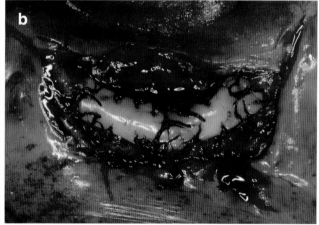

图8.10 （a，b）两块游离龈移植物缝合在骨膜上的颊面及𬌗面观。

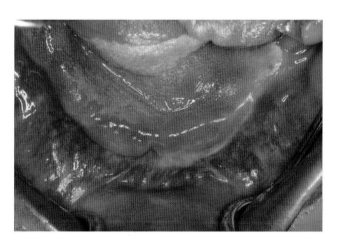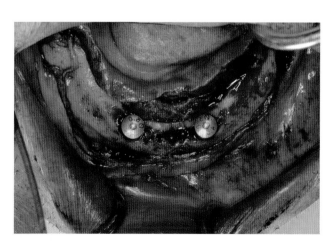

图8.11 游离龈移植术3个月后下颌牙槽嵴的𬌗面观。

图8.12 在#32和#42牙植入两颗骨内种植体后的下颌牙槽嵴的𬌗面观。

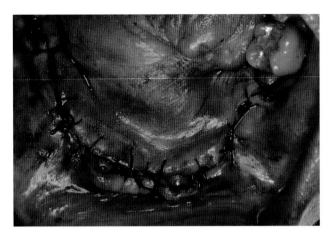

图8.13　黏膜瓣采用4-0丝线缝合。

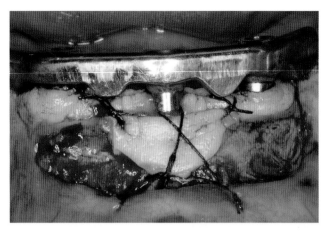

图8.15　颊面观可见游离龈移植物与中间种植体颊面骨膜缝合。

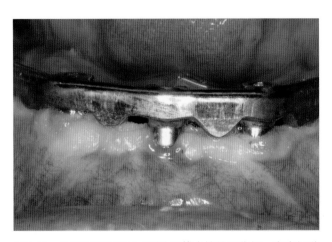

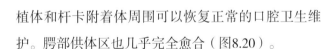

图8.14　从颊面观可见由3颗种植体支撑的固位杆，在中间种植体的颊面有膜龈缺损。

植体和杆卡附着体周围可以恢复正常的口腔卫生维护。腭部供体区也几乎完全愈合（图8.20）。

　　与游离龈移植相比，根向移位瓣是一种更为保守的方法，因为不需要供区。然而，为了能够在根尖向缝合，在下颌牙槽嵴上至少需要颊舌向宽度为1mm的角化牙龈[99]。首先在剩下的角化牙龈带中间进行切口，然后在颊侧抬起一个半厚黏膜瓣，以显露骨膜。颊瓣在所需的位置缝合在下面的骨膜上。下颌总义齿或覆盖义齿至少2周内不能佩戴。在术后复诊时，通常可以看到角化牙龈的宽度增加。迁移到伤口区域的颗粒细胞决定了覆盖暴露骨膜的新组织的性质[101-103]。由于这种暴露的骨膜完全被角化

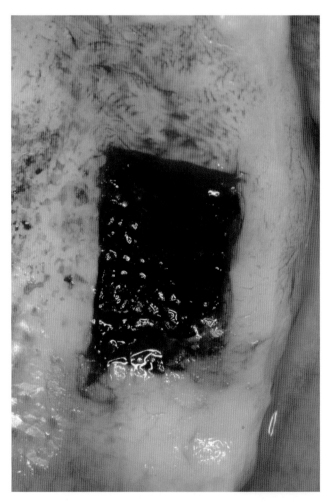

图8.16　采集游离龈后的供区的殆面观。

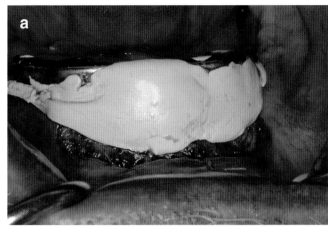
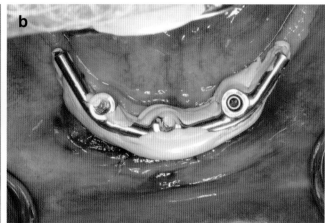

图8.17 （a，b）用于覆盖游离牙龈移植物的牙周敷料的颊面及殆面观。

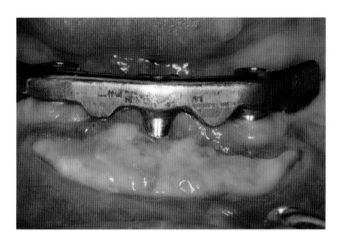

图8.18 游离牙龈移植物愈合1周后的颊面观。

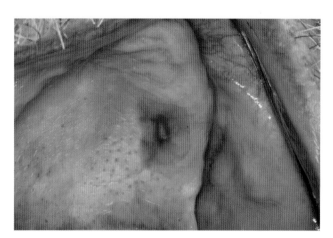

图8.20 供区愈合3周后的殆面观。

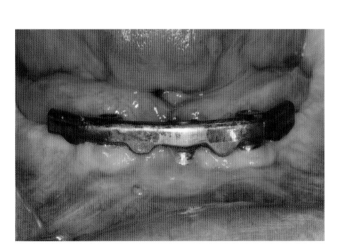

图8.19 游离牙龈移植物愈合2周后的颊面观。

牙龈包围，来自口腔黏膜的上皮细胞无法到达该区域。因此，结缔组织和上皮细胞来自角质化的伤口边缘，从而形成新的角化牙龈。这种方法另做详细的描述和说明[99]。

8.6 房间准备和手术器械

如前所述，外科医生和他的助手准备得越充分，在手术过程中牙科团队的效率就越高。所有的团队成员在计划手术和手术室准备中起着至关重要的作用。手术前和手术中必须遵守最严格的无菌标准。手术导板通常是患者当前义齿的复制品，并且应该用永久标记线清楚地指出理想的种植体位置

（图8.21a，b）。可以通过将其浸泡在0.12%葡萄糖酸氯己定溶液中在手术前进行适当的消毒（图8.22）。导板必须在手术时可用，因为它将大大简化外科医生的植入程序。此外，所有需要的X线片都应该显示在手术室中，并且还需要手术前最后一次复查患者的病史，以免患者的病史发生变化。无菌巾铺在手术台上，其上放置种植外科工具盒和手术器械盒，带有手机和冲洗系统的种植机、带通用切割钻头的电动马达（用于牙槽嵴再成形）、手术手套和种植体，以及愈合基台均应到位（图8.23a～f）。

手术盒应包括锋利且维护良好的器械，以便于处理软硬组织。仪器的数量应保持在最低限度，以便不仅可以进行消毒，还可以提高术中处理的效率。实际上，由于其复杂性，无牙颌患者的种植体植入往往会比单颗牙种植手术持续时间更长，必须注意尽可能减少手术时间。外科手术可以使用含有浓度为1∶100K或1∶50K的血管收缩剂如肾上腺素的局麻下轻松进行。如果计划进行更长时间的手术（超过2小时），可以使用0.5%丁哌卡因。在手术过程中必须备有一定数量安瓿的局麻药（图8.24）。

下面列出的是蒙特利尔大学牙科诊所在无牙颌患者种植手术时常用的手术器械。图8.25从左至右展示了手术盒中的器械（具有各自不同的用途）。

下隔间器械有（图8.25a）：

- 镜（组织牵拉，间接观察舌侧面）
- UNC-15牙周探针
- 2个刀柄
- Hirschfeld骨膜剥离器（用于肌纤维和黏膜瓣的剥离）
- Goldman-Fox骨膜剥离器（用于黏膜瓣剥离）
- Pritchard 骨膜剥离器（用于舌瓣的剥离和复位牵拉）
- Orban刀片（便于皮瓣的剥离，尤其是皮瓣的转角处）
- Wedelstaedt直骨凿（用于植入后种植平台周

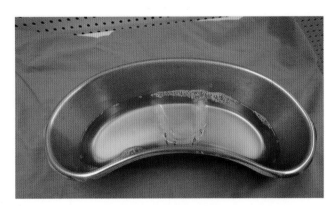

图8.22 手术导板浸泡于0.12%葡萄糖酸氯己定溶液中。

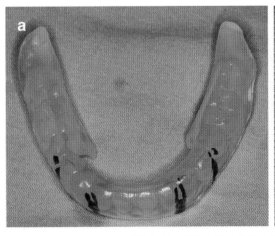
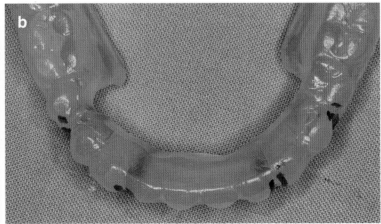

图8.21 （a，b）用于下颌无牙颌牙槽嵴种植体植入的手术导板。

围成骨）

– Rhodes背部活动骨凿（用于牙槽嵴成形和牙槽嵴清创）

– Miller外科刮匙（用于刮除拔牙窝的残留和牙槽嵴清创）

– Ochsenbein 1（用于牙槽嵴成形和牙槽嵴清创）

– Ochsenbein 2（用于牙槽嵴成形和牙槽嵴清创）

– Nabers探针（用于颏孔探查）

– Castroviejo持针器（用于缝合）

– Gerald组织钳（用于精细软组织处理）

– Corn缝合钳（当引导组织再生术时，用于缝合种植体周围的膜）

– 敷料镊

– 麻醉注射器

– 带有接头的外科吸引器

– Minnesota牵引器（用于颊瓣牵拉）

上隔间器械有（图8.25b）：

– Crile-Wood持针器（用于缝合）

– Goldman-Fox剪刀（用于缝合或修剪组织）

– 弧形Halsted-Mosquito止血钳（用于止血，拔出根尖或钳取小的物件）

种植系统通常是根据外科医生的喜好来选择。

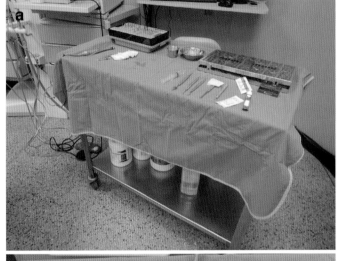

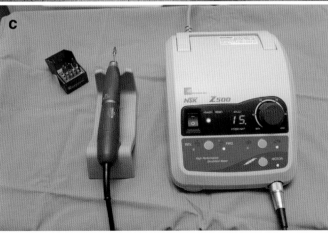

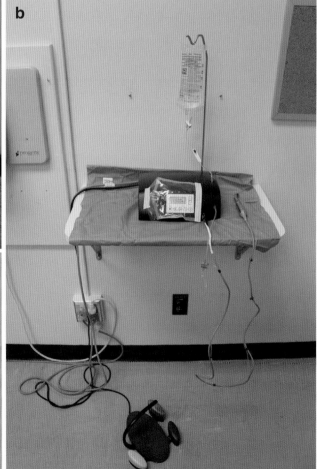

图8.23　（a）手术室的设置：铺放在无菌布上的手术器械；（b）种植机及冲洗系统；（c）电机和手柄；（d）一套通用的切割钻头；（e）手术手套；（f）种植体和愈合基台。

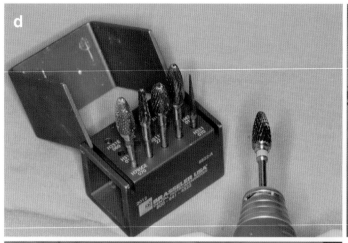

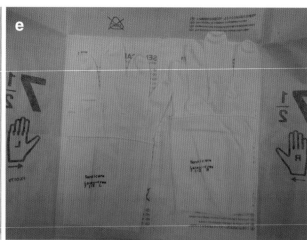

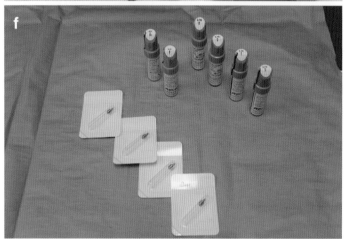

图8.23（续）

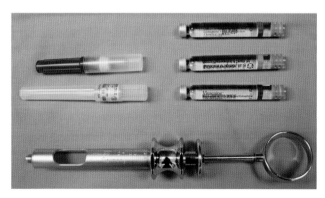

图8.24　自下而上：自吸式麻醉注射器，长27和短30规格的针，0.5%丁哌卡因1∶200K肾上腺素，2%利多卡因1∶50 K肾上腺素，2%利多卡因1∶100 K肾上腺素。

所有和种植手术相关的物品，如种植机、脚踏、手机柄、管（冲洗管或吸引管）、无菌冲洗液和种植手术包等都要在术前确认能够正常使用。种植手术包内要确保其按术者使用顺序放置所有必要的种植钻，以利于减少手术时间和手术错误。确认无菌管连接正常以确保手术过程中提供足够的冲洗。

已有研究表明，种植部位的骨坏死程度与种植窝制备过程中产生的热量成正相关[104]，文献中也有关于热坏死的报道[105-106]。多种方法可以减少热量的产生。在预备种植窝过程中，必须使用无菌生理盐水和获准销售的冲水系统来冷却种植钻头，防止种植窝预备术中钻头过热灼伤骨头。外冲水冷却系统和内冲水冷却系统两者都能有效地减少预备种植窝术中产生的热量[107]。尽管钻头的设计和磨损都可能会影响它的切削效率、耐用性和术中产热[108-109]，但到目前为止还没有找到最佳的钻头几何设计来减少术中产热[110]。预备种植窝的钻头应该是锋利的，可以有效地切削骨组织并且不会对骨产生过多热量和

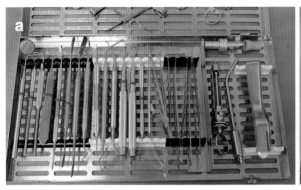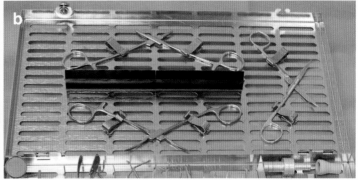

图8.25 种植手术器械盒。（a）盒子下隔间所含器械；（b）盒子上隔间剩余其他器械。

损伤。为了最大限度地减少钻头磨损造成的颌骨热损伤风险，使用者需要遵从制造厂商的使用极限说明，而该极限可能因每个钻的设计不同而有所不同。所以，需要对每个钻头的使用情况进行登记，使手术医生明确何时达到使用极限需要报废以及更换。

市面上在售的种植体超过1300多种，它们的形状、材料、尺寸、表面特性和几何结构各不相同[111]。最新的Cochrane综述结果提示没有哪种特定类型的种植体较其他类型的种植体有显著优势[112]。不管怎样，机加工表面种植体存在早期失败的趋势。另一方面，相较于粗糙表面的种植体，机加工表面种植体发挥功能3年后发生种植体周围炎的风险降低了20%（RR 0.80；95% CI 0.67 ~ 0.96）。就种植体-基台连接的设计而言，最新的系统性研究显示，平台转移种植体较基台对接种植体造成的牙槽骨吸收显著减少，当然这些研究也存在一定局限性，包括样本量过小、随访期较短（MD，-0.29mm；95% CI -0.38 ~ -0.19；P < 0.00001）[113]。笔者认为，在选择种植系统时，应该考虑只有在销售前经过严谨临床试验验证过的种植体。

就大多数口腔外科手术而言，推荐使用反三角缝合针，因为它在缝合过程中，尤其是缝合菲薄的口腔黏膜时不易撕裂周围组织。由于无牙颌患者肌肉附丽于牙槽嵴顶并且缺乏角化龈造成组织活动度大，所以保持其黏膜瓣边缘一致非常困难。通常无牙列下颌缝合时，选用直径4-0或者5-0的缝线就能够达到良好的缝合固定效果。当需要保证黏膜瓣的长期固定缝合时，例如无牙颌的种植术缝合，需要选用不可吸收或者吸收较慢的缝线来确保缝合的黏膜瓣不会崩开。丝线是一种不可吸收的编织材料，由一种称为丝素蛋白的有机蛋白构成，常用于牙科手术中。其他的不可吸收线包括合成单丝线，例如ePTFE、聚丙烯和尼龙。聚乳糖910、聚卡普隆25和铬肠等材质的可吸收线也广泛应用于牙科手术中。相较于丝线，ePTFE线的患者体验更好，术中非常便于操作，拆线时疼痛感较低并且菌斑堆积少[114]。此外，ePTFE线炎性浸润少并且缝线不易松脱[115]。大鼠实验显示相较于聚乳糖910线、聚卡普隆25线的生物相容性更好[116]。此外，聚卡普隆25线用法与ePTFE线相似，因为它是单丝质地的，在术中使用时较易打结系紧。体外实验显示铬肠线比聚乳糖910线更好地维持其拉伸强度[117]。在同一项研究中4-0缝线的牵拉力量也比5-0缝线要大。迄今为止，尚无临床研究表明特定类型或规格的缝线能够提高种植手术的成功率。因此，选择缝线材质主要是取决于医生的喜好。图8.26a ~ e展示蒙特利尔大学口腔门诊常用的缝线。

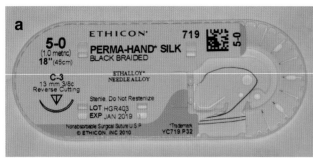
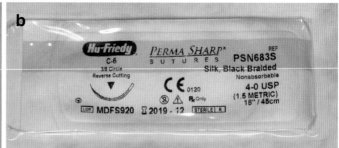
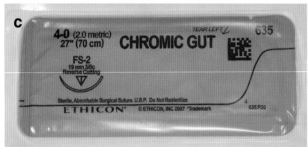
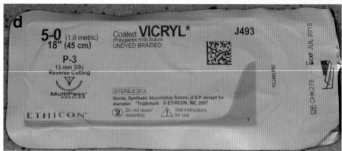
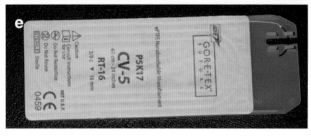

图8.26　种植手术中用于缝合组织瓣的不同材质缝线。（a）5-0不可吸收丝线带c-3反三角缝合针；（b）4-0不可吸收丝线带c-6反三角缝合针；（c）4-0可吸收铬肠线带FS-2反三角缝合针；（d）5-0可吸收聚乳糖910线带P3反三角缝合针；（e）不可吸收CV-5 ePTFE线带RT-16反三角缝合针。

8.7　患者术前准备

大多数的种植手术都需要严格遵守无菌原则。医生需要选择一种经临床验证预后好的种植系统。每个种植系统都有自己特定的设备和使用步骤。因此必须遵循厂商推荐的钻头使用顺序和手机转速，植入种植体时也要尽可能地遵循厂商推荐的扭矩。

手术全程需要在无菌环境中进行，手术所用的设备器械都需要保证无菌。患者平卧，身上铺巾，佩戴护目镜（图8.27a～c），尽管研究显示和标准的无菌操作相比，手术医生和助手穿戴清洁级洗手衣，同时消毒铺巾的范围较小这样一个简化程序并

不会影响种植手术的成功率[118]。然而手术医生和助手还是需要穿无菌手术服以及佩戴护目镜（图8.28），以减少感染。

在种植手术前，推荐让患者提前服用镇痛药，例如对乙酰氨基酚（在欧洲即为扑热息痛），当然使用非甾体类抗炎药（NSAID）效果会更好。事实上，提前服用非甾体类抗炎药（NSAID）能够有效地缓解术后水肿并且可以减少术后镇痛药的用药剂量，以及能够延迟术后首次服用镇痛药的时间[120]。最近的Cochrane综述提示种植手术前给患者使用抗生素能够明显降低种植手术的失败率（如2g阿莫西林）[121]。另外，术前使用0.12%氯己定含漱30秒，能够有效减少口腔内细菌数量[122]。

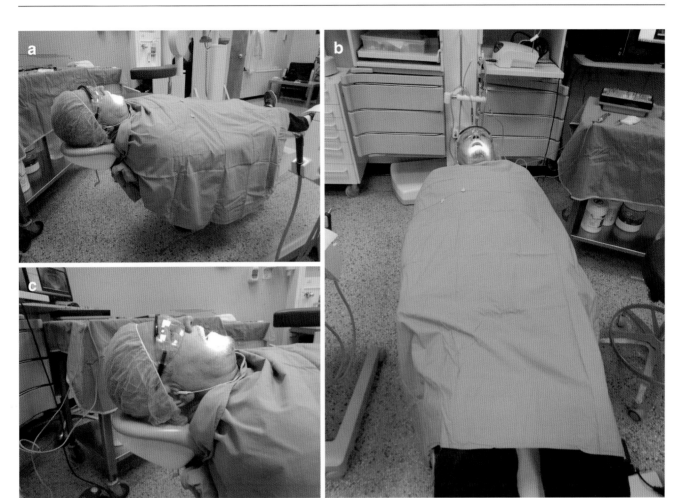

图8.27 （a~c）患者术前消毒，被手术巾包头、术区铺巾，戴护目镜。

局麻药中加入少量血管收缩剂能够延长麻醉时间，强化麻醉效果。血管收缩剂通常选用肾上腺素，以浓度1∶50000加入局麻药物中能够明显改善手术过程中的出血情况[123]。通常使用2%的利多卡因进行局麻；但是对于长时间的手术，通常选择0.5%丁哌卡因加上肾上腺素来延长患者的麻醉时间。双侧下牙槽神经阻滞和颊、舌神经浸润麻醉的麻醉效果足以耐受下颌骨种植手术。然而，由于老年患者新陈代谢的降低，为了确保安全，这些患者的局麻药物的使用剂量应该为厂商推荐的最大剂量的70%左右[76]。

8.8　种植手术操作步骤

8.8.1　组织切开和翻瓣

患者局麻后，手术的第一步就是切开软组织全层，分离颊侧和舌侧黏骨膜瓣。所以在设计切口时必须考虑以下因素。

- 种植体的数量：如果需要植入3~5颗种植体，需要扩大手术切口，充分暴露术区，确定颏孔位置，确保种植体的远中距离颏孔近中仍有足够的安全距离

- 牙槽嵴的修整：如果无牙颌患者需要修整牙槽嵴、去除刃状嵴和平整骨面或者增加附着龈

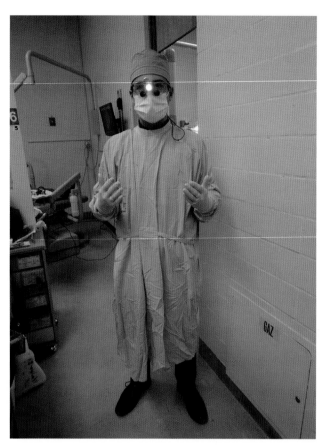

图8.28　身着无菌手术服和戴护目镜的医生。

间距，则需要进一步扩大切口至第一或第二磨牙远中，充分暴露手术视野

本部分将用以下病例来展示种植手术过程。患者为65岁老年女性，要求种植修复，以4颗种植体支撑杆卡系统固位下颌总义齿（All on 4），来改善义齿的功能和稳定性（图8.29a～c）。种植术前已对#43和#44进行了游离龈瓣移植。全景片显示新鲜的拔牙创，牙槽骨高度充足可以进行种植手术（图8.29d）。侧位片显示患者下颌前牙区牙槽嵴边缘呈刃状，在种植前需要进行骨修整，将刃状牙槽嵴降低至少7mm，获得平整、规则的下颌牙槽嵴（图8.29e）。双侧下牙槽神经、颏神经阻滞和颊、舌神经浸润麻醉后准备开始种植手术，推荐切口选择在无牙颌牙槽嵴顶（角化牙龈内）做水平切口（图8.30），这将使角化牙龈均匀分布在每颗种植体的

颊侧和舌侧，从而优化种植体周围术后的角化牙龈含量。这种手术切口设计还有一个优点就是缝合软组织过程中容易调整组织瓣。此外，笔者在临床工作中发现选择这种手术切口，患者术后并发症如血肿以及疼痛不适的发生概率较低。

在颊侧牙槽嵴做纵向松弛切口能够更加清楚地暴露术区，辅助切口通常选在第一磨牙位置。用骨膜分离器翻开全厚颊舌侧黏骨膜瓣，在翻瓣过程中，应将骨膜分离器抵住骨面分离组织瓣以免撕裂牙龈造成软组织损伤。当患者需要行骨修整时，需要扩大手术切口，充分暴露术区，确定颏孔位置。主刀医生可以用刮匙、骨膜剥离器以及骨凿将牙槽嵴上的所有软组织以及肉芽组织去除干净。尤其是近期拔牙影像学检查仍能辨别出拔牙窝的患者（例如本病例），需要将软组织和肉芽组织剥离干净。由于牙槽嵴颊舌侧明显吸收，需要在骨修整术前充分暴露术区，将骨表面修整成规则的平面（图8.31a，b）。这种情况在老年无牙颌患者中较为常见。

因为颏孔近中可能存在神经袢，所以在颏孔附近植入种植体时，需要谨慎考虑种植位点，以免造成下牙槽神经损伤。此外，还必须通过影像学检查确定颏孔位置以及颏孔近中是否存在神经袢以及其具体长度。术中医生需要借助影像学资料结合临床实际情况决定手术具体操作。术中用骨膜分离器分离全厚黏骨膜瓣暴露颏孔。图8.32a，b显示暴露的左右两侧颏神经。用钝头的根分叉探针（Nabers探针）轻轻探入颏孔确定颏孔远中是否通畅易辨[124]。如果颏孔远中闭合不易辨认，那么颏神经由近中壁进入颏孔，从而确定颏孔前有神经袢。

当确定没有神经袢时，种植体的位置需要距离颏孔近中壁2mm。如果确定存在神经袢时，需要确保最远中的种植体的位置距离神经袢的近中缘有2mm，测量时需要从神经袢近中缘开始测量[12]。建

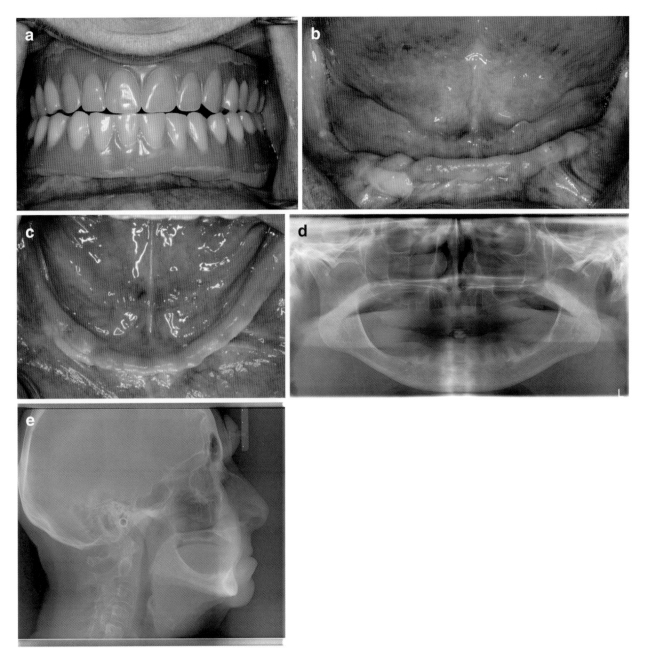

图8.29 （a）咬合影像；（b）无牙下颌颊侧影像；（c）无牙下颌骀面影像；（d）全景片；（e）侧位片。

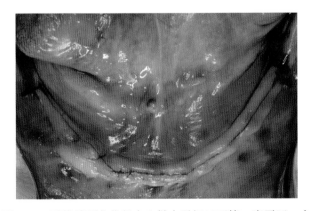

图8.30 牙槽嵴顶角化龈中心做水平切口至第一磨牙区，水平切口两侧远中附加颊侧纵向松弛切口。

议医生借助CBCT检查来确定是否存在神经袢或者神经袢近中延伸范围。

8.8.2 牙槽嵴修整（可选）

手术医生在完成患者牙槽嵴修整之后，再预备种植位点。在处理舌侧组织瓣时，必须小心避免损伤骨膜以及口底周围的重要血管。在修整牙槽嵴或者清除骨面不平整处可以使用高速手机或者直机，

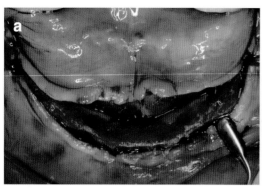
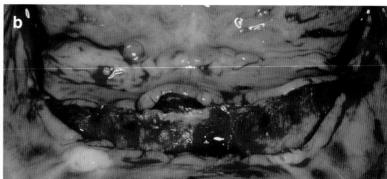

图8.31 （a）颊舌侧全厚瓣翻起后暴露下颌牙槽骨（殆面观）；（b）翻瓣后暴露牙槽骨颊侧。

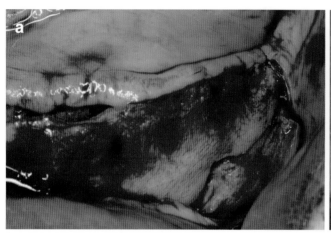
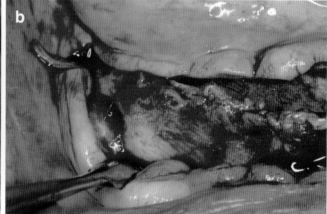

图8.32 全厚瓣翻起后暴露（a）左颏神经和（b）右颏神经。

研磨时需要大量水冲洗冷却（图8.33a，b）。充分修整牙槽嵴，直到其宽度达到植入种植体后颊舌侧均有1mm骨壁覆盖。图 8.34a, b为骨修整后的无牙颌牙槽嵴。

牙槽嵴骨修整的适应证：

- 菲薄、刃状牙槽嵴
- 存在拔牙窝
- 殆龈间距不足，导致义齿修复的咬合空间不足（牙槽嵴吸收不明显或者牙齿近期拔除时才可能出现）
- 牙槽嵴不平整
- 颏棘明显凸起

8.8.3 种植位点预备

一旦牙槽嵴修整后，就可以进行种植位点的制备。医生要按照所选种植系统的流程和程序进行种植手术。术中根据遇到的实际骨质类型选择运用每个种植系统对应的系列器械。

本章节主要介绍螺纹自攻型外六角结构的骨内种植体（Nobel Biocare Brånemark MK Ⅲ®implants, Nobel Biocare Inc., Kloten, Switzerland）植入顺序。

借助手术导板，手术医生用球钻或者先锋钻标记所有的种植位点，这一标记种植位点步骤使下一步骤变得更加容易。这是运用直径为2mm麻花钻做的初步种植窝洞预备（图8.35），以确定种植体的

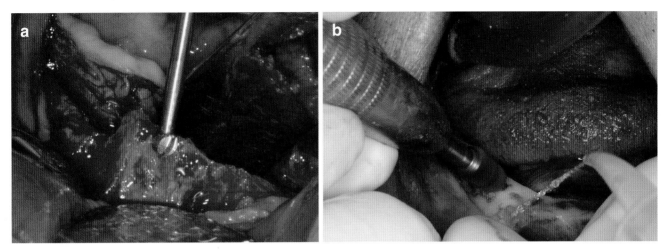

图8.33 修整无牙颌牙槽嵴。（a）高速手机#8号球钻；（b）直机通用车针。

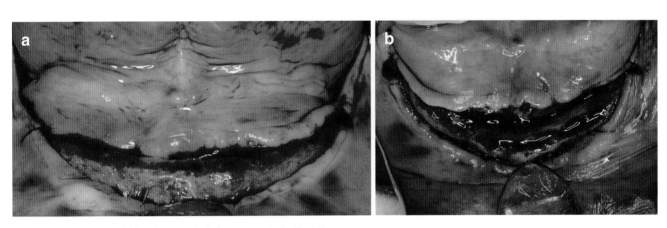

图8.34 无牙颌牙槽嵴修整术后。（a）颊面观；（b）殆面观。

植入方向以及种植深度。当在下颌前牙区钻孔时，需要小心避免穿破舌侧骨皮质，造成口底血管受损而大量出血。手术人员最好在直视下进行种植位点预备，便于及时调整2mm麻花钻头的角度，确保种植窝洞全部在下颌骨内。在预备多个种植窝洞时，必须要确保它们方向一致，这需要手术医生以及助手两人分别确认预备的种植窝洞的长轴在近远中方向以及颊舌向方向是否一致，彼此平行，反之亦然。此外，手术医生需要双手同时操作确保维持钻头的轴向以及用力恒定不变。种植体尽可能垂直于殆平面，在牙槽嵴的高度一致，以便能够均匀承受咬合力量。图8.36为手术医生正在使用导向杆辅助确定预备种植位点时的种植方向，确保每颗种植体

长轴互相平行。钻头高速钻孔时（1000～1500r/min）需要连续垂直向上下运动，用力适中保持稳定，确保冷却水能够冲洗到骨面，及时冷却避免造成种植窝洞制备时的热损伤。笔者推荐从中间位点开始预备相对简便，完成后再依次向远中位点预备。

在第一个钻头预备完成后，手术医生可以根据Lekholm和Zarb标准对牙槽骨骨密度进行评估[125]。当牙槽骨骨密度较高时如Ⅰ类或者Ⅱ类时，窝洞预备时钻头的尖端压力需要略微大于密度较低的牙槽骨如Ⅲ类或Ⅳ类。在进行窝洞预备时，手术医生可以通过与患者沟通交流来评估局麻的效果。医患沟通展现了医生的爱伤意识，还能够有助于在医生和患者之间建立信任的纽带；同样也能够缓解患者在术

中的紧张情绪。

　　在每个种植窝洞内插入导向杆再辅以种植导板能够确定种植体位置、角度是否合适以及种植体长轴是否相互平行（图8.37a，b）。此时，后两个窝

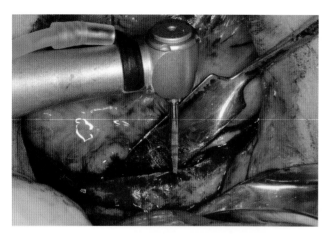

图8.35　用定位钻在无牙颌牙槽嵴上标记种植位点。

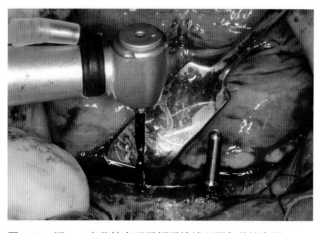

图8.36　用2mm麻花钻在无牙颌牙槽嵴上预备种植窝洞。

洞将以中间位点的导向杆作为标准进行预备。在完成所有种植位点的预备后，将导向杆插入所有位点中，用外科导板来确认种植窝洞的位置和方向（图8.38a~c）。

　　然后用第二根麻花钻（直径2.4/2.8mm）逐级扩大种植窝洞的直径。如果存在误差，在这个过程中仍能调整种植窝洞的角度。如果骨密度较低，种植体无法获得足够的初始稳定性，如种植体植入扭矩达不到30Ncm甚至更高，可以考虑级差备洞，略过最后一根麻花钻，尝试在此时就直接植入种植体。最后一根麻花钻直径为3mm，完成该步骤即种植窝洞预备完成。至关重要的是麻花钻在逐级扩大窝洞时需要保持长轴不变，确保种植体之间相互平行。

　　而在Brånemark®种植系统中，还要用颈部成形钻扩大种植窝洞的颈部，确保种植体肩台能够在嵴顶的准确就位（图8.39）。用系统配套的深度探针来确定种植窝洞的深度（图8.40）。另外，还要用探针来确认窝洞是否完整，排除骨皮质穿孔的可能，之后就可以植入种植体。图8.41为预备完成的4个种植窝洞。

　　本病例使用的是直径3.75mm的自攻型种植体，因此植入种植体前窝洞内壁不需要制备螺纹（攻丝）。然而，皮质骨致密时（如Ⅰ类骨），建议在

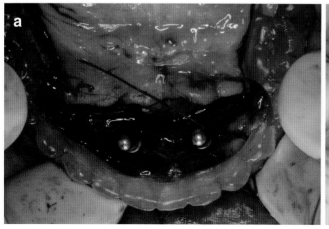
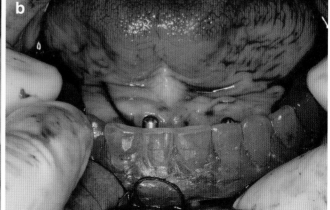

图8.37　首先预备好的两个种植位点。（a）𬌗面观；（b）颊面观。

窝洞内壁上进行攻丝，否则很难植入种植体，同时种植体植入扭矩过大也容易产生骨挤压造成骨坏死，这一现象已有很多文献报道[126-127]。植入种植体的过程中需要小心避免种植体接触到污染器械，造成术后感染，影响骨结合。

8.8.4 种植体的植入

由于该病例选用的种植系统是自攻型的种植体，在植入种植体的时候，建议将导向杆插在窝洞中，以免在植入的过程中发生角度偏移，与预计的种植体长轴不一致。种植体低速（25~30r/min）旋入窝洞中，当种植体达到预计深度时，即种植体顶端平齐牙槽嵴顶水平，植入扭矩最小为30~35Ncm（图8.42a，b）。植入种植体前，需要将种植机调至预设好的程序，当马达达到最大扭矩时，它会自动停止工作。如果种植体还没有完全就位就达到了预

设的最大扭矩，就需要借助扭力扳手手动将种植体植入就位；否则如果还需要再大的扭矩，则手术医生可以选择先在窝洞内壁进行攻丝，再将种植体植入就位。患者骨密度越高，种植体完全就位所需要扭矩就越大，同样的，初始稳定性也就越好。

如果种植体初始稳定性较好（植入扭矩≥30Ncm），按照一期手术流程，接下来就可以旋入愈合基台（图8.43）。在放置愈合基台之前，重要的是需要确认种植体肩台周围牙槽骨是否存在台阶，特别是种植体肩台位于牙槽嵴下方时，这些台阶会影响愈合基台的充分就位。如果存在台阶的话，可以用小球钻或者骨凿去除台阶修整种植体周牙槽嵴形态，然后再将愈合基台充分就位。重复这一步骤，直至所有愈合基台全部都就位完毕。最后再沿着愈合基台外形修整组织瓣，选择可吸收或者不可吸收缝线用间断缝合的方式将黏骨膜瓣复位缝合。

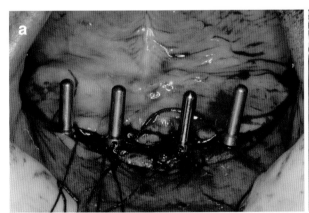
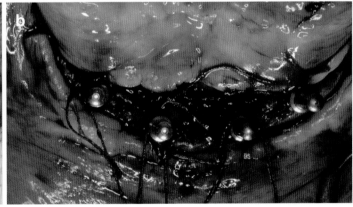
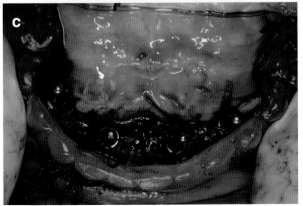

图8.38 导向杆就位的（a）颊面观和（b）殆面观；（c）外科导板和导向杆就位确定窝洞位置。

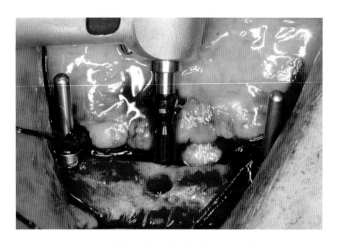

图8.39 用颈部成形钻将种植窝洞冠部扩大（殆面观）。

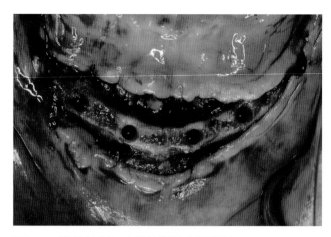

图8.41 预备完成的4个种植窝洞（殆面观）。

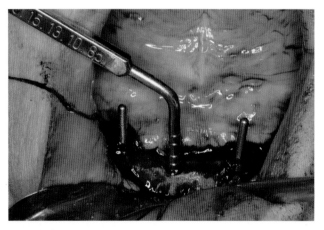

图8.40 植入种植体前用深度探针确定种植窝洞的深度（颊面观）。

术后拍摄全景片确认种植体位置以及愈合基台是否充分就位至种植体肩台（图8.44）。

初始稳定性较好的种植体能够承受早期负重，在种植体骨结合过程中愈合基台需要一直就位在种植体肩台上，直到进行义齿修复前。该方案有一个明显的优势就是患者不需要再经历二期外科手术。在这种情况下，种植体周围发生骨结合并且沿着种植体和基台周围形成新的附着与龈沟。一步法种植的另一个明显优势是当下颌可摘义齿用软衬材料重衬后，并完全适应下颌牙槽嵴形态时，愈合基台将增加下颌可摘义齿的稳定性。使用高的愈合基台能够在术后第1周有效阻碍软组织向冠部生长，避免牙龈

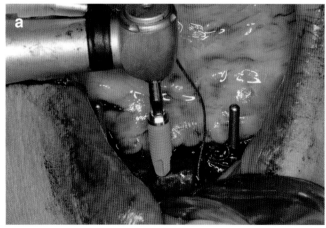

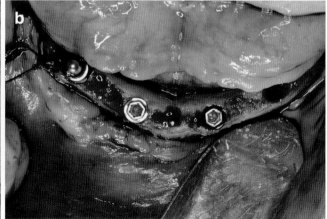

图8.42 （a）导向杆就位辅助医生准确植入第一颗种植体（颊面观）；（b）两颗种植体已充分就位（殆面观）。

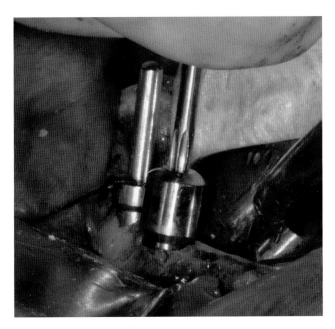

图8.43 戴入愈合帽（颊面观）。

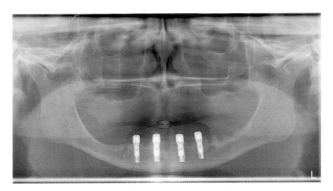

图 8.44 术后即刻全景片。

覆盖或者部分覆盖住愈合基台。通常，愈合基台高度需要＞5mm才能有效避免软组织覆盖愈合基台。

如果种植体的初始稳定性不足，推荐在种植体上旋入覆盖螺丝而不是愈合基台。将种植体埋入牙龈下直到骨结合过程完成。这是两步法种植手术，需要二期手术暴露种植体，将覆盖螺丝换成愈合基台。二期手术是在种植体植入2～6个月后完成。如果最后一根麻花钻制备种植窝后发现种植体没有获得初始稳定性，例如，当旋入愈合基台时发现种植体一起旋转，此时需要植入更大直径的种植体。Nobel Biocare公司设计了直径4.0mm Brånemark MK

Ⅲ®（拯救）种植体专门应对这种情况。

如果植入种植体后，颊侧骨皮质出现裂隙，可以旋入覆盖螺丝然后在种植体颊侧填充骨粉并覆盖骨膜以尝试引导骨再生（guided bone regeneration，GBR技术）。在这种情况下，种植体在一期手术中埋入于关闭的组织瓣内，4～6个月后行二期手术暴露种植体再更换愈合基台。GBR技术治疗种植体颊侧开裂型骨缺损在愈合18个月后显示出边缘骨水平保留在原位，而那些同样的颊侧骨缺损未行治疗的病例则出现了牙槽嵴骨吸收[128]。

8.8.5 缝合技术

下颌前牙区种植体之间的较短创缘，通常选择单纯间断缝合。在后牙区，通常选择连续锁边缝合，不仅利于软组织塑形还能减少手术时长。如果出现术后肿胀造成一个或多个结松脱，间断缝合能够确保术区组织瓣不会直接崩开。同样也会选择水平向或者垂直向褥式缝合，特别是在一个或多个种植体周围使用了GBR技术的患者的伤口缝合时会选择褥式缝合，因为其抗拉强度高，能确保创缘初期密合，防止还未愈合的创缘裂开。由于下颌前牙区肌肉的参与造成组织瓣张力非常大，需要多层缝合确保紧密关闭（图8.45a，b）。在这一图例中可以看到种植体颊舌侧有一定量的角化龈边缘。

8.9 术后护理

在手术结束以后，建议老年患者从牙科椅上起来前先静坐几分钟，避免出现直立性低血压症状，这种情况下患者可能会出现头晕、目眩、恶心甚至有时会出现头痛或者视力模糊[129]。

术后给患者和其监护人详细地讲解注意事项并给予书面医嘱。在患者和其监护人离开前必须理解所有的术后注意事项。当然，最好在术前与患者

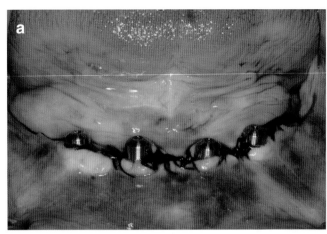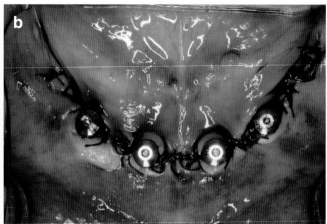

图8.45　种植体周围组织瓣严密缝合。（a）颊面观；（b）殆面观。

详细介绍和讨论所有可能出现的风险及并发症，包括：

- 疼痛：为患者开具镇痛药来控制术后的疼痛和不适。如果没有药物过敏或者禁忌证，术后通常开具非甾体类抗炎药（NSAID），例如400～600mg布洛芬或者550mg萘普生钠缓解术后前2～3天的疼痛不适。如果估计术后疼痛明显，同时开具500mg对乙酰氨基酚，因为这两种药物同时服用时缓解疼痛的效果比单独使用时效果更好[130]。老年患者可能会给其开具麻醉镇静剂，但是通常剂量较成年人要低一些，因为老年人容易服药后出现呼吸抑制。应给患者开具少量的止痛药（12～20片），以便鼓励患者在术后3～4天仍明显疼痛不适时主动联系手术医生。术后3天患者疼痛加剧提示可能出现术后感染需要口内检查确认疼痛原因[131]

- 控制感染：术后可以全身运用抗生素药，尽管没有科学证据支持常规的种植手术（没有附加骨移植）术后需要预防性使用抗生素。如果种植手术中同期进行了GBR手术，只要患者没有禁忌证，可以术后给予每日3次服用

500mg阿莫西林，维持1周，当然这一做法仍存在争议[132]。如果患者青霉素过敏，可以给予250mg阿奇霉素，首次2片，之后4天，每日1片

- 肿胀：建议患者用冰袋放在面部下颌骨两侧手术区对应的部位，每侧20分钟交替冷敷至少2小时，这样能够有效缓解肿胀和不适[133]。术后48小时肿胀程度将达到最顶峰。手术人员应该建议患者前两夜睡觉时将头部垫高且高于心脏水平，减少术区血流量，降低肿胀程度

- 出血：手术后24小时内都会有少量出血。患者术后下颌瘀血也十分常见

- 制动：手术后患者应该避免剧烈运动。但是，患者可以继续日常生活

- 饮食：患者术后禁止饮酒，48小时内避免吃辛辣刺激或者烫的食物以免刺激伤口造成肿胀。术后前2周建议吃非常软的食物，防止伤口裂开和食物嵌塞。同样不建议患者用愈合基台来咀嚼食物

- 义齿修复：患者可以戴上颌义齿。术后前2周，患者不能戴下颌义齿和使用任何口腔卫

生措施

- 口腔卫生：给患者开具0.12%的氯己定漱口水，指导其坚持每日漱口2次，每次含漱30秒，至少坚持2周。患者漱口后1小时内不要进食或饮水，尽可能提高其杀菌效果
- 吸烟：有吸烟习惯的患者需要在术前1周开始戒烟至术后8周，降低种植失败的风险[134]

8.10 术后复查

术后1周，患者需要复查评估软组织愈合情况和口腔卫生情况（图8.46a，b）。通常可以在患者术区颊舌侧组织瓣间可以看到一个小的开口并伴有上皮内陷，露出下面的肉芽组织。术后明显肿胀会导致这一现象，特别是在骨修整手术时间较长、平整下颌牙槽嵴后容易出现，这也可能是因为糖胺聚糖、纤维连接蛋白合成以及其和Ⅰ型胶原蛋白的结合减少，同样也可能是因为老年患者的免疫系统功能低下[76]。其他造成延期愈合的年龄相关因素包括营养不良、脱水、血管灌注量减少以及服用多种药物[76]。如该病例，患者组织瓣创缘未愈合，拆线时间应推延1周以免造成伤口崩开，出现大的裂口。如果组织瓣边缘存在较大开裂（＞2mm），再次严密缝合裂

口，覆盖住暴露的牙槽骨。如果第一次复查时术区只有小开口或者牙槽骨处有肉芽组织覆盖，可以待该伤口二期愈合。

术后2周时，拆除缝线，同时用塑料或者钛刮匙器去除愈合帽上的残余菌斑和牙结石。下颌总义齿用甲基丙烯酸酯软衬材料（例如Visco-gel Temporary Soft Denture Liner®，Dentsply Sirona Co.，York，PA，USA）重衬，这样患者能够戴入义齿，获得部分咀嚼功能。简单地说，如果进行一期手术，可以用蓝色记号笔标记愈合基台在义齿基托上的位置。然后，将此部分义齿材料从义齿基托下方磨除，为愈合基台以及软衬材料预留空间。当义齿能够贴合下颌牙槽嵴和愈合基台稳固就位时，将软衬材料或者组织调整材料置于新塑形的义齿基托内（图8.47）。然后让义齿戴至牙槽嵴上，手指用力按压让材料贴合愈合基台（图8.48）。当材料固化后，用#15号手术刀片将多余的部分去除，必须注意去除可能在颊舌侧组织瓣边缘处存留的多余材料（图8.49）。如果选择一期手术，种植体上的愈合基台将在骨结合阶段为下颌义齿提供额外的稳固作用。手术医生要进行卫生宣教，告诉患者需要饭后清洗以及夜间脱下义齿。

在术后4周进行第3次随访，观察软组织愈合情

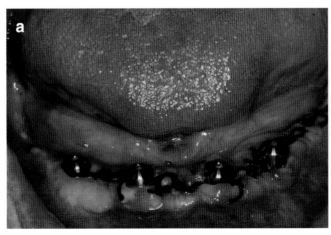
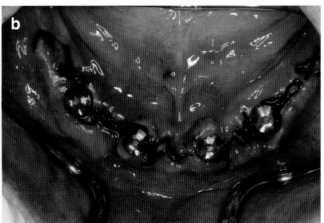

图8.46　术后1周的下颌骨。（a）颊面观；（b）𬌗面观。

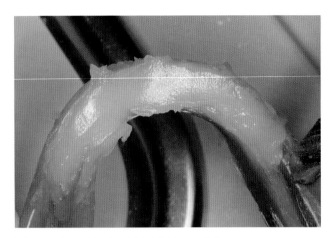

图8.47　组织调整材料应用于下颌义齿内。

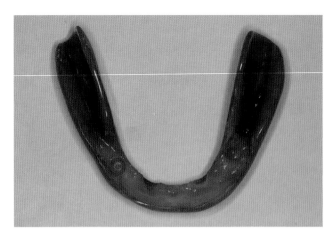

图8.49　固定好组织调整材料后，去除多余部分。

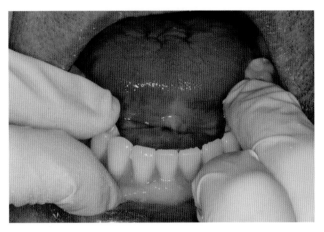

图8.48　手指轻压使义齿就位于牙槽嵴上，组织调整材料与愈合帽贴合。

况、种植体骨结合情况、愈合基台是否紧密以及患者是否有不适（图8.50a，b）。如果需要，可以重新软衬义齿，以更好地适应正在愈合中的软组织。在某些情况下，患者需要定期重衬直到最终的义齿戴入。当骨结合完成以后，就可以着手义齿修复。

如果是两步法种植，需要在一期种植术2～6个月后行二期手术暴露覆盖螺丝。如果附加了GBR术，推荐一期手术后4～6个月后再暴露种植体，给骨再生预留充足的时间。为了让愈合基台颊舌两侧均存在角化龈，推荐二期手术时在角化龈中间切口后翻起一个小的全厚组织瓣暴露覆盖螺丝，替换成愈合基台。由于无牙颌患者下颌角化龈较为狭窄，

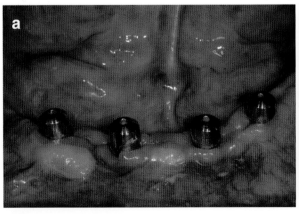

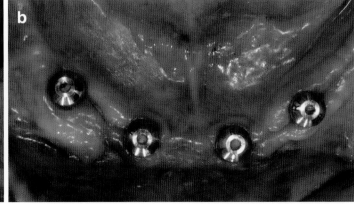

图8.50　植入种植体4周后，下颌骨的形态。（a）颊面观；（b）𬌗面观。

如果使用牙龈环切刀会使角化龈减少，导致种植体周围牙龈黏膜缺损。鉴于这个原因，不推荐无牙颌病例使用牙龈环切刀。在创缘缝合完成后，需要用软衬材料重衬下颌义齿，这样患者就可以即刻戴入下颌义齿。由于骨结合已经完成，因此在进入义齿修复阶段仅需要等待软组织愈合即可。这一过程大约需要4周时间。

8.11 术中和术后并发症

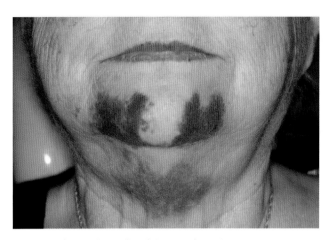

图8.51 术后1周，患者下颌以及颈部血肿。

种植手术的并发症在术中以及术后都可能出现。此外，还有一些手术造成的累及种植体周围组织的长期并发症。与其他外科手术一样，从最初询问病史开始就要注意预防并发症，包括过去以及现在的用药史、危险因素的管控、全面的临床和影像学检查评估、合适的手术方案和适当的术后指导。尽管采取了所有的措施，但是仍有出现并发症的可能。最常见的并发症包括：

- 出血、瘀斑以及血肿：术中以及术后通常会有少量出血。手术过程中，可以用含有血管收缩剂，例如肾上腺素的麻醉药物来控制出血。出血和手术翻瓣的大小、术区的解剖结构以及患者全身情况相关。当损伤毛细血管以及小血管时会造成组织内出血形成瘀斑。这种情况不需要特殊处理能够自行消退。图8.51为患者术后1周出现的瘀斑。而血肿则是血液堆积在组织内，某一部位肿起形成的质地较硬的包块。种植手术的血肿通常是由口底前部血管出血造成的。种植医生手术过程中必须要小心避免穿破舌侧骨板或者是舌侧黏骨膜瓣，不然会造成该区域的动脉损伤。口底的前部有两条知名血管即舌下动脉和颏下动脉以及其吻合支，它们穿过舌骨肌和多个下颌副孔到达下颌前部舌侧骨板处。下颌

骨的骨缺损类型主要是下颌骨前部沿颊侧水平向吸收。这种吸收常造成下颌骨前部牙槽骨舌向倾斜。这样有角度的牙槽骨在种植位点预备的过程中容易舌侧穿通，切断动脉随后造成血肿，它可能会压迫气道而威胁患者的生命。如果术中出现血肿，需要准备急救，因为患者随时可能要气管插管[135]。服用抗凝血药或者抗血小板药的患者更加可能出现这一并发症。因此，术前非常有必要进行全面的血液学检查（凝血酶原时间，出血时间，血细胞计数等）。对于服用抗凝药的老年患者，至今还没有相应的治疗指南，但是我们推荐患者术前72小时需要测定凝血酶原时间，＜3.0～3.5才能行种植手术。对于服用抗凝药的患者，可以采用多种局部止血措施，包括术后用含有4.8%氨甲环酸的纱布压迫术区30～60分钟，或者使用明胶海绵或者是含有凝血酶的生物黏合剂来预防患者术后出现出血情况[136]。在术后前两天也可以使用含有4.8%氨甲环酸的漱口水来预防出血。对于服用这些药物的老年患者，建议其就诊内科评估其用药情况

- 神经感觉障碍：手术创伤、神经微循环障

碍、局部炎症、水肿和血肿可能导致神经退行性改变。只要没有直接损伤到颏神经，这些术后发生的神经症状都是暂时的。而损伤到神经可检查到如下症状：感觉异常（感觉到麻木、灼痛和刺痛）、感觉减退（降低感觉）、感觉过敏（敏感性增加）、感觉迟钝（疼痛感）或者感觉麻痹（完全丧失周围皮肤和黏膜的感觉）[137]。如果出现这些症状，手术医生需要确定是否为修整软组织造成的，还是组织水肿或者是种植体太靠近神经分支造成的。当确定是种植体植入部位过于接近或者已经进入神经管内，那么种植体就必须要取出[40]。如果病因和种植体位置无关，那么可以术后给患者服用皮质类固醇类药物或者抗炎药物。用钝器以及锐器对损伤区域进行神经感觉检查并做描绘，将结果详尽地记录在患者档案中，以便追踪后续症状以及体征的缓解。如果术后2周仍无改善，需要将患者转诊到神经专科就诊

- 软组织损伤：无牙列下颌的种植手术需要广泛剥离颊舌侧组织瓣，特别是进行骨修整的时候。在种植手术过程中强烈推荐使用大型拉钩拉开组织瓣，避免其在手术过程中碰到钻头或者其他锐利的器械，造成软组织的损伤，如撕裂或者组织瓣穿孔。在缝合切口前，可以先用间断缝合将组织撕裂口或者穿孔处缝合

- 组织瓣开裂和缝线松脱：下颌骨前部颊舌侧组织瓣因受到该区域的肌肉牵拉存在张力。如果缝合不够密合或者进针点离创缘过近，抑或由于伤口张力过大，缝线可能撕裂组织瓣造成组织瓣裂开。这将会暴露牙槽骨、造成患者不适以及软组织延期愈合。根据伤口裂开的严重程度，手术医生有两种方案。如

果裂口较为狭窄并且牙槽骨没有暴露，可以让伤口二期愈合。图8.52为术后1周，组织瓣边缘之间的小裂口。另一方面，如果裂口较宽（＞2mm）并且牙槽骨暴露，需要再次严密缝合裂口。如果组织瓣还未附着到牙槽骨上并且牙槽骨暴露，需要在皮质骨上制备滋养孔促进局部出血，通过形成纤维蛋白凝块促进组织瓣黏附。图8.53显示皮质骨上制备的滋养孔。严密缝合组织瓣覆盖住皮质骨滋养孔处（图8.54）

- 愈合基台脱落：手术过程中，愈合基台用手拧紧在种植体肩台上，并在骨结合期间一直保持在原位。但是，有时愈合基台可能出现松动甚至脱落的情况。需要提前告知患者该风险，在出现愈合基台脱落的情况时及时联系手术医生。医生在将愈合基台放回种植体并拧紧在肩台上时，需确保没有软组织卡入。如果愈合基台脱落，软组织很快就会覆盖住种植体肩台（图8.55）。此时，需要在种植体中线切开，少量翻起黏膜瓣暴露种植体肩台，重新旋入愈合基台（图8.56）。然后沿着愈合基台缝合组织瓣（图8.57）

- 软组织生长过度：当种植术后数周，组织瓣边缘可能过度生长覆盖住愈合基台（图8.58）。在大量修整牙槽嵴后，常会出现这种并发症。所以使用高度5mm以上的愈合基台能够避免出现这一并发症。在初始愈合期（约4周）结束时，如果软组织不平整和/或者牙龈过度生长，那么需要沿着愈合基台做牙龈修整术/切除术

- 种植体脱落：虽然无牙颌患者种植手术的成功率非常高（99.5%）[138]，但是偶尔也会出现骨结合失败。如果出现骨结合失败，容易造成种植体早期脱落。在这时，有几个治疗

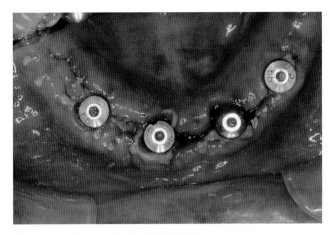

图8.52 种植术后1周,下颌骨殆面观。

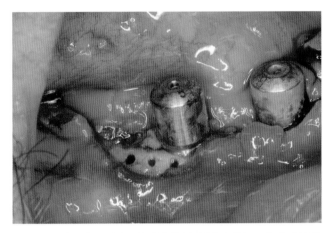

图8.53 种植术后2周,皮质骨暴露(颊面观)。在皮质骨骨板上制备滋养孔促进局部出血。

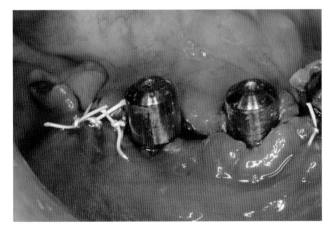

图8.54 制备滋养孔后,组织瓣严密缝合(颊面观)。

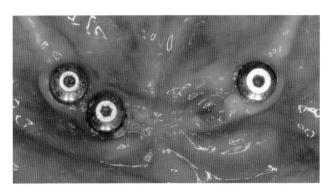

图8.55 愈合基台脱落(殆面观)。

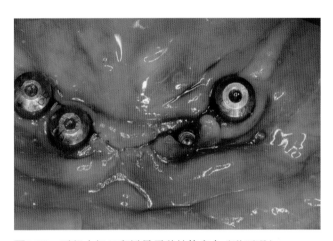

图8.56 牙龈小切口翻瓣暴露种植体肩台(殆面观)。

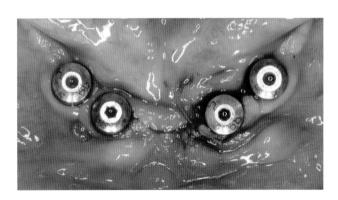

图8.57 放置愈合基台后严密缝合(殆面观)。

方案可以选择:

– 少量骨缺损时,在彻底搔刮、冲洗种植窝后,可以重新植入一颗更大直径种植体

– 如果义齿修复设计允许,可以在失败的种植体旁边再植1颗种植体

– 如果以上方案都无法实现,需要在种植窝洞内植骨后覆盖可吸收生物膜,待4~6个月的修复重建后,重新植入种植体

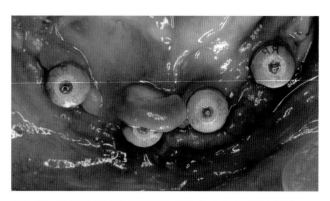

图8.58 软组织过度生长覆盖住部分愈合基台（殆面观）。

- 下颌骨骨折：这是下颌骨萎缩患者种植手术后的一个严重且罕见的并发症。当种植术不久后发现下颌骨骨折，可能是由于种植体植入的部位骨质薄弱应力集中造成的。造成下颌骨骨折的常见危险因素包括骨质疏松、创伤以及种植部位应力集中[139]。为了降低下颌骨骨折风险，建议手术医生不要在下颌骨萎缩患者种植时选择长而宽径的种植体[140]。此外，如果患者下颌骨萎缩牙槽嵴的骨高度<7mm并且骨宽度<6mm，术后发生骨折的概率将会提高[141]。当术后出现下颌骨骨折，手术医生需要将骨折断端复位固定并决定是否保留种植体[140]

- 种植体周围疾患：种植体周围黏膜炎的定义为种植体周围组织的炎症，无附着丧失及支持骨组织的吸收。而种植体周围炎也是一种涉及种植体周围组织的炎症性疾病，但是出现了周围支持骨组织吸收以及种植体周围附着丧失。近期，在种植体水平的骨组织吸收以及附着丧失发病率预计分别达到了43%和22%[142]。虽然这两者的病因主要为牙菌斑堆积，然而其他的致病因素也可能与患者个体因素、手术者原因或者与义齿有关。定期对种植体周围进行检查以及龈下刮治将使这些

并发症的发生率降至最低。手术医生应给种植患者详尽的口腔卫生宣教指导，让患者能够维持口腔卫生清洁。因为老年患者常无法有效保持口腔卫生，将种植体表面的牙菌斑清除干净，所以我们推荐老年患者使用手动或电动牙刷清洁口腔。建议患者5~6个月进行一次种植体复查维护预防种植体周围疾病[143]

- 在种植体周围黏膜炎患者中，经常会出现种植体周袋探诊深度≥5mm以及出现牙龈炎症的症状，例如红肿、探诊出血但是还没有出现种植体周围牙槽骨吸收。这些病变通过种植体周围非手术治疗可以恢复。彻底的龈下刮治以及提高口腔卫生将有效缓解种植体周围炎症，最终让炎症消退。在种植体周围炎的患者口腔检查中，我们可以发现种植体周围袋深（≥5mm）并有探诊出血症状，通过影像学检查还能发现种植体周围牙槽骨吸收。龈下刮治（附加或者不加局部使用或者全身使用抗生素）能够控制炎症或者稳定病变。通常，会给术后患者开具氯己定漱口液，在4~6周后复诊重新评估种植体周围组织健康状况。如果患者持续存在种植体周围袋和炎症症状，推荐选择手术治疗。已有的几种治疗方案，包括骨组织和软组织增量手术，种植体周切除术包括成形术或者根据骨内缺损情况选择多个治疗方案组合的治疗。这些治疗方案术后预后良好[144]。当种植体周围出现水平向骨吸收后（骨内组织少量存在或缺失），建议对种植体表面进行切除手术以清除病灶

- 用具体临床病例说明：患者，71岁老年女性，因下颌中线处支持义齿的一颗种植体颊侧牙龈出现瘘管，患者口内有种植体支持的固定义齿（图8.59）。探诊检查#32种植体

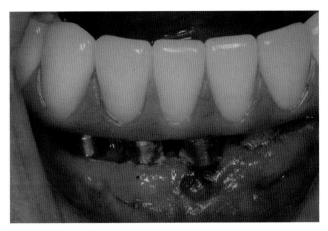

图8.59 71岁女性患者种植支持固定义齿中#32种植体颊侧可见瘘管。

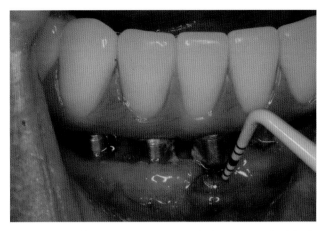

图8.60 种植体近颊侧、颊侧、远颊侧探诊出血，探诊深度7mm。

的近颊侧、颊侧和远颊侧，发现有7mm种植体周围袋和探诊出血，根尖片显示种植体周围牙槽骨吸收（图8.60和图8.61）。在种植体周深袋内探诊可及种植体螺纹。局麻下给患者进行种植体周围组织清创，并且局部应用抗生素。首次清创术后第6周复诊，检查发现种植体周仍有深袋。因此，拆除义齿暴露种植术区，翻瓣后对种植体表面和周围骨组织进行清创。术中检查发现#32种植体的近颊侧、颊侧和远颊侧有8mm水平向骨吸收（图8.62）。因为种植体暴露于口内后容易造成牙菌斑堆积，所以采用种植体成形术清除暴露的种植体螺纹。然后用30%柠檬酸和生理盐水对种植体表面进行全面的冲洗清除污染物，再进行少量骨修整帮助龈瓣的顶部重新定位（图8.63）。最后减张，组织瓣间断缝合以使组织瓣被动适应牙槽骨形态（图8.64）。术后即刻戴上原有义齿。患者术后1周复诊，拆线并重新开始口腔卫生护理（图8.65）。之后，患者4个月复诊1次；2年后，经过治疗的种植体周围探诊深度3mm，种植体周围组织健康并且口腔卫生良好（图8.66）

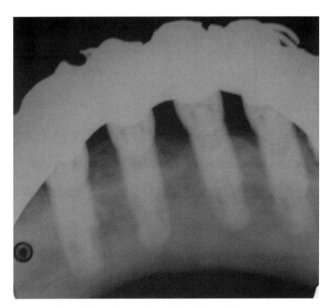

图8.61 根尖片显示#32种植体周牙槽骨吸收。

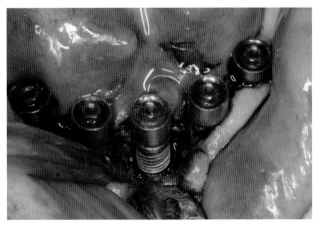

图8.62 固定义齿去除后翻全厚瓣暴露术区，发现#32种植体颊侧有8mm的水平向骨吸收。

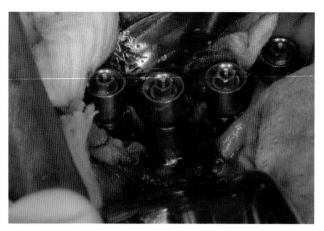

图8.63 种植体表面成形术和周围骨成形术后（颊面观）。

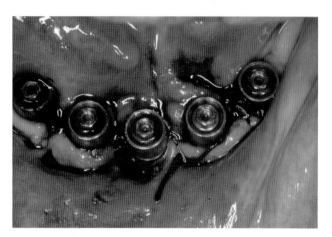

图8.64 基台周围组织瓣缝合后（颊面观）。

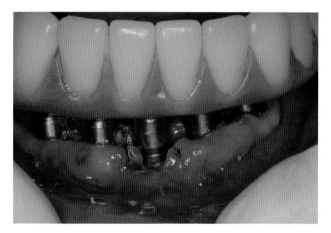

图8.65 切除术后1周（颊面观）。

- 如果患者种植体周围出现三壁骨缺损并且探诊深度>3mm，手术医生评估种植体表面已去污干净，则可以采取引导骨再生术诱导缺损的牙槽骨再生并支撑种植体。最新的系统

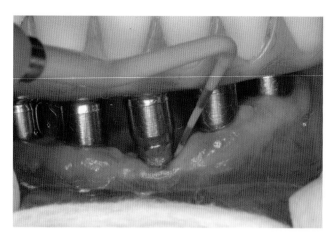

图8.66 #32种植体颊侧，切除术后2年。

综述显示[145]，如果采用引导骨再生术可以有效降低种植体周围袋深度并且可以借助影像学检查确认牙槽骨再生。然而，通常下颌无牙颌老年患者的下颌骨颊舌向宽度较窄，所以很少有种植体周围炎的老年患者在出现骨缺损的时候仍有理想的下颌骨形态。

结论

当老年患者下颌牙槽嵴出现中度到重度吸收时，只能佩戴稳定性较差的、影响咀嚼的、容易引起软组织破溃和不适的下颌活动义齿。因此，这些症状能给内心敏感的老年人造成严重的心理创伤。种植医学是一个重大突破，能够为所有年龄段的患者解决牙列缺失的问题。老年无牙颌患者仍有多种种植系统可以选择，能够不同程度地给予他们稳定舒适的义齿。

即便出现严重的下颌牙槽骨吸收，患者下颌颏孔前区通常有足够的骨量可以植入种植体。但是，这也是一个血运丰富和神经密布的区域。因此，由于该区域解剖结构的特殊性，在进行种植手术的过程中，必须小心谨慎，避免损伤这些重要解剖结构。医生们需要严格遵守手术流程，包括患者全面检查、影像学以及口内检查，一丝不苟地完成种植手术，开导患者的焦虑心态，缓解其疼痛以及简洁

明了地讲解术前和术后注意事项。老年患者和陪同的家属一起遵从医生告知的注意事项，能够提高将来种植体和义齿短期与长期的效果。和其他治疗一样，种植术后短期和长期都有并发症发生，其中绝大多数能够提前预见并且有效地控制。患者术后定期复查维护口腔卫生对维持种植体周围软组织和骨组织健康尤为重要。对于良好的长期预后而言，无论是选择固定义齿还是可摘义齿来修复下颌牙列缺失，种植修复这一治疗方式都应该提供给每一位下颌无牙颌的老年患者。

参考文献

[1] Niccoli T, Partridge L. Ageing as a risk factor for disease. Curr Biol. 2012;22(17):R741–52.

[2] de Grandmont P, Feine JS, Tache R, Boudrias P, Donohue WB, Tanguay R, Lund JP. Within-subject comparisons of implant-supported mandibular prostheses: psychometric evaluation. J Dent Res. 1994;73(5):1096–104.

[3] Tang L, Lund JP, Tache R, Clokie CM, Feine JS. A within-subject comparison of mandibular long-bar and hybrid implant-supported prostheses: psychometric evaluation and patient preference. J Dent Res. 1997;76(10):1675–83.

[4] Sivaramakrishnan G, Sridharan K. Comparison of implant supported mandibular overdentures and conventional dentures on quality of life: a systematic review and meta-analysis of randomized controlled studies. Aust Dent J. 2016;61(4):482–8.

[5] Hains F, Jones J. Treatment planning for the geriatric patient. In: Homl-Pedersen PWA, Ship JA, editors. Textbook of geriatric dentistry. 3rd ed. Chichester: Wiley; 2015. p. 165.

[6] Alqutaibi AY. There is no evidence on the effect of the attachment system on implant survival rate, overdenture maintenance, or patient satisfaction. J Evid Based Dent Pract. 2015;15(4):193–4.

[7] Hwang K, Lee WJ, Song YB, Chung IH. Vulnerability of the inferior alveolar nerve and mental nerve during genioplasty: an anatomic study. J Craniofac Surg. 2005;16(1):10–14; discussion 14.

[8] Kim ST, Hu KS, Song WC, Kang MK, Park HD, Kim HJ. Location of the mandibular canal and the topography of its neurovascular structures. J Craniofac Surg. 2009;20(3):936–9.

[9] Miller CS, Nummikoski PV, Barnett DA, Langlais RP. Cross-sectional tomography. A diagnostic technique for determining the buccolingual relationship of impacted mandibular third molars and the inferior alveolar neurovascular bundle. Oral Surg Oral Med Oral Pathol. 1990;70(6):791–7.

[10] Yu SK, Lee MH, Jeon YH, Chung YY, Kim HJ. Anatomical configuration of the inferior alveolar neurovascular bundle: a histomorphometric analysis. Surg Radiol Anat. 2016;38(2):195–201.

[11] Renton T, Dawood A, Shah A, Searson L, Yilmaz Z. Post-implant neuropathy of the trigeminal nerve. A case series. Br Dent J. 2012;212(11):E17.

[12] Misch CE. Root form surgery in the edentulous mandible: stage I implant insertion. In: Misch CE, editor. Implant dentistry. 2nd ed. St. Louis: The CV Mosby Company; 1999. p. 347–70.

[13] Kim YK, Park JY, Kim SG, Kim JS, Kim JD. Magnification rate of digital panoramic radiographs and its effectiveness for pre-operative assessment of dental implants. Dentomaxillofac Radiol. 2011;40(2):76–83.

[14] Vazquez L, Nizam Al Din Y, Christoph Belser U, Combescure C, Bernard JP. Reliability of the vertical magnification factor on panoramic radiographs: clinical implications for posterior mandibular implants. Clin Oral Implants Res. 2011;22(12):1420–5.

[15] Polland KE, Munro S, Reford G, Lockhart A, Logan G, Brocklebank L, McDonald SW. The mandibular canal of the edentulous jaw. Clin Anat. 2001;14(6):445–52.

[16] Rosa MB, Sotto-Maior BS, Machado Vde C, Francischone CE. Retrospective study of the anterior loop of the inferior alveolar nerve and the incisive canal using cone beam computed tomography. Int J Oral Maxillofac Implants. 2013;28(2):388–92.

[17] Uchida Y, Noguchi N, Goto M, Yamashita Y, Hanihara T, Takamori H, Sato I, Kawai T, Yosue T. Measurement of anterior loop length for the mandibular canal and diameter of the mandibular incisive canal to avoid nerve damage when installing endosseous implants in the interforaminal region: a second attempt introducing cone beam computed tomography. J Oral Maxillofac Surg. 2009;67(4):744–50.

[18] Kqiku L, Sivic E, Weiglein A, Stadtler P. Position of the mental foramen: an anatomical study. Wien Med Wochenschr. 2011;161(9–10):272–3.

[19] Ngeow WC, Yuzawati Y. The location of the mental foramen in a selected Malay population. J Oral Sci. 2003;45(3):171–5.

[20] Wang TM, Shih C, Liu JC, Kuo KJ. A clinical and anatomical study of the location of the mental foramen in adult Chinese mandibles. Acta Anat (Basel). 1986;126(1):29–33.

[21] Massey ND, Galil KA, Wilson TD. Determining position of the inferior alveolar nerve via anatomical dissection and micro-computed tomography in preparation for dental implants. J Can Dent Assoc. 2013;79:d39.

[22] Rashid N, Yusuf H. Intermittent mental paraesthesia in an edentulous mandible. Br Dent J. 1997;182(5):189–90.

[23] Kuzmanovic DV, Payne AG, Kieser JA, Dias GJ. Anterior loop of the mental nerve: a morphological and radiographic

study. Clin Oral Implants Res. 2003;14(4):464–71.

[24] Apostolakis D, Brown JE. The anterior loop of the inferior alveolar nerve: prevalence, measurement of its length and a recommendation for interforaminal implant installation based on cone beam CT imaging. Clin Oral Implants Res. 2012;23(9):1022–30.

[25] Gomez-Roman G, Lautner NV, Goldammer C, McCoy M. Anterior loop of the mandibular canal-asource of possible complications. Implant Dent. 2015;24(5):578–85.

[26] Juan del VL, Grageda E, Crespo SG. Anterior loop of the inferior alveolar nerve: averages and prevalence based on CT scans. J Prosthet Dent. 2016;115(2):156–60.

[27] Lu CI, Won J, Al-Ardah A, Santana R, Rice D, Lozada J. Assessment of the anterior loop of the mental nerve using cone beam computerized tomography scan. J Oral Implantol. 2015;41(6):632–9.

[28] Ritter L, Neugebauer J, Mischkowski RA, Dreiseidler T, Rothamel D, Richter U, Zinser MJ, Zoller JE. Evaluation of the course of the inferior alveolar nerve in the mental foramen by cone beam computed tomography. Int J Oral Maxillofac Implants. 2012;27(5):1014–21.

[29] von Arx T, Friedli M, Sendi P, Lozanoff S, Bornstein MM. Location and dimensions of the mental foramen: a radiographic analysis by using cone-beam computed tomography. J Endod. 2013;39(12):1522–8.

[30] Bavitz JB, Harn SD, Hansen CA, Lang M. An anatomical study of mental neurovascular bundle-implant relationships. Int J Oral Maxillofac Implants. 1993;8(5):563–7.

[31] Benninger B, Miller D, Maharathi A, Carter W. Dental implant placement investigation: is the anterior loop of the mental nerve clinically relevant? J Oral Maxillofac Surg. 2011;69(1):182–5.

[32] Uchida Y, Yamashita Y, Goto M, Hanihara T. Measurement of anterior loop length for the mandibular canal and diameter of the mandibular incisive canal to avoid nerve damage when installing endosseous implants in the interforaminal region. J Oral Maxillofac Surg. 2007;65(9):1772–9.

[33] Mardinger O, Chaushu G, Arensburg B, Taicher S, Kaffe I. Anatomic and radiologic course of the mandibular incisive canal. Surg Radiol Anat. 2000;22(3–4):157–61.

[34] Kalpidis CD, Setayesh RM. Hemorrhaging associated with endosseous implant placement in the anterior mandible: a review of the literature. J Periodontol. 2004;75(5):631–45.

[35] McDonnell D, Reza Nouri M, Todd ME. The mandibular lingual foramen: a consistent arterial foramen in the middle of the mandible. J Anat. 1994;184(Pt2):363–9.

[36] Felisati G, Saibene AM, Di Pasquale D, Borloni R. How the simplest dental implant procedure can trigger an extremely serious complication. BMJ Case Rep. 2012;2012:bcr2012007373.

[37] Jo JH, Kim SG, Oh JS. Hemorrhage related to implant placement in the anterior mandible. Implant Dent. 2011;20(3):e33–7.

[38] Laboda G. Life-threatening hemorrhage after placement of an endosseous implant: report of case. J Am Dent Assoc.

1990;121(5):599–600.

[39] Yildirim YD, Guncu GN, Galindo-Moreno P, Velasco-Torres M, Juodzbalys G, Kubilius M, Gervickas A, Al-Hezaimi K, Al-Sadhan R, Yilmaz HG, et al. Evaluation of mandibular lingual foramina related to dental implant treatment with computerized tomography: a multicenter clinical study. Implant Dent. 2014;23(1):57–63.

[40] Greenstein G, Cavallaro J, Tarnow D. Practical application of anatomy for the dental implant surgeon. J Periodontol. 2008;79(10):1833–46.

[41] Mraiwa N, Jacobs R, Moerman P, Lambrichts I, van Steenberghe D, Quirynen M. Presence and course of the incisive canal in the human mandibular interforaminal region: two-dimensional imaging versus anatomical observations. Surg Radiol Anat. 2003;25(5–6):416–23.

[42] Romanos GE, Papadimitriou DE, Royer K, Stefanova-Stephens N, Salwan R, Malmstrom H, Caton JG. The presence of the mandibular incisive canal: a panoramic radiographic examination. Implant Dent. 2012;21(3):202–6.

[43] Sahman H, Sekerci AE, Sisman Y, Payveren M. Assessment of the visibility and characteristics of the mandibular incisive canal: cone beam computed tomography versus panoramic radiography. Int J Oral Maxillofac Implants. 2014;29(1):71–8.

[44] Raitz R, Shimura E, Chilvarquer I, Fenyo-Pereira M. Assessment of the mandibular incisive canal by panoramic radiograph and cone-beam computed tomography. Int J Dent. 2014;2014:187085.

[45] Lee CY, Yanagihara LC, Suzuki JB. Brisk, pulsatile bleeding from the anterior mandibular incisive canal during implant surgery: a case report and use of an active hemostatic matrix to terminate acute bleeding. Implant Dent. 2012;21(5):368–73.

[46] Romanos GE, Greenstein G. The incisive canal. Considerations during implant placement: case report and literature review. Int J Oral Maxillofac Implants. 2009;24(4):740–5.

[47] Chan HL, Benavides E, Yeh CY, Fu JH, Rudek IE, Wang HL. Risk assessment of lingual plate perforation in posterior mandibular region: a virtual implant 8 Step-by-Step Surgical Considerations and Techniques placement study using cone-beam computed tomography. J Periodontol. 2011;82(1):129–35.

[48] Chan HL, Brooks SL, Fu JH, Yeh CY, Rudek I, Wang HL. Cross-sectional analysis of the mandibular lingual concavity using cone beam computed tomography. Clin Oral Implants Res. 2011;22(2):201–6.

[49] Bavitz JB, Harn SD, Homze EJ. Arterial supply to the floor of the mouth and lingual gingiva. Oral Surg Oral Med Oral Pathol. 1994;77(3):232–5.

[50] Uchida Y, Goto M, Danjo A, Yamashita Y, Shibata K, Kuraoka A. Anatomical relationship between the sublingual fossa and the lateral lingual foramen. Int J Oral Maxillofac Surg. 2015;44(9):1146–51.

[51] Nickenig HJ, Wichmann M, Eitner S, Zoller JE, Kreppel M. Lingual concavities in the mandible: a morphological

study using cross-sectional analysis determined by CBCT. J Craniomaxillofac Surg. 2015;43(2):254–9.

[52] Pietrokovski J, Chapman RJ. The form of the mandibular anterior lingual alveolar process in partially edentulous patients. J Prosthet Dent. 1981;45(4):371–5.

[53] Kalpidis CD, Konstantinidis AB. Critical hemorrhage in the floor of the mouth during implant placement in the first mandibular premolar position: a case report. Implant Dent. 2005;14(2):117–24.

[54] Mason ME, Triplett RG, Alfonso WF. Life-threatening hemorrhage from placement of a dental implant. J Oral Maxillofac Surg. 1990;48(2):201–4.

[55] Mordenfeld A, Andersson L, Bergstrom B. Hemorrhage in the floor of the mouth during implant placement in the edentulous mandible: a case report. Int J Oral Maxillofac Implants. 1997;12(4):558–61.

[56] Netter FH. Section 1: head and neck. Oral region: tongue. In: Hansen JT, editor. Atlas of human anatomy. Teterboro: ICON Learning Systems LLC; 2003. p. 55.

[57] Netter FH. Section 1: head and neck. Oral region: muscles involved in mastication. In: Hansen JT, editor. Atlas of human anatomy. Teterboro: ICON Learning Systems LLC; 2003. p. 50.

[58] Noia CF, Rodriguez-Chessa JG, Ortega-Lopes R, Cabral-Andrade V, Barbeiro RH, Mazzonetto R. Prospective study of soft tissue contour changes following chin bone graft harvesting. Int J Oral Maxillofac Surg. 2012;41(2):176–9.

[59] Jung SY, Shin SY, Lee KH, Eun YG, Lee YC, Kim SW. Analysis of mandibular structure using 3d facial computed tomography. Otolaryngol Head Neck Surg. 2014;151(5):760–4.

[60] Murlimanju BV, Prakash KG, Samiullah D, Prabhu LV, Pai MM, Vadgaonkar R, Rai R. Accessory neurovascular foramina on the lingual surface of mandible: incidence, topography, and clinical implications. Indian J Dent Res. 2012;23(3):433.

[61] Kolsuz ME, Orhan K, Bilecenoglu B, Sakul BU, Ozturk A. Evaluation of genial tubercle anatomy using cone beam computed tomography. J Oral Sci. 2015;57(2):151–6.

[62] Misch CE. The division c mandible: mandibular complete and unilateral subperiosteal implants. In: Misch CE, editor. Implant dentistry. 2nd ed. St. Louis: The CV Mosby Company; 1999. p. 434–5.

[63] Tan WC, Krishnaswamy G, Ong MM, Lang NP. Patient-reported outcome measures after routine periodontal and implant surgical procedures. J Clin Periodontol. 2014;41(6):618–24.

[64] Swenor BK, Ramulu PY, Willis JR, Friedman D, Lin FR. The prevalence of concurrent hearing and vision impairment in the United States. JAMA Intern Med. 2013;173(4):312–3.

[65] Prince M, Bryce R, Albanese E, Wimo A, Ribeiro W, Ferri CP. The global prevalence of dementia: a systematic review and metaanalysis. Alzheimers Dement. 2013;9(1):63–75.e2.

[66] Scheltens P, Blennow K, Breteler MM, de Strooper B, Frisoni GB, Salloway S, Van der Flier WM. Alzheimer's disease. Lancet. 2016;388(10043):505–17.

[67] Small BJ, Hertzog C, Hultsch DF, Dixon RA, Victoria Longitudinal S. Stability and change in adult personality over 6 years: findings from the victoria longitudinal study. J Gerontol B Psychol Sci Soc Sci. 2003;58(3):P166–76.

[68] Chalmers JM. Behavior management and communication strategies for dental professionals when caring for patients with dementia. Spec Care Dentist. 2000;20(4):147–54.

[69] Bell RA, Arcury TA, Anderson AM, Chen H, Savoca MR, Gilbert GH, Quandt SA. Dental anxiety and oral health outcomes among rural older adults. J Public Health Dent. 2012;72(1):53–9.

[70] Locker D, Liddell A, Burman D. Dental fear and anxiety in an older adult population. Community Dent Oral Epidemiol. 1991;19(2):120–4.

[71] De Jongh A, Adair P, Meijerink-Anderson M. Clinical management of dental anxiety: what works for whom? Int Dent J. 2005;55(2):73–80.

[72] Armfield JM, Heaton LJ. Management of fear and anxiety in the dental clinic: a review. Aust Dent J. 2013;58(4):390–407; quiz 531.

[73] Alvis BD, Hughes CG. Physiology considerations in geriatric patients. Anesthesiol Clin. 2015;33(3):447–56.

[74] American Society of Anesthesiologists. 2014. ASA physical status classification system. https://www. asahq. org/resources/clinical-information/asa-physical- status-classification-system. Accessed 1 July 2016.

[75] Malamed S. The geriatric patient. In: Malamed S, editor. Sedation: a guide to patient management. 5th ed. St. Louis: Mosby; 2009. p. 517–8.

[76] Turner M, Greenwood M. Oral and maxillofacial surgery for the geriatric patient. In: Homl-Pedersen P, Walls A, Ship JA, editors. Textbook of geriatric dentistry. 3rd ed. Chichester: Wiley; 2015. p. 256–64.

[77] Rashid F, Awad MA, Thomason JM, Piovano A, Spielberg GP, Scilingo E, Mojon P, Muller F, Spielberg M, Heydecke G, et al. The effective-ness of 2-implant overdentures—a pragmatic international multicentre study. J Oral Rehabil. 2011;38(3):176–84.

[78] Thomason JM, Kelly SA, Bendkowski A, Ellis JS. Two implant retained overdentures—a review of the literature supporting the McGill and York consensus statements. J Dent. 2012;40(1):22–34.

[79] Moraschini V, Velloso G, Luz D, Barboza EP. Implant survival rates, marginal bone level changes, and complications in full-mouth rehabilitation with flapless computer-guided surgery: a systematic review and meta-analysis. Int J Oral Maxillofac Surg. 2015;44(7):892–901.

[80] D'Haese J, Van De Velde T, Elaut L, De Bruyn H. A prospective study on the accuracy of mucosally supported stereolithographic surgical guides in fully edentulous maxillae. Clin Implant Dent Relat Res. 2012;14(2):293–303.

[81] Di Giacomo GA, da Silva JV, da Silva AM, Paschoal GH, Cury PR, Szarf G. Accuracy and complications of computer-designed selective laser sintering surgical

guides for flapless dental implant placement and immediate definitive prosthesis installation. J Periodontol. 2012;83(4):410–9.

[82] Arisan V, Karabuda CZ, Ozdemir T. Implant surgery using bone- and mucosa-supported stereolithographic guides in totally edentulous jaws: surgical and post-operative outcomes of computer-aided vs. standard techniques. Clin Oral Implants Res. 2010;21(9):980–8.

[83] Engquist B, Astrand P, Anzen B, Dahlgren S, Engquist E, Feldmann H, Karlsson U, Nord PG, Sahlholm S, Svardstrom P. Simplified methods of implant treatment in the edentulous lower jaw. A controlled prospective study. Part i: one-stage versus two-stage surgery. Clin Implant Dent Relat Res. 2002;4(2):93–103.

[84] Lang NP, Loe H. The relationship between the width of keratinized gingiva and gingival health. J Periodontol. 1972;43(10):623–7.

[85] Dorfman HS, Kennedy JE, Bird WC. Longitudinal evaluation of free autogenous gingival grafts. J Clin Periodontol. 1980;7(4):316–24.

[86] Kennedy JE, Bird WC, Palcanis KG, Dorfman HS. A longitudinal evaluation of varying widths of attached gingiva. J Clin Periodontol. 1985;12(8):667–75.

[87] Wennstrom JL. Lack of association between width of attached gingiva and development of soft tissue recession. A 5-year longitudinal study. J Clin Periodontol. 1987;14(3):181–4.

[88] Atsuta I, Yamaza T, Yoshinari M, Mino S, Goto T, Kido MA, Terada Y, Tanaka T. Changes in the distribution of laminin-5 during periimplant epithelium formation after immediate titanium implantation in rats. Biomaterials. 2005;26(14):1751–60.

[89] Buser D, Weber HP, Donath K, Fiorellini JP, Paquette DW, Williams RC. Soft tissue reactions to non-submerged unloaded titanium implants in beagle dogs. J Periodontol. 1992;63(3):225–35.

[90] Gerber JA, Tan WC, Balmer TE, Salvi GE, Lang NP. Bleeding on probing and pocket probing depth in relation to probing pressure and mucosal health around oral implants. Clin Oral Implants Res. 2009;20(1):75–8.

[91] Berglundh T, Lindhe J, Ericsson I, Marinello CP, Liljenberg B, Thomsen P. The soft tissue barrier at implants and teeth. Clin Oral Implants Res. 1991;2(2):81–90.

[92] Atsuta I, Ayukawa Y, Kondo R, Oshiro W, Matsuura Y, Furuhashi A, Tsukiyama Y, Koyano K. Soft tissue sealing around dental implants based on histological interpretation. J Prosthodont Res. 2016;60(1):3–11.

[93] Carcuac O, Abrahamsson I, Albouy JP, Linder E, Larsson L, Berglundh T. Experimental periodontitis and peri-implantitis in dogs. Clin Oral Implants Res. 2013;24(4):363–71.

[94] Brito C, Tenenbaum HC, Wong BK, Schmitt C, Nogueira-Filho G. Is keratinized mucosa indispensable to maintain peri-implant health? A systematic review of the literature. J Biomed Mater Res B Appl Biomater. 2014;102(3):643–50.

[95] Gobbato L, Avila-Ortiz G, Sohrabi K, Wang CW, Karimbux N. The effect of keratinized mucosa width on peri-implant

health: a systematic review. Int J Oral Maxillofac Implants. 2013;28(6):1536–45.

[96] Lin GH, Chan HL, Wang HL. The significance of keratinized mucosa on implant health: a systematic review. J Periodontol. 2013;84(12):1755–67.

[97] Adibrad M, Shahabuei M, Sahabi M. Significance of the width of keratinized mucosa on the health status of the supporting tissue around implants supporting overdentures. J Oral Implantol. 2009;35(5):232–7.

[98] Kaptein ML, De Lange GL, Blijdorp PA. Peri-implant tissue health in reconstructed atrophic maxillae— report of 88 patients and 470 implants. J Oral Rehabil. 1999;26(6):464–74.

[99] Elkhaweldi A, Rincon Soler C, Cayarga R, Suzuki T, Kaufman Z. Various techniques to increase keratinized tissue for implant supported overdentures: retrospective case series. Int J Dent. 2015;2015:104903.

[100] Bjorn H. Free transplantation of gingiva propria. Sven Tandlak Tidskr. 1963;22:684–9.

[101] Karring T, Cumming BR, Oliver RC, Loe H. The origin of granulation tissue and its impact on postoperative results of mucogingival surgery. J Periodontol. 1975;46(10):577–85.

[102] Karring T, Lang NP, Loe H. The role of gingival connective tissue in determining epithelial differentiation. J Periodontal Res. 1975;10(1):1–11.

[103] Karring T, Ostergaard E, Loe H. Conservation of tissue specificity after heterotopic transplantation of gingiva and alveolar mucosa. J Periodontal Res. 1971;6(4):282–93.

[104] Weinlaender M. Bone growth around dental implants. Dent Clin North Am. 1991;35(3):585–601.

[105] Eriksson AR, Albrektsson T. Temperature threshold levels for heat-induced bone tissue injury: a vital-microscopic study in the rabbit. J Prosthet Dent. 1983;50(1):101–7.

[106] Eriksson RA, Albrektsson T, Magnusson B. Assessment of bone viability after heat trauma. A histological, histochemical and vital microscopic study in the rabbit. Scand J Plast Reconstr Surg. 1984;18(3):261–8.

[107] Benington IC, Biagioni PA, Briggs J, Sheridan S, Lamey PJ. Thermal changes observed at implant sites during internal and external irrigation. Clin Oral Implants Res. 2002;13(3):293–7.

[108] Ercoli C, Funkenbusch PD, Lee HJ, Moss ME, Graser GN. The influence of drill wear on cutting efficiency and heat production during osteotomy preparation for dental implants: a study of drill durability. Int J Oral Maxillofac Implants. 2004;19(3):335–49.

[109] Koo KT, Kim MH, Kim HY, Wikesjo UM, Yang JH, Yeo IS. Effects of implant drill wear, irrigation, and drill materials on heat generation in osteotomy sites. J Oral Implantol. 2015;41(2):e19–23.

[110] Mohlhenrich SC, Modabber A, Steiner T, Mitchell DA, Holzle F. Heat generation and drill wear during dental implant site preparation: systematic review. Br J Oral Maxillofac Surg. 2015;53(8):679–89.

[111] Binon PP. Implants and components: entering the new millennium. Int J Oral Maxillofac Implants. 2000;15(1):76–

94.

[112] Esposito M, Ardebili Y, Worthington HV. Interventions for replacing missing teeth: different types of dental implants. Cochrane Database Syst Rev. 2014;7:CD003815.

[113] Chrcanovic BR, Albrektsson T, Wennerberg A. Platform switch and dental implants: a meta-analysis. J Dent. 2015;43(6):629–46.

[114] Pons-Vicente O, Lopez-Jimenez L, Sanchez-Garces MA, Sala-Perez S, Gay-Escoda C. A comparative study between two different suture materials in oral implantology. Clin Oral Implants Res. 2011;22(3):282–8.

[115] Leknes KN, Roynstrand IT, Selvig KA. Human gingival tissue reactions to silk and expanded polytetrafluoroethylene sutures. J Periodontol. 2005;76(1):34–42.

[116] Gartti-Jardim EC, de Souza AP, Carvalho AC, Pereira CC, Okamoto R, Magro Filho O. Comparative study of the healing process when using Vicryl(r), Vicryl Rapid(r), Vicryl Plus(r), and Monocryl(r) sutures in the rat dermal tissue. Oral Maxillofac Surg. 2013;17(4):293–8.

[117] Vasanthan A, Satheesh K, Hoopes W, Lucaci P, Williams K, Rapley J. Comparing suture strengths for clinical applications: a novel in vitro study. J Periodontol. 2009;80(4):618–24.

[118] Cardemil C, Ristevski Z, Alsen B, Dahlin C. Influence of different operatory setups on implant survival rate: a retrospective clinical study. Clin Implant Dent Relat Res. 2009;11(4):288–91.

[119] Scharf DR, Tarnow DP. Success rates of osseointegration for implants placed under sterile versus clean conditions. J Periodontol. 1993;64(10):954–6.

[120] Ong CK, Lirk P, Seymour RA, Jenkins BJ. The efficacy of preemptive analgesia for acute postoperative pain management: a meta-analysis. Anesth Analg. 2005;100(3):757–73, table of contents.

[121] Esposito M, Grusovin MG, Worthington HV. Interventions for replacing missing teeth: antibiotics at dental implant placement to prevent complications. Cochrane Database Syst Rev. 2013;(7):CD004152.

[122] Veksler AE, Kayrouz GA, Newman MG. Reduction of salivary bacteria by pre-procedural rinses with chlorhexidine 0.12%. J Periodontol. 1991;62(11):649–51.

[123] Buckley JA, Ciancio SG, McMullen JA. Efficacy of epinephrine concentration in local anesthesia during periodontal surgery. J Periodontol. 1984;55(11):653–7.

[124] Greenstein G, Tarnow D. The mental foramen and nerve: clinical and anatomical factors related to dental implant placement: a literature review. J Periodontol. 2006;77(12):1933–43.

[125] Lekholm U, Zarb GA. Patient selection and preparation. In: Brånemark PI, Zarb GA, Albrektsson T, editors. Tissue integrated prostheses: osseointegration in clinical dentistry. Chicago: Quintessence Publishing Company; 1985. p. 199–209.

[126] Bashutski JD, D'Silva NJ, Wang HL. Implant compression necrosis: current understanding and case report. J Periodontol. 2009;80(4):700–4.

[127] Khayat PG, Arnal HM, Tourbah BI, Sennerby L. Clinical outcome of dental implants placed with high insertion torques (up to 176 Ncm). Clin Implant Dent Relat Res. 2013;15(2):227–33.

[128] Jung RE, Herzog M, Wolleb K, Ramel CF, Thoma DS, Hammerle CH. A randomized controlled clinical trial comparing small buccal dehiscence defects around dental implants treated with guided bone regeneration or left for spontaneous healing. Clin Oral Implants Res. 2017;28(3):348–54.

[129] Lanier JB, Mote MB, Clay EC. Evaluation and management of orthostatic hypotension. Am Fam Physician. 2011;84(5):527–36.

[130] Ong CK, Seymour RA, Lirk P, Merry AF. Combining paracetamol (acetaminophen) with nonsteroidal antiinflammatory drugs: a qualitative systematic review of analgesic efficacy for acute postoperative pain. Anesth Analg. 2010;110(4):1170–9.

[131] Durand R, Tran SD, Mui B, Voyer R. Managing postoperative pain following periodontal surgery. J Can Dent Assoc. 2013;79:d66.

[132] Powell CA, Mealey BL, Deas DE, McDonnell HT, Moritz AJ. Post-surgical infections: prevalence associated with various periodontal surgical procedures. J Periodontol. 2005;76(3):329–33.

[133] Greenstein G. Therapeutic efficacy of cold therapy after intraoral surgical procedures: a literature review. J Periodontol. 2007;78(5):790–800.

[134] Bain CA. Smoking and implant failure—benefits of a smoking cessation protocol. Int J Oral Maxillofac Implants. 1996;11(6):756–9.

[135] Isaacson TJ. Sublingual hematoma formation during immediate placement of mandibular endosseous implants. J Am Dent Assoc. 2004;135(2):168–72.

[136] Madrid C, Sanz M. What influence do anticoagulants have on oral implant therapy? A systematic review. Clin Oral Implants Res. 2009;20(Suppl 4):96–106.

[137] Kraut RA, Chahal O. Management of patients with trigeminal nerve injuries after mandibular implant placement. J Am Dent Assoc. 2002;133(10):1351–4.

[138] Schwartz-Arad D, Kidron N, Dolev E. A long-term study of implants supporting overdentures as a model for implant success. J Periodontol. 2005;76(9):1431–5.

[139] Tolman DE, Keller EE. Management of mandibular fractures in patients with endosseous implants. Int J Oral Maxillofac Implants. 1991;6(4):427–36.

[140] Laskin DM. Nonsurgical management of bilateral mandibular fractures associated with dental implants: report of a case. Int J Oral Maxillofac Implants. 2003;18(5):739–44.

[141] Park SH, Wang HL. Implant reversible complications: classification and treatments. Implant Dent. 2005;14(3):211–20.

[142] Jepsen S, Berglundh T, Genco R, Aass AM, Demirel K, Derks J, Figuero E, Giovannoli JL, Goldstein M, Lambert F, et al. Primary prevention of peri-implantitis: managing

peri-implant mucositis. J Clin Periodontol. 2015;42(Suppl 16):S152–7.

[143] Monje A, Aranda L, Diaz KT, Alarcon MA, Bagramian RA, Wang HL, Catena A. Impact of maintenance therapy for the prevention of peri-implant diseases: a systematic review and meta-analysis. J Dent Res. 2016;95(4):372–9.

[144] Mahato N, Wu X, Wang L. Management of peri-implantitis: a systematic review, 2010-2015. Springerplus. 2016;5:105.

[145] Chan HL, Lin GH, Suarez F, MacEachern M, Wang HL. Surgical management of peri-implantitis: a systematic review and meta-analysis of treatment outcomes. J Periodontol. 2014;85(8):1027–41.

第9章　骨移植技术

Bone Grafting

Zeeshan Sheikh, Siavash Hasanpour, Michael Glogauer

摘要

　　牙列缺失的种植修复过程中，牙槽骨在各个空间维度上的数量和质量是种植体成功植入的关键因素。应用天然或人工合成材料进行植骨手术的几种技术可以实现牙槽嵴骨增量。常见的骨组织移植材料包括自体骨、同种异体骨、异种骨和人工合成材料。高分子聚合材料（天然的和人工合成的）作为屏障膜被广泛应用于引导组织再生技术（GTR）和引导骨再生技术（GBR）中。然而，目前临床上并没有完美的骨移植材料或技术。积极探索具有更强再生能力、更小创伤的治疗方案与材料以达到垂直和水平方向上骨增量。本章重点介绍用于种植体支持的义齿修复牙列缺失常用的骨移植外科技术、天然组织和合成生物材料。

9.1　序言

　　治疗和恢复高龄无牙颌患者的牙列对口腔医生来说是个巨大的挑战。这些老年患者很难适应全口义齿的使用，这时候告知他们还有一个选择，那就是进行牙齿种植修复，但他们好像也不太愿意接受[1]。即使这些患者最后接受种植修复，还是会遇到解剖和手术等方面的限制。口腔种植成功与否的关键在于种植体最终与充足的健康骨组织形成骨结合的程度[2-3]。口腔种植体骨结合依赖于创伤愈合反应，而老年人的这种反应可能会比年轻人差[4-5]。在种植体植入前，骨体积和质量会随着缺牙时间的推移而减少[6-7]。缺牙6个月后牙槽骨吸收量为1.5～2mm（垂直方向），40%～50%（水平方向）[8]。如果牙列没有得到修复治疗，那么骨吸收会继续进行，在前3年中，牙槽嵴骨量的60%将丢失[9-10]。缺少足够的骨量、高度、骨质对最终治疗效果产生极大的挑战（图9.1）[11-12]。人们试图在已经有骨吸收的牙槽

Z. Sheikh, Dip.Dh., B.D.S., M.Sc., Ph.D. (✉)
Faculty of Dentistry, Matrix Dynamics Group,
University of Toronto, Toronto, ON, Canada

Lunenfeld-Tenebaum Research Institute, Mt. Sinai
Hospital, Toronto, ON, Canada
e-mail: zeeshan.sheikh@utoronto.ca

S. Hasanpour • M. Glogauer
Faculty of Dentistry, Matrix Dynamics Group,
University of Toronto, Toronto, ON, Canada

© Springer International Publishing AG, part of Springer Nature 2018
E. Emami, J. Feine (eds.), *Mandibular Implant Prostheses*,
https://doi.org/10.1007/978-3-319-71181-2_9

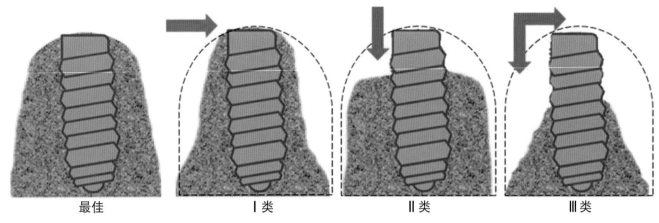

| 最佳 | Ⅰ类 | Ⅱ类 | Ⅲ类 |

图9.1　当有足够的牙槽嵴高度和宽度时，能够成功地植入种植体，得到最佳的临床结果。在Ⅰ类骨缺损中，高度充足，有水平骨缺损，导致骨体积不足，不能成功植入常规直径种植体。在Ⅱ类骨缺损中，骨宽度充足但骨垂直高度不足，导致骨体积不足，不能成功植入常规长度的种植体。在Ⅲ类骨缺损中，垂直向和水平向骨量均不足，各空间维度上都无法成功植入种植体。

骨上成功植入种植体，探索了多种运用或不运用生物材料的骨移植手术技术[13-14]。为此，对多种骨移植技术，天然骨移植材料和合成骨移植材料进行了测试[14-15]。这一节我们将讨论目前应用于实现牙槽嵴骨增量，并成功植入种植体的不同骨移植技术。

9.2　骨再生的原则和骨移植技术

牙槽骨增量的骨移植手术是基于骨组织再生的生物学原理。成骨细胞（骨形成细胞）和破骨细胞（骨吸收细胞）是在骨组织形成和重建中的两个基本的细胞单位。成骨细胞来源于间充质干细胞（骨髓基质干细胞），而破骨细胞则是来源于单核细胞系的造血祖细胞[16]。影响成骨细胞分化的主要因素有雌激素、甲状旁腺激素，维生素D_3，成纤维细胞生长因子（FGFs），转化生长因子-β（TGF-β）[17-19]。而破骨细胞的分化则取决于集落刺激因子1受体/巨噬细胞集落刺激因子/CD115（MCSF，一种集落刺激因子受体）和核因子κB受体的受体激活剂（RANK）等的激活[20]。成骨细胞调控破骨细胞的分化和RANK配体（RANKL）以及它的高亲和力诱饵受体——骨保护素的活化。因此，成骨细胞通过调节RANKL和骨保

护素之间的平衡对破骨细胞的分化起到至关重要的作用[21]。

骨增量区域的骨原细胞和生长因子的存在和/或募集是骨再生发生所必需的。一些骨移植材料（自体松质骨移植材料）和受植床可以提供骨再生所需要的骨原细胞[22]，而生长因子来自血管和受区组织。在移植过程中活跃的骨吸收和骨形成控制着植骨区骨组织再生的早期阶段[23]。骨组织再生后期的特点为骨传导过程[24]。骨传导的功能是骨组织移植基质提供三维支架结构以便促进宿主毛细血管和骨母细胞长入[25]。因为能够十分近似地模仿天然骨组织的化学成分和物理结构，生物材料成为细胞成骨分化的理想材料。移植材料的大孔隙率和孔隙间联通对于成骨诱导能力有重要影响，因为高水平的孔隙度、适当的孔隙形状、充足的孔间联通对血管长入和骨基质沉积至关重要[26]。

在最初的几周里，成熟的成骨细胞合成新骨，这些成骨细胞由骨原细胞受骨诱导因子作用分化而来。与新骨形成有关的生长因子直接作用于成骨细胞和成纤维细胞，影响其增殖、间充质细胞分化、细胞外基质沉积和血管增生[27]。

诱导的早期阶段受成纤维细胞生长因子（FGF）

和血小板衍生生长因子（PDGF）的影响，因为这两种因子能刺激成纤维细胞和成骨细胞的增殖。骨形态发生蛋白（BMPs）影响后期骨诱导过程，如血管增生和间充质细胞分化，而转化生长因子β（TFG-β）不影响间充质细胞的分化，但对细胞增殖、基质沉积和血管形成起到一定作用[14]。我们在随后的章节中将讨论各种牙槽嵴增量所应用的骨移植手术技术。

9.2.1 牵张成骨

牵张成骨（DO）可用于牙槽骨在各个维度上的骨增量。牵张成骨的原理是应用机械牵拉产生的张力逐渐分离骨痂两侧的骨断端，达到延长骨痂形成新骨的目的[28]。此过程要经过3个阶段完成：①间歇期。手术置入牵引器后软组织在这一时期内愈合（这一阶段通常持续7天左右）；②牵引期。骨断端逐渐分离，断端间的距离以每天0.5~1mm的速度逐渐增加；③稳定期。此期间内新生骨完成钙化，逐渐成熟[29-30]。牵张成骨的设备有骨内牵引器和骨外牵引器[31]。附于骨皮质表面的骨外牵引装置较骨内牵引器应用更为广泛[32-33]。大量的文献报道与其他牙槽嵴垂直骨增量的技术相比，牵张成骨具有极大的潜力，因为这项技术能够增加的骨高度更多且效果更稳定[34-35]。下颌骨移动段向舌侧倾斜是牵张成骨中发生率较高的并发症[36-37]，矢量方向控制不精确是导致这一并发症发生的主要原因[38]。尽管牵张成骨可以从天然骨中获得较多量的牙槽骨再生，但这项技术的敏感性和对解剖的严格要求限制了其在临床上的应用。

9.2.2 骨−骨膜瓣技术

在牙槽骨上进行的血管化节段截骨术是为了完成骨−骨膜瓣技术。这项技术基于血管形成生物学原理的研究和对LeFortⅠ型骨折处理技术的理解[39]。牙槽骨的血供主要来源于骨髓和骨膜。老年患者牙槽骨萎缩的同时骨髓血流量也相应减少。在骨−骨膜瓣技术中骨的血管形成是通过骨膜分化而成。采用节段截骨术形成的骨−骨膜瓣，并配合因骨−骨膜瓣转位到所需的位置而产生的间隙中进行间置骨移植，以此达到垂直向的牙槽嵴增量[14]。以截骨技术为基础的骨−骨膜瓣移植技术联合间置式移植，通常用于治疗牙槽嵴高度不足，并可保留附着龈和龈乳头[40-41]。

9.2.3 块状骨移植技术

块状骨外置法移植技术最初于20世纪90年代被推出，用于尝试上颌和下颌牙列缺失的牙槽嵴增量[42]。在经典的块状骨移植技术中，应用骨固定螺钉将自体骨块牢牢固定在受区牙槽嵴上[43-44]。自体骨移植技术已用于治疗严重骨吸收的无牙上颌骨和下颌骨[45-46]。下颌骨升支或颏部（口内）和髂嵴（口外）是最常用于自体块状骨移植的取骨部位[47-48]。取自髂嵴的自体块状骨移植曾被用于增加牙槽骨高度，但后来发现在种植体植入前和负重后有很高的吸收率[49]。这可能由于移植材料中骨皮质和骨小梁比例较低，软骨内成骨和膜内成骨记忆，以及供区与受区位置之间的成骨细胞机械感应记忆不同所致[14]。除此之外，其他可以获得移植骨块的口外供区还有胫骨、肋骨、颅骨，但由于这些部位供骨区并发症发生率较高，因此不常使用[50-51]。

下颌骨升支和联合部是常用的口内取骨部位[52]。尽管联合部取骨能获得较大体积的骨块，但与下颌升支取骨相比存在较高的供骨区并发症，其主要并发症为术后疼痛、麻木，颏部和下颌前牙区感觉异常，下颌骨骨折的风险等[53-54]。因此，颏部取骨通常在需要的移植骨块厚度大或者无法在口内其他供骨区取得的情况下使用。使用骨固定螺钉保持移植骨块的稳定固定及与植骨床密切贴合是至关重要的[55-57]。受植床的成形和去皮质能刺激植骨区的再血管化与骨重建[58]。采用同种异体块状骨移植进行牙槽嵴骨增量取得了一定的成功[59]，块状骨移植技术中应用屏障膜能够改善临床效果[60-62]。

9.2.4　引导骨再生（膜）技术（GBR）

引导骨再生（膜）技术的原理是将颗粒植骨材料与周围组织隔离开而能够允许骨的再生，而骨再生过程较软组织生长速度更缓慢[63-64]。由于植骨材料植入技术的主要问题是植骨材料的高吸收率和空间维持的解剖限制[65]，因此在GBR技术中通常使用屏障膜以稳定植骨材料，限制其吸收，起到隔离屏障的作用[64]。骨移植组织的局部解剖和类型以及材料的使用决定了用于GBR的特定屏障膜的选择。然而，在某些特定的情况下，屏障膜不能作为骨移植材料单独用于充填缺损区域[66]。

最初，人们根据GBR的原理在萎缩的牙槽嵴上开发种植位点[67]。之后GBR被用于治疗多种口内骨缺损，目前已经成为临床上的一种常规技术[68]。GBR对于垂直方向上的牙槽嵴骨缺损扩增有极强的技术敏感性，这也限制了其临床效果，且常因伤口开裂而失败[69]。垂直方向上GBR的另一个限制是骨沿受力长轴方向生长的能力[14]。屏障膜与颗粒或块状骨移植材料的联合应用使临床效果有更强的可预测性[70]。有证据表明，当块状骨移植材料与膨体聚四氟乙烯（ePTFE）屏障膜联合使用时，节段性块状骨移植材料的吸收率更低[71]。

如果在GBR中单独使用屏障膜，这层膜会被覆盖在其上方的软组织压迫进入缺损区域[72]。为解决这一问题，人们发明了由静态材料制成的膜，如钛膜或金属加强的膨体聚四氟乙烯膜[73]。复杂的垂直向骨缺损治疗需要其稳定和坚固的钛膜或金属加强PTFE膜[65]。但是GBR中应用钛网膜的缺点是纤维组织的长入和膜的暴露[74]。应用钛网加强的不可吸收

膜进行GBR治疗并进行牙种植手术在临床上已经取得了不同程度的成功[74]。

9.2.5　微创GBR

微创GBR有利于预防或减少术后并发症和植入物暴露[75]。Kent等在20世纪70年代后期发明了一种骨膜下隧道技术，在牙槽嵴做一相对较小的切口分离骨膜，然后注入低黏度羟基磷灰石颗粒糊剂[76]。观察发现，羟基磷灰石颗粒一般不稳定，能扩散到周围组织中形成纤维包囊，抑制骨形成[77]。但是，微创隧道技术联合运用螺钉和/或屏障膜介导稳定的移植材料可使得在垂直方向上达到可预测的牙槽嵴骨增量[76,78]。磷酸钙，如控制黏度后可注射的磷酸氢钙水门汀糊剂已被用于微创骨增量手术[79]。改善黏度的新型生物移植材料使这项技术极具潜力，但因研究数据有限（图9.2），目前治疗效果尚存争议。

9.3　用于骨移植的天然组织和合成生物材料

目前牙槽骨植骨材料种类繁多，分为天然移植材料（自体骨、同种异体骨、异种骨）和合成材料（异质材料）（表9.1）[14]。这些骨移植材料具有成骨、骨诱导或骨传导作用[80]。大多数植骨材料在成骨细胞进行骨沉积之前都会经历巨噬细胞或破骨细胞介导的吸收过程[23,81]。如前所述，骨诱导能力能够加速移植部位的骨沉积，充足的血运能为成骨细胞的分化和行使功能提供必要的营养与生长因子。这一节我们将讨论骨移植技术中常用的各种移植组织和生物材料。

9.3.1　自体骨移植

自体骨移植是从同一个体一个部位取得自体骨移植到其另一个部位。尽管自体骨移植能提供天然的成骨有机物质，但也有一些缺点，如供区并发

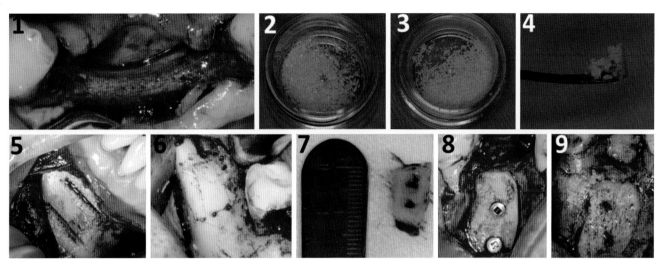

图9.2　传统的水平向骨增量方式。长期缺牙引起的失用性骨萎缩能导致剩余牙槽嵴骨吸收。（1）颊舌侧骨量不足的区域对于种植治疗来说是个巨大的挑战，需要在种植手术前或手术过程中进行水平向骨增量。（2）脱钙冻干同种异体骨移植物（DFDBA）。（3）矿化冻干同种异体骨移植物（FDBA）常用于水平向骨增量。（4）颗粒移植材料被填充进骨缺损区域。覆盖生物相容性膜，实现一期创口关闭，以达到种植体植入所需适当的颊–舌向宽度。（5~7）从患者的颏部或下颌支获得自体骨块。（8）使用螺钉固定在缺损区域。（9）在后续愈合过程中获得一定的骨宽度增加（多伦多大学牙医学院，牙周病学研究诊所）。

症、术后恢复期的延长以及能够获取的移植骨块的体积有限[13]。用于牙槽嵴骨增量的自体骨移植物可以来源于口内或口外。取骨部位有下颌升支和下颌骨体、上颌结节、鼻棘、颧牙槽嵴以及胫骨和髂嵴[82]。尽管髂骨来源的自体骨能提供最佳的成骨诱导、成骨传导和成骨潜力[83]，但口内来源的供骨区并发症发生率更低[48]。自下颌骨获得的骨移植材料常被处理为骨块、骨片或研磨颗粒的形式[48,84]。最常用的能够提供大量自体皮质–松质骨的口外供骨区为髂嵴[85]。自体皮质骨移植初始强度高，但大约在植入6个月后其强度较正常骨组织降低50%[86]。与之相反，自体松质骨因结构多孔致最初的机械强度较弱，但是随着时间的推移，其机械强度会逐渐增加[80]。此外，自体松质骨由于海绵状的结构使其植入术后第5天即发生血管重建，较皮质骨更快[80]。已经有案例成功应用颗粒状自体骨移植材料进行GBR达到牙槽嵴在水平和垂直方向上的骨增量，并进行牙种植体植入[87-88]。在血运重建、骨改建、骨与种

表9.1　牙槽骨移植可选择使用的组织和生物材料

骨替代移植材料
1. 人骨移植组织
（a）自体骨移植物
·口外
·口内
（b）同种异体骨移植物
·新鲜和/或冷冻骨组织
·矿化冻干同种异体骨移植物（FDBA）
·脱钙冻干同种异体移植物（DFDBA）
2. 非人类的天然组织或材料
异种移植物
·牛羟基磷灰石
·珊瑚碳酸钙
3. 合成材料（异质骨移植物）
（a）生物活性玻璃
（b）生物陶瓷
·羟基磷灰石
·其他钙磷酸盐（磷酸三钙，透磷钙石，三斜磷钙石）

植体结合、骨填充潜能等方面，块状骨的这些性能优于颗粒状骨植入材料[87]。

9.3.2　同种异体骨移植

同种异体骨是取材于同一种群，但遗传背景不完全相同的其他个体的骨组织。这种骨移植材料可获得量大，也没有自体骨移植材料常见的缺点。各种规格颗粒的同种异体骨（皮质骨和松质骨）以最小疾病传播的风险被常规用于骨增量技术[89-91]。同种异体骨移植材料常以皮质颗粒、皮质碎片、皮质楔块和松质粉粒的形式，制成冷冻、冻干、矿化和脱钙的骨组织[92]。

9.3.2.1　新鲜或冷冻的同种异体髂骨松质骨和骨髓移植

用人类髂骨块状骨和新鲜冷冻的骨屑材料对萎缩的上颌牙槽嵴行骨移植，显示出组织结构典型的成熟和致密骨性组织围绕在骨髓腔周围[93-94]。新鲜和/或冷冻的松质骨和骨髓组织在所有同种异体骨中表现出最高的骨传导与骨诱导潜能[95-96]。然而，由于疾病传播的风险，使用新鲜或冷冻的同种异体髂骨移植物现在已经被淘汰了。

9.3.2.2　矿化冻干同种异体骨移植（FDBA）

FDBA是一种矿化骨，通常用于治疗牙周缺损，并取得了一定的成功[97-100]。冷冻干燥过程是通过扭曲骨移植颗粒表面人类白细胞3D抗原递呈来影响宿主的免疫识别[101-102]。与新鲜或冷冻同种异体移植物相比，FDBA 机械性能和骨诱导潜能较差[103]。众所周知，FDBA具有骨传导性，可与自体骨结合以增强成骨潜能[104-105]。皮质FDBA具有较大骨基质体积和通过储存在基质中的生长因子而发挥更强的骨诱导潜能[106]。应用FDBA移植骨块进行牙槽嵴骨增量显示具有板层结构的成活骨组织[107-108]。FDBA与可吸收屏障膜联合应用还可以代替块状自体骨移植进行种植前的牙槽嵴骨增量[109]。

9.3.2.3　脱钙冻干同种异体骨移植（DFDBA）

脱钙冻干同种异体骨移植物（DFDBA）可单独使用进行骨移植或与FDBA和/或自体骨联合应用。DFDBA吸收速度很快[110-111]，同时在骨基质中由于存在骨形态发生蛋白（BMPs）而使其具有骨诱导潜能[112]。在DFDBA中同样具有生长因子和分化因子[113-114]。与老年人相比，从年青个体中提取的脱钙冻干同种异体骨移植物（DFDBA）具有更高的成骨潜能，这就导致了不同批次的DFDBA中BMP水平的差异[115-116]。研究证实在相似移植过程中，使用DFDBA较使用自体骨移植物新骨形成量少[117]。

9.3.3　异种骨移植

异种骨移植物是从非人类物种中获得的用于骨移植的组织，于1889年首次报道了在无菌的骨髓腔中的异种骨移植[118]。植入后的异种骨移植材料通常具有骨传导性，并随着时间的推移表现出不同程度的材料吸收和被新骨替代的能力[119-120]。牙科常用的异种骨移植材料是Bio-Oss，这是一种商业化生产的牛骨移植物，经过加工后得到不含任何有机成分的天然骨矿物[121]。牛骨经过低热处理和有机成分的化学萃取后，剩余的无机相主要由保留了具有微孔和/或大孔结构形态的羟基磷灰石组成[122]。尽管这种热处理和化学处理清除了牛骨中大部分利于成骨的有机成分，但非常重要的是也杜绝了疾病传播（如牛海绵状脑病）和移植排斥反应的任何潜在风险[123-124]。牛源性骨颗粒和块状骨移植材料被用于人类牙槽嵴骨增量和骨内缺损的充填[125-126]。运用牛骨作为骨移植材料的优势是与合成材料相比，其具有更高的骨传导性，而主要缺点是固有脆性和缺少韧性，在螺钉固定期间或植入术后，常易出现失败和断裂，导致不理想的临床结果[126-127]。

碳酸钙骨移植材料来源于天然珊瑚，主要由含98%

以上碳酸钙的文石组成。空隙大小为100～200μm，与松质骨非常相似，而且具有约45%相对较高的孔隙率，允许在移植区域内进行更多的吸收和新骨渗入并成骨[91,128]。珊瑚碳酸钙呈现出较高的骨传导性，因为不需要像大多数其他骨移植材料那样转化为碳酸钙，所以能够更快速地发生新骨沉积[129]。

珊瑚碳酸钙有潜力应用于牙周再生领域，来填充更大缺损而不形成纤维包裹[130-132]。

9.3.4 异质骨移植物

之后人们探寻能获得足够大量的异质骨移植材料，这类材料没有自体骨移植的弊端[133]。以不同的方式制造因此具有多样的理化性质，有可吸收材料和不可吸收材料[14-15,134-136]。通常异质骨材料具有骨传导性，没有任何成骨和骨诱导的潜能，目前已成功应用于牙周重建[135]。最常用的异质骨移植材料有羟基磷灰石（HA）、磷酸三钙（TCP）、生物活性玻璃、磷酸二钙[80]。

有各种形式可以获得和使用的HA：多孔不可吸收、固体不可吸收、可吸收（非陶瓷、多孔）[137]。HA是非成骨性的，主要功能是作为骨传导移植材料。HA吸收的能力取决于加工温度。在较高的温度下合成的HA非常致密且不可吸收[138]。高密度的HA具有骨传导性，主要被用作惰性生物相容填料，已有报道证明其骨缺陷填充效果优于单独皮瓣清创术[139-140]。在较低的温度下处理时，产生的HA颗粒是吸收速率低的多孔结构[141]。在用纳米结构羟基磷灰石进行骨增量后的牙槽骨中进行种植体早期负重的研究很有前景[142-143]。单独使用HA颗粒[143]或联合自体骨移植进行牙槽嵴骨增量都显示出高成功率[144]。

TCP有两种晶体形式，α-TCP和β-TCP[79]，后者更常作为部分可吸收充填材料能够被新骨替代[135]。

与同种异体移植骨相比，β-TCP在吸收和新骨形成方面能力较差[145]。有强有力的证据表明TCP移植物能形成纤维组织包裹[146]。研究报道新骨沉积于β-TCP部位[149]，在垂直和水平方向上有不同程度的牙槽骨增量[147-149]。

生物活性玻璃由二氧化硅、氧化钙、氧化钠和五氧化二磷组成[150]，当植入骨移植材料时，局部环境的pH会增加（＞10），在生物活性陶瓷表面形成富含硅的凝胶，其外层则作为成骨细胞和胶原纤维的结合表面[151]。生物活性玻璃的颗粒尺寸范围涵盖90～710μm和300～355μm[150,152]，应用生物活性玻璃进行牙槽骨移植和骨增量的临床报道显示，形成的新骨与颗粒表面紧密接触[150]。然而，生物活性玻璃是不可吸收的，这一点限制了它作为垂直向牙槽骨增量的生物可吸收支架材料的运用。

磷酸二钙（DCP）化合物在生理pH下的溶解度很高，二水磷酸二钙（DCPD或透磷钙石）已经作为注射水泥或预置水泥颗粒进行了垂直骨增量和骨缺损修复试验[153-155]。有几项临床研究表明可注射式透磷钙石能在颊侧开裂性骨缺损、牙槽嵴萎缩、上颌窦底提升中起到骨再生的作用[156]。体内由透磷钙石骨水泥颗粒获得的垂直骨增长量较商业化生产的牛骨羟基磷灰石材料更多[157]。但是透磷钙石骨水泥在种植体植入后会经历一个相变而转化为不溶性羟基磷灰石的阶段，这就影响了它们的吸收[79,158]。无水磷酸二钙（DCPA或三斜磷钙石）较透磷钙石吸收速率快[159-161]，并且已经证明不会转化为HA[157-158,162]。三斜磷钙石颗粒的临床表现与商业化生产的牛骨羟基磷灰石材料相比，体内吸收和在牙槽嵴中骨形成的速度更快[154]。人们已经研究了以3D打印的块状三斜磷钙石生物陶瓷材料进行外置法植骨，并且证明了其能够获得口腔种植所需的足够骨量和骨高度[155,163]。

9.4　植骨手术中使用的屏障膜

软组织的更新速度较骨组织快，因此在骨移植手术中使用屏障膜能够防止软组织长入并覆盖本应有新骨再生的骨缺损空间。与骨移植材料联合使用时，屏障膜起到稳定移植材料的作用[73]。屏障膜通过降低骨移植材料的吸收速度起到保护的作用[64,164]。天然组织或人工合成的屏障膜材料应具有生物相容性，植入体内后不会引起任何免疫反应或细胞毒性[165]。如果是可吸收膜，理想的生物降解是不留下任何残留物，并且降解速率应与组织再生速率相匹配，其机械强度应能承受手术植入和能够在体内行使功能。用于牙槽骨移植的屏障膜可以是可吸收的或不可吸收的。

9.4.1　不可吸收屏障膜

首次实验研究的不可吸收屏障膜是用醋酸纤维素过滤器（Millipore）制作的[166]。此后，商业上推出了聚四氟乙烯（PTFE）膜（Teflon）[167]。不可吸收膜的作用是暂时的，放置在需要的位置以保持结构的完整性，然后再通过手术取出。取出膜的步骤增加了手术并发症的风险，使再生组织易受损伤和术后细菌污染[168]。愈合期间因组织瓣裂开引起的膜暴露也是常见的术后并发症[169]。随着可吸收膜运用有效性的证据增加，不可吸收膜在临床上应用逐渐减少，其使用仅限于特定的术式[170]。常用的两种不可吸收膜有膨体聚四氟乙烯（ePTFE）和钛增强聚四氟乙烯（Ti-PTFE）。PTFE是一种无孔惰性并具有生物相容性的氟碳聚合物[171]。ePTFE与PTFE化学性质相似，在血管手术中应用了几十年[172]。通过对PTFE实施高拉伸应力导致其膨胀以形成多微孔的结构而制得[173]。ePTFE制作的屏障膜在生物系统中非常稳定，能够抵抗宿主反应的破坏分解。许多研究对ePTFE屏障膜的临床效果进行了探索[174]。应用ePTFE屏障膜进行牙周组织再生的成功证据，使其得到了广泛的应用[170]。临床上如果需要维持更大的空间时，可以于中心部分用钛加固的Ti-PTFE膜，其硬度较高可以防止坍塌[175]。另一种方法是使用有钛支架夹心的双层PTFE膜（Cytoplast® Ti-250），这种材料在牙槽嵴骨增量和较大的牙槽骨缺损治疗中都取得了成功[176]。

9.4.2　可吸收屏障膜

20世纪90年代早期的临床研究报道了可吸收膜在GBR中的成功应用[177-179]。近几十年来研究的重点一直集中在生物可吸收屏障膜的开发上，以克服不可吸收膜的固有局限性。为此人们对天然聚合物和合成聚合物进行了大量的研究，其中研究最多的是胶原和脂肪族聚酯[180]。目前，最常用的可吸收膜是由胶原蛋白、聚乙醇酸和/或聚乳酸及其共聚物制成的[181]。由于缺乏硬度，大多数可吸收屏障膜无法单独维持缺损空间。因此这些膜通常会与自体骨或合成的骨移植代用品同时使用[182-183]，可以配合使用支撑螺丝、增强物或膜钉[184]。

9.4.2.1　天然可吸收屏障膜

天然的可吸收屏障膜大多是利用人体或动物组织中的胶原蛋白制成的。胶原蛋白在生物医学中的应用非常广泛。可以从动物皮肤、肌腱或肠组织中获取[180]。胶原蛋白具有许多理想的生物学特性，如免疫原性低、能吸引和激活牙龈成纤维细胞、有止血效果等[185]。有证据表明胶原蛋白膜能刺激成纤维细胞DNA的合成[178]。相较于其他屏障膜，成骨细胞对胶原蛋白膜表面表现出更高的黏附水平[186]。商业化生产的胶原蛋白膜通过内源性胶原酶将其分解为二氧化碳和水，从而完成生物降解过程[185]。这些酶主要由巨噬细胞和多核白细胞（PMNs）产生[23]。胶原纤维的交联程度直接影响其降解速率，二者呈负相关关系[187]。

AlloDerm®组织再生基质（RTM）是从人体（尸体）皮肤中提取的Ⅰ型胶原蛋白，能够通过加速血管再生和白细胞迁移来促进组织再生。膜厚度0.9～1.6mm，临床应用于牙龈增量、根面覆盖、嵴顶软组织增量、牙种植体周围的软组织增量[188]。AlloDerm GBR® RTM采用与AlloDerm® RTM相同的工艺制造，膜厚度为0.5～0.9mm，主要用于覆盖和保护移植材料、维持局部材料的容量、延伸黏膜瓣以达到初期软组织充分关闭[189]。Paroguide®是一种富含硫酸软骨素的Ⅰ型胶原蛋白膜。有报道显示其可使牙周韧带再生和牙槽骨再生，并且没有炎症反应的迹象[182,190]。Avitene®是一种从牛真皮中提取的微纤维止血Ⅰ型胶原蛋白膜。临床研究中的组织学评估表明这种膜效果不佳，且操作困难[191]。Bio-Gide®是一种来源于猪皮肤的Ⅰ型和Ⅲ型胶原蛋白合成的屏障膜，可在8周左右吸收，据研究表明有再生潜能[192]。BioMend Extend®是从牛跟腱提取的Ⅰ型胶原蛋白制成的，为半封闭膜，孔径约0.004μm，植入后4～8周吸收。临床结果显示效果有限，且取决于缺损的形态和大小[193]。Cytoplast RTM®是一种由牛肌腱提取出的Ⅰ型胶原蛋白合成的多层膜，需要26～38周才能完全吸收。其纤维排列方向有序使材料具有高拉伸强度且方便操作[194-195]。由叠氮磷酸二苯酯交联的胶原蛋白膜是一种由牛心包提取的Ⅰ型胶原蛋白膜。虽然组织学显示有明显的炎症反应[196]，但临床研究结果得到有效的组织再生[190]。Collistat®是另一种Ⅰ型胶原蛋白膜，在植入后7天完全吸收，表现出引导再生潜能[197]。

9.4.3 合成可吸收屏障膜

最常用的制造屏障膜的生物材料是聚α-羟基酸，其中包括聚乳酸聚乙醇酸及其共聚物[198]。使用多羟基酸的优势是可被完全水解为水和二氧化碳，从而可以被完全从植入部位清除[195]。其降解速率随组分中乙二醇和丙交酯的构成不同而变化[199]。Resolut LT®是一种由乙交酯和乳酸共聚物制成的聚乙醇酸交酯纤维多孔网状屏障膜，能够在5～6个月完全吸收[171,200]。Atrisorb®是一种在手术过程中可在椅旁制备的屏障膜，因为它是由一种溶解在聚DL丙交酯和溶剂中可流动的聚乳酸聚合物组成。将材料流入盛放0.9%生理盐水的暗盒里，放置约5分钟，得到厚度为600～750μm的膜，再切割成理想的形状。研究表明，它能有效治疗牙周缺损[201]，并在6～12个月后完全吸收[202]。Epi-Guide®是一种用聚乳酸聚合物制备的多孔3层立体屏障膜，可以在6～12个月完全吸收。膜的3层结构在保持骨缺损空间的同时吸引、网罗、保留成纤维细胞和上皮细胞。Epi-Guide®是一种自我支撑的屏障膜，可以在没有骨移植材料支持的情况下使用[182,203]。Guidor®是双层可吸收屏障膜，由聚乳酸和一种被称为乙酰柠檬酸三丁酯的柠檬酸酯组成。屏障膜的外层设计为矩形孔状结构，能利于覆盖其上的龈瓣与之结合。这种表面设计成功促进了组织整合，只发生了有限的龈退缩报道[181,204]。在内外两层中间存在着间隔，为组织进入创造空间。内层具有较小的圆形孔齿和外层为隔离物，用于维持膜与根面之间的空间。研究表明，这种膜能成功地治疗各种牙周缺损[204]。Vicryl periodontal mesh®由聚乳糖910纤维组成，它是乙交酯和左旋丙交酯的共聚物，形成紧密的编织网[205]。研究证明这种屏障膜在植入后2周开始吸收，大约在4周内完全吸收[206]。Mempol®由双层结构的聚对二氧环己酮（PDS）制成的膜。第一层覆盖着200μm长的PDS环，且完全不透水，此层用于牙龈侧[207-208]。

9.5　老年患者植骨的注意事项

尽管有研究表明老年患者牙种植体的成功植入，然而这些研究的主要局限性是涉及的患者数量相对较少，而且几乎没有或很少对各组之间的性别、植入部位、种植体类型、种植体长度和数量、全身健康、吸烟、牙槽嵴骨量和高度（质量和数量）以及咬合负载等方面进行比较，几乎没有或很少有进行组间比较[5]。尽管存在这些限制，但仍然可以得出结论，患者的年龄似乎不是决定牙科植入物预后的主要因素。牙槽骨质量和数量以及由技术娴熟的团队采用适当的手术和修复技术，对获得良好的结果来说无疑是更为关键的因素。老年患者接受包括骨增量手术的种植治疗时，需要对可能影响骨愈合和骨结合的系统状况进行彻底的评估[209]。成功的骨移植手术和最终牙科种植的成功会受到糖尿病、绝经后雌激素替代疗法和长期吸烟习惯的影响，这一理论得到公认[5]。此外，患者可能正在使用类固醇和双膦酸盐等药物，这将影响骨代谢，并可能改变临床结果[210-211]。

牙种植体的骨结合与骨愈合反应密切相关。骨质疏松症的特点是骨骼质量和数量的普遍下降，因此可以推测其能影响老年患者口腔种植的成功。然而，目前的研究并没有直接有力的证据证明骨质疏松症是老年患者种植失败的危险因素[5]。对于长期口服双膦酸盐治疗骨质疏松症的患者，其手术治疗需要慎重考虑[212-214]。人们注意到，在萎缩的上颌牙槽骨仅有松质骨上进行种植，更容易发生并发症风险[245]。老年患者的软组织反应是另一个主要问题，特别是如果口腔卫生维持不良且随着时间的推移而恶化。无法清除的菌斑已被证明可导致种植体周围黏膜炎和种植体周围炎[5]。虽然自体骨移植仍然是萎缩的颌骨增量和修复骨骼缺损的"金标准"，

但必须考虑到，老年患者的自体骨移植会导致更多的并发症，手术的选择需谨慎。同时还应考虑到骨的质量、供骨区并发症、受损区愈合反应等[215-216]。

9.6　成功实现更多可预测骨移植的未来方向

目前，对骨移植新方法的研究主要集中在分子、细胞和基因治疗上[217]。血小板衍生生长因子（PDGF）用于骨再生有很大的潜力[218]。应用重组人类PDGF-BB（rhPDGF-BB）和无机骨块进行垂直方向的骨增量的研究，结果显示与对照组相比，重组人类PDGF-BB（rhPDGF-BB）组骨块的垂直方向上增量更多[219]。临床前动物模型实验中，在种植体周围使用PDGF联合ePTFE屏障膜，结果也观察到快速增加的骨形成[218]。胶原膜和富含PDGF的壳聚糖海绵联合应用进行垂直向牙槽嵴增量也取得了良好的效果[220-221]。理想剂量的PDGF及其适当的载体仍在研究之中，广泛的长期研究是必不可少的。

从患者的血液中分离富血小板血浆（PRP）并添加到骨移植组织和材料中是一种新的方法[222-224]。与单独用自体骨移植相比，使用这一技术骨增量的初步结果显示其增加的骨体积和骨密度更大[225]。但是PRP与其他移植材料联合应用的作用尚无定论[226-227]。骨形态发生蛋白（BMPs）最近引起了人们的广泛兴趣，并在口内应用，如在上颌窦增量和牙槽位点保存中显示出应用前景[228-232]。骨再生最常用到和最常研究的是BMP-2和BMP-7。BMP-2已经被FDA批准用于脊柱融合治疗[232-233]。然而，剂量和载体方法仍在进行监管审批。基因治疗的原则是：通过向细胞输送修饰后的遗传物质以增加分化因子和生长因子的产量与浓度，进而提升它们的再生潜能[234-235]。人们正在利用一种细胞组织工程学技术来研究成骨细胞或骨母细胞在3D结构上的细胞体外扩增，以增加骨再生潜能[236-238]。应用间充质干细胞构

建的细胞种子也有未来可应用的巨大潜力[239–240]。上述这些方法都有潜力改善牙槽嵴骨移植和骨增量的组织再生效果[235]。多种手术技术与移植材料联合运用，可以用来实现牙槽嵴骨增量。目前，临床上尚无单一的理想技术或移植材料可供选择，牙槽骨移植应该使用个性化的技术。从工程和生物学的角度来看，新型合成骨移植材料的开发会是一个挑战。基于目前获得的知识，预计下一代移植材料将在植入物和生物组织界面上有所改进。应根据骨再生治疗的新进展制订损伤更小、技术敏感性更高、可重复性更强的治疗方案，并不断修订。

参考文献

[1] Basker RM, Davenport JC, Thomason JM. Prosthetic treatment of the edentulous patient. Oxford: Wiley; 2011.

[2] Albrektsson T, et al. The long-term efficacy of currently used dental implants: a review and proposed criteria of success. Int J Oral Maxillofac Implants. 1986;1(1):11–25.

[3] Smith DE, Zarb GA. Criteria for success of osseointegrated endosseous implants. J Prosthet Dent. 1989;62(5):567–72.

[4] Bryant SR, Zarb GA. Outcomes of implant prosthodontic treatment in older adults. J Can Dent Assoc. 2002;68(2):97–102.

[5] De Baat C. Success of dental implants in elderly people—a literature review. Gerodontology. 2000;17(1):45–8.

[6] Esposito M, et al. Interventions for replacing missing teeth: horizontal and vertical bone augmentation techniques for dental implant treatment. The Cochrane Library; 2009.

[7] Khoury F, Buchmann R. Surgical therapy of peri-implant disease: a 3-year follow-up study of cases treated with 3 different techniques of bone regeneration. J Periodontol. 2001;72(11):1498–508.

[8] Van der Weijden F, Dell'Acqua F, Slot DE. Alveolar bone dimensional changes of post-extraction sockets in humans: a systematic review. J Clin Periodontol. 2009;36(12):1048–58.

[9] Tallgren A. The continuing reduction of the residual alveolar ridges in complete denture wearers: a mixed-longitudinal study covering 25 years. J Prosthet Dent. 2003;89(5):427–35.

[10] Bernstein S, et al. Vertical bone augmentation: where are we now? Implant Dent. 2006;15(3):219–28.

[11] Sheikh Z, Glogauer M. Successful ridge augmentation: the challenge of periodontal tissue engineering. EC Dent Sci. 2015;2:216–8.

[12] Tolman DE. Advanced residual ridge resorption: surgical management. Int J Prosthodont. 1993;6(2):118–25.

[13] McAllister BS, Haghighat K. Bone augmentation techniques. J Periodontol. 2007;78(3):377–96.

[14] Sheikh Z, Sima C, Glogauer M. Bone replacement materials and techniques used for achieving vertical alveolar bone augmentation. Materials. 2015;8(6):2953–93.

[15] Sheikh Z, et al. Biodegradable materials for bone repair and tissue engineering applications. Materials. 2015;8(9):5744–94.

[16] Bilezikian JP, Raisz LG, Martin TJ. Principles of bone biology: two-volume set. San Diego: Academic; 2008.

[17] Krishnan V, et al. Parathyroid hormone bone anabolic action requires Cbfa1/Runx2-dependent signaling. Mol Endocrinol. 2003;17(3):423–35.

[18] Ornitz DM, Marie PJ. FGF signaling pathways in endochondral and intramembranous bone development and human genetic disease. Genes Dev. 2002;16(12):1446–65.

[19] Wu X, Shi W, Cao X. Multiplicity of BMP signaling in skeletal development. Ann N Y Acad Sci. 2007;1116:29–49.

[20] Teitelbaum SL, Ross FP. Genetic regulation of osteoclast development and function. Nat Rev Genet. 2003;4(8):638–49.

[21] Lacey DL, et al. Osteoprotegerin ligand is a cytokine that regulates osteoclast differentiation and activation. Cell. 1998;93(2):165–76.

[22] Finkemeier CG. Bone-grafting and bone-graft substitutes. J Bone Joint Surg Am. 2002;84(3):454–64.

[23] Sheikh Z, et al. Macrophages, foreign body giant cells and their response to implantable biomaterials. Materials. 2015;8(9):5671–701.

[24] Urist MR. Bone transplants and implants. In: Urist MR, editor. Fundamental and clinical bone physiology. Philadelphia: JB Lippincott; 1980. p. 331–68.

[25] Cornell CN, Lane JM. Current understanding of osteoconduction in bone regeneration. Clin Orthop Relat Res. 1998;355:S267–73.

[26] Mastrogiacomo M, et al. Role of scaffold internal structure on in vivo bone formation in macroporous calcium phosphate bioceramics. Biomaterials. 2006;27(17):3230–7.

[27] Boyne PJ. Bone induction and the use of HTR polymer as a vehicle for osseous inductor materials. Compend Suppl. 1988;10:S337–41.

[28] McCarthy JG, et al. Distraction osteogenesis of the craniofacial skeleton. Plast Reconstr Surg. 2001;107(7):1812–27.

[29] Davies J, Turner S, Sandy JR. Distraction osteogenesis—a review. Br Dent J. 1998;185(9):462–7.

[30] Ilizarov GA. Basic principles of transosseous compression and distraction osteosynthesis. Ortop Travmatol Protez. 1971;32(11):7–15.

[31] Uckan S, Oguz Y, Bayram B. Comparison of intraosseous and extraosseous alveolar distraction osteogenesis. J Oral Maxillofac Surg. 2007;65(4):671–4.

[32] Polo WC, et al. Posterior mandibular alveolar distraction osteogenesis utilizing an extraosseous distractor: a prospective study. J Periodontol. 2005;76(9):1463–8.

[33] Chiapasco M, et al. Alveolar distraction osteogenesis for the correction of vertically deficient edentulous ridges: a multicenter prospective study on humans. Int J Oral Maxillofac Implants. 2004;19(3):399–407.

[34] Hidding J, Lazar F, Zoller JE. Initial outcome of vertical distraction osteogenesis of the atrophic alveolar ridge. Mund Kiefer Gesichtschir. 1999;3(Suppl 1):S79–83.

[35] Urbani G, et al. Distraction osteogenesis to achieve mandibular vertical bone regeneration: a case report. Int J Periodontics Restorative Dent. 1999;19(4):321–31.

[36] Van Strijen P, et al. Complications in bilateral mandibular distraction osteogenesis using internal devices. Oral Surg Oral Med Oral Pathol Oral Radiol Endod. 2003;96(4):392–7.

[37] Garcia AG, et al. Minor complications arising in alveolar distraction osteogenesis. J Oral Maxillofac Surg. 2002;60(5):496–501.

[38] Batal HS, Cottrell DA. Alveolar distraction osteogenesis for implant site development. Oral Maxillofac Surg Clin North Am. 2004;16(1):91–109, vii.

[39] Lynch SE. Tissue engineering: applications in oral and maxillofacial surgery and periodontics. Chicago: Quintessence Publishing Company; 2008.

[40] Jensen OT, Kuhlke KL. Maxillary full-arch alveolar split osteotomy with island osteoperiosteal flaps and sinus grafting using bone morphogenetic protein-2 and retrofitting for immediate loading with a provisional: surgical and prosthetic procedures and case report. Int J Oral Maxillofac Implants. 2013;28(5):e260–71.

[41] Kilic E, et al. Vertical ridge augmentation using sandwich osteotomy: 2 case reports. Gen Dent. 2013;61(6):e22–5.

[42] Isaksson S, Alberius P. Maxillary alveolar ridge augmentation with onlay bone-grafts and immediate endosseous implants. J Craniomaxillofac Surg. 1992;20(1):2–7.

[43] Barone A, Covani U. Maxillary alveolar ridge reconstruction with nonvascularized autogenous block bone: clinical results. J Oral Maxillofac Surg. 2007;65(10):2039–46.

[44] Cordaro L, Amade DS, Cordaro M. Clinical results of alveolar ridge augmentation with mandibular block bone grafts in partially edentulous patients prior to implant placement. Clin Oral Implants Res. 2002;13(1):103–11.

[45] Sailer HF. A new method of inserting endosseous implants in totally atrophic maxillae. J Craniomaxillofac Surg. 1989;17(7):299–305.

[46] Breine U, Brånemark PI. Reconstruction of alveolar jaw bone. An experimental and clinical study of immediate and preformed autologous bone grafts in combination with osseointegrated implants. Scand J Plast Reconstr Surg. 1980;14(1):23–48.

[47] Proussaefs P, Lozada J. The use of intraorally harvested autogenous block grafts for vertical alveolar ridge augmentation: a human study. Int J Periodontics Restorative Dent. 2005;25(4):351–63.

[48] Misch CM. Comparison of intraoral donor sites for onlay grafting prior to implant placement. Int J Oral Maxillofac Implants. 1997;12(6):767–76.

[49] Tolman DE. Reconstructive procedures with endosseous implants in grafted bone: a review of the literature. Int J Oral Maxillofac Implants. 1995;10(3):275–94.

[50] Pikos MA. Block autografts for localized ridge augmentation: part I. The posterior maxilla. Implant Dent. 1999;8(3):279–85.

[51] Pikos MA. Block autografts for localized ridge augmentation: part II. The posterior mandible. Implant Dent. 2000;9(1):67–75.

[52] Levin L, Nitzan D, Schwartz-Arad D. Success of dental implants placed in intraoral block bone grafts. J Periodontol. 2007;78(1):18–21.

[53] Stubinger S, et al. Harvesting of intraoral autogenous block grafts from the chin and ramus region: preliminary results with a variable square pulse Er:YAG laser. Lasers Surg Med. 2008;40(5):312–8.

[54] Pourabbas R, Nezafati S. Clinical results of localized alveolar ridge augmentation with bone grafts harvested from symphysis in comparison with ramus. J Dent Res Dent Clin Dent Prospects. 2007;1(1):7–12.

[55] Lin KY, et al. The effect of rigid fixation on the survival of onlay bone grafts: an experimental study. Plast Reconstr Surg. 1990;86(3):449–56.

[56] de Carvalho PS, Vasconcellos LW, Pi J. Influence of bed preparation on the incorporation of autogenous bone grafts: a study in dogs. Int J Oral Maxillofac Implants. 2000;15(4):565–70.

[57] Urbani G, et al. Localized ridge augmentation with chin grafts and resorbable pins: case reports. Int J Periodontics Restorative Dent. 1998;18(4):363–75.

[58] Albrektsson T. Repair of bone grafts. A vital microscopic and histological investigation in the rabbit. Scand J Plast Reconstr Surg. 1980;14(1):1–12.

[59] Keith JD Jr. Localized ridge augmentation with a block allograft followed by secondary implant placement: a case report. Int J Periodontics Restorative Dent. 2004;24(1):11–7.

[60] Jardini MA, De Marco AC, Lima LA. Early healing pattern of autogenous bone grafts with and without e-PTFE membranes: a histomorphometric study in rats. Oral Surg Oral Med Oral Pathol Oral Radiol Endod. 2005;100(6):666–73.

[61] Ronda M, et al. Expanded vs. dense polytetrafluoroethylene membranes in vertical ridge augmentation around dental implants: a prospective randomized controlled clinical trial. Clin Oral Implants Res. 2014;25(7):859–66.

[62] Urban IA, et al. Vertical ridge augmentation with titanium-reinforced, dense-PTFE membranes and a combination of particulated autogenous bone and anorganic bovine bone-derived mineral: a prospec-tive case series in 19 patients. Int J Oral Maxillofac Implants. 2014;29(1):185–93.

[63] Dahlin C, et al. Healing of bone defects by guided tissue regeneration. Plast Reconstr Surg. 1988;81(5):672–6.

[64] Buser D, et al. Localized ridge augmentation with autografts and barrier membranes. Periodontol 2000. 1999;19:151–63.

[65] Deshpande S, et al. Vertical and horizontal ridge augmentation in anterior maxilla using autograft, xenograft and titanium mesh with simultaneous placement of endosseous implants. J Indian Soc Periodontol. 2014;18(5):661–5.

[66] Clarizio LF. Successful implant restoration without the use of membrane barriers. J Oral Maxillofac Surg. 1999;57(9):1117–21.

[67] Simion M, et al. Vertical ridge augmentation around dental implants using a membrane technique and autogenous bone or allografts in humans. Int J Periodontics Restorative Dent. 1998;18(1):8–23.

[68] Bhola M, Kinaia BM, Chahine K. Guided bone regeneration using an allograft material: review and case presentations. Pract Proced Aesthet Dent. 2008;20(9):551–7; quiz 558.

[69] Zitzmann N, Schärer P, Marinello C. Factors influencing the success of GBR. J Clin Periodontol. 1999;26(10):673–82.

[70] Malmquist JP. Successful implant restoration with the use of barrier membranes. J Oral Maxillofac Surg. 1999;57(9):1114–6.

[71] Jensen OT, et al. Vertical guided bone-graft augmentation in a new canine mandibular model. Int J Oral Maxillofac Implants. 1995;10(3):335–44.

[72] Schenk RK, et al. Healing pattern of bone regeneration in membrane-protected defects: a histologic study in the canine mandible. Int J Oral Maxillofac Implants. 1994;9(1):13–29.

[73] Sheikh Z, Abdallah MN, Hamdan N, Javaid MA, Khurshid Z. Barrier membranes for tissue regeneration and bone augmentation techniques in dentistry. In: Matilinna KP, editor. Handbook of oral biomaterials. Singapore: Pan Stanford Publishing; 2014.

[74] Rakhmatia YD, et al. Current barrier membranes: titanium mesh and other membranes for guided bone regeneration in dental applications. J Prosthodont Res. 2013;57(1):3–14.

[75] Hasson O. Augmentation of deficient lateral alveolar ridge using the subperiosteal tunneling dissection approach. Oral Surg Oral Med Oral Pathol Oral Radiol Endod. 2007;103(3):e14–9.

[76] Kent JN, et al. Correction of alveolar ridge deficiencies with nonresorbable hydroxylapatite. J Am Dent Assoc. 1982;105(6):993–1001.

[77] Williams CW, Meyers JF, Robinson RR. Hydroxyapatite augmentation of the anterior portion of the maxilla with a modified transpositional flap technique. Oral Surg Oral Med Oral Pathol. 1991;72(4):395–9.

[78] Kent JN. Reconstruction of the alveolar ridge with hydroxyapatite. Dent Clin North Am. 1986;30(2):231–57.

[79] Tamimi F, Sheikh Z, Barralet J. Dicalcium phosphate cements: brushite and monetite. Acta Biomater. 2012;8(2):474–87.

[80] Sheikh ZA, Javaid MA, Abdallah MN. Bone replacement graft materials in dentistry. In: Zafar S, Khurshid Z, editors. Dental biomaterials (principle and its application). Karachi: Paramount Publishing Enterprise; 2013.

[81] Sheikh Z, et al. Mechanisms of in vivo degradation and resorption of calcium phosphate based biomaterials. Materials. 2015;8(11):7913–25.

[82] Draenert FG, et al. Vertical bone augmentation procedures: basics and techniques in dental implantology. J Biomed Mater Res A. 2014;102(5):1605–13.

[83] Cypher TJ, Grossman JP. Biological principles of bone graft healing. J Foot Ankle Surg. 1996;35(5):413–7.

[84] Simion M, et al. Long-term evaluation of osseointegrated implants inserted at the time or after vertical ridge augmentation. A retrospective study on 123 implants with 1-5 year follow-up. Clin Oral Implants Res. 2001;12(1):35–45.

[85] Nkenke E, et al. Morbidity of harvesting of bone grafts from the iliac crest for preprosthetic augmentation procedures: a prospective study. Int J Oral Maxillofac Surg. 2004;33(2):157–63.

[86] Wilk R. Bony reconstruction of the jaws. In: Miloro M, editor. Peterson's principles of oral and maxillofacial surgery. Hamilton (London): BC Decker; 2004. p. 785–7.

[87] Rocchietta I, et al. Vertical bone augmentation with an autogenous block or particles in combination with guided bone regeneration: a clinical and histological preliminary study in humans. Clin Implant Dent Relat Res. 2016;18(1):19–29.

[88] Merli M, Lombardini F, Esposito M. Vertical ridge augmentation with autogenous bone grafts 3 years after loading: resorbable barriers versus titanium-reinforced barriers. A randomized controlled clinical trial. Int J Oral Maxillofac Implants. 2010;25(4):801–7.

[89] Block MS, Degen M. Horizontal ridge augmentation using human mineralized particulate bone: preliminary results. J Oral Maxillofac Surg. 2004;62(9 Suppl 2):67–72.

[90] Araujo PP, et al. Block allograft for reconstruction of alveolar bone ridge in implantology: a systematic review. Implant Dent. 2013;22(3):304–8.

[91] Sterio TW, et al. A prospective, multicenter study of bovine pericardium membrane with cancellous particulate allograft for localized alveolar ridge augmentation. Int J Periodontics Restorative Dent. 2013;33(4):499–507.

[92] Al Ruhaimi KA. Bone graft substitutes: a comparative qualitative histologic review of current osteoconductive grafting materials. Int J Oral Maxillofac Implants. 2001;16(1):105–14.

[93] Contar CM, et al. Fresh-frozen bone allografts in maxillary ridge augmentation: histologic analysis. J Oral Implantol. 2011;37(2):223–31.

[94] Contar CM, et al. Maxillary ridge augmentation with fresh-frozen bone allografts. J Oral Maxillofac Surg. 2009;67(6):1280–5.

[95] Dias RR, et al. Corticocancellous fresh-frozen allograft bone blocks for augmenting atrophied posterior mandibles in humans. Clin Oral Implants Res. 2016;27(1):39–46.

[96] Macedo LG, et al. Fresh-frozen human bone allograft in vertical ridge augmentation: clinical and tomographic evaluation of bone formation and resorption. Cell Tissue Bank. 2012;13(4):577–86.

[97] Mellonig JT. Freeze-dried bone allografts in periodontal reconstructive surgery. Dent Clin North Am. 1991;35(3):505–20.

[98] Kukreja BJ, et al. A comparative evaluation of platelet-rich plasma in combination with demineralized freeze-dried bone allograft and DFDBA alone in the treatment of periodontal intrabony defects: a clinicoradiographic study. J Indian Soc Periodontol. 2014;18(5):618–23.

[99] Blaggana V, Gill AS, Blaggana A. A clinical and radiological evaluation of the relative efficacy of demineralized freeze-dried bone allograft versus anorganic bovine bone xenograft in the treatment of human infrabony periodontal defects: a 6 months follow-up study. J Indian Soc Periodontol. 2014;18(5):601–7.

[100] Markou N, et al. Treatment of periodontal endosseous defects with platelet-rich plasma alone or in combination with demineralized freeze-dried bone allograft: a comparative clinical trial. J Periodontol. 2009;80(12):1911–9.

[101] Quattlebaum JB, Mellonig JT, Hensel NF. Antigenicity of freeze-dried cortical bone allograft in human periodontal osseous defects. J Periodontol. 1988;59(6):394–7.

[102] Friedlaender GE, Strong DM, Sell KW. Studies on the antigenicity of bone. I. Freeze-dried and deep-frozen bone allografts in rabbits. J Bone Joint Surg Am. 1976;58(6):854–8.

[103] Kao ST, Scott DD. A review of bone substitutes. Oral Maxillofac Surg Clin North Am. 2007;19(4):513–21.

[104] Committee on Research, Science and Therapy of the American Academy of Periodontology. Tissue banking of bone allografts used in periodontal regeneration. J Periodontol. 2001;72(6):834.

[105] Mellonig JT. Human histologic evaluation of a bovine-derived bone xenograft in the treatment of periodontal osseous defects. Int J Periodontics Restorative Dent. 2000;20(1):19–29.

[106] Sunitha Raja V, Naidu M. Platelet-rich fibrin: evolution of a second-generation platelet concentrate. Indian J Dent Res. 2008;19(1):42.

[107] Jacotti M, et al. Ridge augmentation with mineralized block allografts: clinical and histological evaluation of 8 cases treated with the 3-dimensional block technique. Implant Dent. 2012;21(6):444–8.

[108] Wallace S, Gellin R. Clinical evaluation of freeze-dried cancellous block allografts for ridge augmentation and implant placement in the maxilla. Implant Dent. 2010;19(4):272–9.

[109] Lyford RH, et al. Clinical evaluation of freeze-dried block allografts for alveolar ridge augmentation: a case series. Int J Periodontics Restorative Dent. 2003;23(5):417–25.

[110] Russell J, Scarborough N, Chesmel K. Ability of commercial demineralized freeze-dried bone allograft to induce new bone formation. J Periodontol. 1997;68(8):804–6.

[111] Hopp SG, Dahners LE, Gilbert JA. A study of the mechanical strength of long bone defects treated with various bone autograft substitutes: an experimental investigation in the rabbit. J Orthop Res. 1989;7(4):579–84.

[112] Mellonig JT, Bowers GM, Bailey RC. Comparison of bone graft materials. Part I. New bone formation with autografts and allografts determined by Strontium-85. J Periodontol. 1981;52(6):291–6.

[113] Shigeyama Y, et al. Commercially-prepared allograft material has biological activity in vitro. J Periodontol. 1995;66(6):478–87.

[114] Hauschka PV, Chen TL, Mavrakos AE. Polypeptide growth factors in bone matrix. Ciba Found Symp. 1988;136:207–25.

[115] Dodson SA, et al. In vitro comparison of aged and young osteogenic and hemopoietic bone marrow stem cells and their derivative colonies. J Periodontol. 1996;67(3):184–96.

[116] Jergesen HE, et al. Age effects on bone induction by demineralized bone powder. Clin Orthop Relat Res. 1991;268:253–9.

[117] Scarano A, et al. Maxillary sinus augmentation with different biomaterials: a comparative histologic and histomorphometric study in man. Implant Dent. 2006;15(2):197–207.

[118] Senn. Senn on the healing of aseptic bone cavities by implantation of antiseptic decalcified bone. Ann Surg. 1889;10(5):352–68.

[119] Thaller SR, et al. Reconstruction of calvarial defects with anorganic bovine bone mineral (Bio-Oss) in a rabbit model. J Craniofac Surg. 1993;4(2):79–84.

[120] McAllister BS, et al. Eighteen-month radiographic and histologic evaluation of sinus grafting with anorganic bovine bone in the chimpanzee. Int J Oral Maxillofac Implants. 1999;14(3):361–8.

[121] Liu X, et al. Maxillary sinus floor augmentation and dental implant placement using dentin matrix protein-1 gene-modified bone marrow stromal cells mixed with deproteinized boving bone: a comparative study in beagles. Arch Oral Biol. 2016;64:102–8.

[122] Jarcho M. Calcium phosphate ceramics as hard tissue prosthetics. Clin Orthop Relat Res. 1981;(157):259–78.

[123] Sogal A, Tofe AJ. Risk assessment of bovine spongiform encephalopathy transmission through bone graft material derived from bovine bone used for dental applications. J Periodontol. 1999;70(9):1053–63.

[124] Wenz B, Oesch B, Horst M. Analysis of the risk of transmitting bovine spongiform encephalopa-thy through bone grafts derived from bovine bone. Biomaterials. 2001;22(12):1599–606.

[125] Zitzmann NU, Naef R, Scharer P. Resorbable versus nonresorbable membranes in combination with Bio-Oss for guided bone regeneration. Int J Oral Maxillofac Implants. 1997;12(6):844–52.

[126] Yildirim M, et al. Maxillary sinus augmentation using xenogenic bone substitute material Bio-Oss in combination with venous blood. A histologic and histomorphometric study in humans. Clin Oral Implants Res. 2000;11(3):217–29.

[127] Felice P, et al. Vertical ridge augmentation of the atrophic posterior mandible with interpositional bloc grafts: bone from the iliac crest vs. bovine anorganic bone. Clinical and histological results up to one year after loading from a randomized-controlled clinical trial. Clin Oral Implants Res. 2009;20(12):1386–93.

[128] Yukna RA. Clinical evaluation of coralline calcium carbonate as a bone replacement graft material in human periodontal osseous defects. J Periodontol. 1994;65(2):177–85.

[129] Guillemin G, et al. The use of coral as a bone graft substitute. J Biomed Mater Res. 1987;21(5):557–67.

[130] Piattelli A, Podda G, Scarano A. Clinical and histological results in alveolar ridge enlargement using coralline calcium carbonate. Biomaterials. 1997;18(8):623–7.

[131] Gao TJ, et al. Morphological and biomechanical difference in healing in segmental tibial defects implanted with Biocoral or tricalcium phosphate cylinders. Biomaterials. 1997;18(3):219–23.

[132] Kim CK, et al. Periodontal repair in intrabony defects treated with a calcium carbonate implant and guided tissue regeneration. J Periodontol. 1996;67(12):1301–6.

[133] Hench LL. Bioactive materials: the potential for tissue regeneration. J Biomed Mater Res. 1998;41(4):511–8.

[134] AlGhamdi AS, Shibly O, Ciancio SG. Osseous grafting part II: xenografts and alloplasts for periodontal regeneration—a literature review. J Int Acad Periodontol. 2010;12(2):39–44.

[135] Shetty V, Han TJ. Alloplastic materials in reconstructive periodontal surgery. Dent Clin North Am. 1991;35(3):521–30.

[136] Sheikh Z, et al. Chelate setting of alkali ion substituted calcium phosphates. Ceram Int. 2015;41(8):10010–7.

[137] Tevlin R, et al. Biomaterials for craniofacial bone engineering. J Dent Res. 2014;93(12):1187–95.

[138] Klein CP, et al. Biodegradation behavior of various calcium phosphate materials in bone tissue. J Biomed Mater Res. 1983;17(5):769–84.

[139] Rabalais ML Jr, Yukna RA, Mayer ET. Evaluation of durapatite ceramic as an alloplastic implant in periodontal osseous defects. I. Initial six-month results. J Periodontol. 1981;52(11):680–9.

[140] Meffert RM, et al. Hydroxylapatite as an alloplastic graft in the treatment of human periodontal osseous defects. J Periodontol. 1985;56(2):63–73.

[141] Ricci JL, et al. Evaluation of a low-temperature calcium phosphate particulate implant material: physical-chemical properties and in vivo bone response. J Oral Maxillofac Surg. 1992;50(9): 969–78.

[142] Canullo L, Trisi P, Simion M. Vertical ridge augmentation around implants using e-PTFE titanium-reinforced membrane and deproteinized bovine bone mineral (bio-oss): a case report. Int J Periodontics Restorative Dent. 2006;26(4): 355–61.

[143] Sugar AW, et al. Augmentation of the atrophic maxillary alveolar ridge with hydroxyapatite granules in a Vicryl (polyglactin 910) knitted tube and simultaneous open vestibuloplasty. Br J Oral Maxillofac Surg. 1995;33(2):93–7.

[144] Small SA, et al. Augmenting the maxillary sinus for implants: report of 27 patients. Int J Oral Maxillofac Implants. 1993;8(5):523–8.

[145] Strub JR, Gaberthuel TW, Firestone AR. Comparison of tricalcium phosphate and frozen allogenic bone implants in man. J Periodontol. 1979;50(12): 624–9.

[146] Buser D, et al. Lateral ridge augmentation using autografts and barrier membranes: a clinical study with partially edentulous patients. J Oral Maxillofac Surg. 1996;54(4):420–32; discussion 432–3.

[147] Shalash MA, et al. Evaluation of horizontal ridge augmentation using beta tricalcium phosphate and demineralized bone matrix: a comparative study. J Clin Exp Dent. 2013;5(5):e253–9.

[148] Wang S, et al. Vertical alveolar ridge augmentation with beta-tricalcium phosphate and autologous osteoblasts in canine mandible. Biomaterials. 2009;30(13):2489–98.

[149] Nyan M, et al. Feasibility of alpha tricalcium phosphate for vertical bone augmentation. J Investig Clin Dent. 2014;5(2):109–16.

[150] Schepers E, et al. Bioactive glass particulate material as a filler for bone lesions. J Oral Rehabil. 1991;18(5):439–52.

[151] Hall EE, et al. Comparison of bioactive glass to demineralized freeze-dried bone allograft in the treatment of intrabony defects around implants in the canine mandible. J Periodontol. 1999;70(5): 526–35.

[152] Schepers EJ, Ducheyne P. Bioactive glass particles of narrow size range for the treatment of oral bone defects: a 1-24 month experiment with several materials and particle sizes and size ranges. J Oral Rehabil. 1997;24(3):171–81.

[153] Tamimi F, et al. Minimally invasive maxillofacial vertical bone augmentation using brushite based cements. Biomaterials. 2009;30(2):208–16.

[154] Tamimi F, et al. Resorption of monetite granules in alveolar bone defects in human patients. Biomaterials. 2010;31(10):2762–9.

[155] Sheikh Z, et al. Controlling bone graft substitute microstructure to improve bone augmentation. Adv Healthc Mater. 2016;5(13):1646–55.

[156] Gehrke S, Famà G. Buccal dehiscence and sinus lift cases–predictable bone augmentation with synthetic bone material. Implants. 2010;11:4.

[157] Tamimi FM, et al. Bone augmentation in rabbit calvariae: comparative study between Bio-Oss (R) and a novel beta-TCP/DCPD granulate. J Clin Periodontol. 2006;33(12):922–8.

[158] Sheikh Z, et al. In vitro degradation and in vivo resorption of dicalcium phosphate cement based grafts. Acta Biomater. 2015;26:338–46.

[159] Gbureck U, et al. Resorbable dicalcium phosphate bone substitutes prepared by 3D powder printing. Adv Funct Mater. 2007;17(18):3940–5.

[160] Tamimi F, et al. The effect of autoclaving on the physical and biological properties of dicalcium phosphate dihydrate

bioceramics: brushite vs. monetite. Acta Biomater. 2012;8(8):3161–9.

[161] Idowu B, et al. In vitro osteoinductive potential of porous monetite for bone tissue engineering. J Tissue Eng. 2014;5:2041731414536572.

[162] Tamimi F, et al. Bone regeneration in rabbit calvaria with novel monetite granules. J Biomed Mater Res A. 2008;87A(4):980–5.

[163] Tamimi F, et al. Craniofacial vertical bone augmentation: a comparison between 3D printed monolithic monetite blocks and autologous onlay grafts in the rabbit. Biomaterials. 2009;30(31): 6318–26.

[164] Sheikh Z, et al. Protein adsorption capability on polyurethane and modified-polyurethane membrane for periodontal guided tissue regeneration applications. Mater Sci Eng C. 2016;68:267–75.

[165] Sanctis MD, Zucchelli G, Clauser C. Bacterial colonization of bioabsorbable barrier material and periodontal regeneration. J Periodontol. 1996;67(11):1193–200.

[166] Schenk RK, Buser D, Hardwick WR, Dahlin C. Healing pattern of bone regeneration in membraneprotected defects: a histologic study in the canine mandible. Int J Oral Max Impl. 1994;9:13–29.

[167] Blumenthal NM. A clinical comparison of collagen membranes with e-PTFE membranes in the treatment of human mandibular Buccal class II furcation defects*. J Periodontol. 1993;64(10): 925–33.

[168] Tatakis DN, Promsudthi A, Wikesjö UM. Devices for periodontal regeneration. Periodontology 2000. 1999;19(1):59–73.

[169] Murphy KG. Postoperative healing complications associated with Gore-Tex Periodontal Material. Part I. Incidence and characterization. Int J Periodontics Restorative Dent. 1995;15(4):363–75.

[170] Hämmerle CH, Jung RE. Bone augmentation by means of barrier membranes. Periodontology 2000. 2003;33(1):36–53.

[171] Sculean A, Nikolidakis D, Schwarz F. Regeneration of periodontal tissues: combinations of barrier membranes and grafting materials–biological foundation and preclinical evidence: a systematic review. J Clin Periodontol. 2008;35(s8):106–16.

[172] Kempczinski RF, et al. Endothelial cell seeding of a new PTFE vascular prosthesis. J Vasc Surg. 1985;2(3):424–9.

[173] Bauer JJ, et al. Repair of large abdominal wall defects with expanded polytetrafluoroethylene (PTFE). Ann Surg. 1987;206(6):765.

[174] Piattelli A, et al. Evaluation of guided bone regeneration in rabbit tibia using bioresorbable and non-resorbable membranes. Biomaterials. 1996;17(8):791–6.

[175] Scantlebury TV. 1982-1992: a decade of technology development for guided tissue regeneration*. J Periodontol. 1993;64(11s):1129–37.

[176] Jovanovic SA, Nevins M. Bone formation utilizing titanium-reinforced barrier membranes. Int J Periodontics Restorative Dent. 1995;15(1):56–69.

[177] Hürzeler M, Strub J. Guided bone regeneration around exposed implants: a new bioresorbable device and bioresorbable membrane pins. Pract Periodontics Aesthet Dent. 1994;7(9):37–47; quiz 50.

[178] Lundgren D, et al. The use of a new bioresorbable barrier for guided bone regeneration in connection with implant installation. Case reports. Clin Oral Implants Res. 1994;5(3):177–84.

[179] Nobréus N, Attström R, Linde A. Guided bone regeneration in dental implant treatment using a bioabsorbable membrane. Clin Oral Implants Res. 1997;8(1):10–7.

[180] Ratner BD. Biomaterials science: an introduction to materials in medicine. Boston: Academic; 2004.

[181] Simion M, et al. Guided bone regeneration using resorbable and nonresorbable membranes: a comparative histologic study in humans. Int J Oral Maxillofac Implants. 1996;11(6):735–42.

[182] Parodi R, Santarelli G, Carusi G. Application of slow-resorbing collagen membrane to periodontal and peri-implant guided tissue regeneration. Int J Periodontics Restorative Dent. 1996;16(2):174–85.

[183] Avera SP, Stampley WA, McAllister BS. Histologic and clinical observations of resorbable and nonresorbable barrier membranes used in maxillary sinus graft containment. Int J Oral Maxillofac Implants. 1996;12(1):88–94.

[184] Gotfredsen K, Nimb L, Hjørting-hansen E. Immediate implant placement using a biodegradable barrier, polyhydroxybutyrate-hydroxyvalerate reinforced with polyglactin 910. An experimental study in dogs. Clin Oral Implants Res. 1994;5(2):83–91.

[185] Bunyaratavej P, Wang H-L. Collagen membranes: a review. J Periodontol. 2001;72(2):215–29.

[186] Behring J, et al. Toward guided tissue and bone regeneration: morphology, attachment, proliferation, and migration of cells cultured on collagen barrier membranes. A systematic review. Odontology. 2008;96(1):1–11.

[187] Lee C, Grodzinsky A, Spector M. The effects of cross-linking of collagen-glycosaminoglycan scaffolds on compressive stiffness, chondrocyte-Zmediated contraction, proliferation and biosynthesis. Biomaterials. 2001;22(23):3145–54.

[188] Oh TJ, et al. Comparative analysis of collagen membranes for the treatment of implant dehiscence defects. Clin Oral Implants Res. 2003;14(1):80–90.

[189] Lee S-W, Kim S-G. Membranes for the guided bone regeneration. Korean Assoc Maxillofac Plast Reconstr Surg. 2014;36(6):239–46.

[190] Magnusson I, Batich C, Collins B. New attachment formation following controlled tissue regeneration using biodegradable membranes*. J Periodontol. 1988;59(1):1–6.

[191] Tanner MG, Solt CW, Vuddhakanok S. An evaluation of new attachment formation using a microfibhllar collagen barrier*. J Periodontol. 1988;59(8):524–30.

[192] Schliephake H, et al. Enhancement of bone ingrowth into a porous hydroxylapatite-matrix using a resorbable polylactic membrane: an experimental pilot study. J Oral Maxillofac

Surg. 1994;52(1):57–63. 193.

[193] Wang H-L, Carroll M. Guided bone regeneration using bone grafts and collagen membranes. Quintessence Int (Berlin, Germany: 1985). 2000;32(7):504–15.

[194] Vert M. Bioresorbable polymers for temporary therapeutic applications. Die Angew Makromol Chem. 1989;166(1):155–68.

[195] Vert M, et al. Bioresorbability and biocompatibility of aliphatic polyesters. J Mater Sci Mater Med. 1992;3(6):432–46.

[196] Minabe M. A critical review of the biologic rationale for guided tissue regeneration*. J Periodontol. 1991;62(3):171–9.

[197] Jepsen S, et al. A systematic review of guided tissue regeneration for periodontal furcation defects. What is the effect of guided tissue regeneration compared with surgical debridement in the treatment of furcation defects? J Clin Periodontol. 2002;29(s3):103–16.

[198] Caton J, Greenstein G, Zappa U. Synthetic bioabsorbable barrier for regeneration in human periodontal defects. J Periodontol. 1994;65(11):1037–45.

[199] Israelachvili J, Wennerström H. Role of hydration and water structure in biological and colloidal interactions. Nature. 1996;379(6562):219–25.

[200] Milella E, et al. Physicochemical, mechanical, and biological properties of commercial membranes for GTR. J Biomed Mater Res. 2001;58(4):427–35.

[201] Simion M, et al. Treatment of dehiscences and fenestrations around dental implants using resorbable and nonresorbable membranes associated with bone autografts: a comparative clinical study. Int J Oral Maxillofac Implants. 1996;12(2):159–67.

[202] Aurer A, Jorgie-Srdjak K. Membranes for periodontal regeneration. Acta Stomatol Croat. 2005;39:107–12.

[203] Rapiey J, et al. The use of biodegradable polylactic acid barrier materials in the treatment of grade II periodontal furcation defects in humans—part II: a multi-center investigative surgical study. Int J Periodontics Restorative Dent. 1999;19:57–65.

[204] Araujo M, Berglundh T, Lindhe J. GTR treatment of degree III furcation defects with 2 different resorbable barriers. An experimental study in dogs. J Clin Periodontol. 1998;25(3):253–9.

[205] Taddei P, Monti P, Simoni R. Vibrational and thermal study on the in vitro and in vivo degradation of a bioabsorbable periodontal membrane: Vicryl® Periodontal Mesh (Polyglactin 910). J Mater Sci Mater Med. 2002;13(1):59–64.

[206] Park YJ, et al. Porous poly (L-lactide) membranes for guided tissue regeneration and controlled drug delivery: membrane fabrication and characterization. J Control Release. 1997;43(2):151–60.

[207] Dörfer CE, et al. Regenerative periodontal surgery in interproximal intrabony defects with biodegradable barriers. J Clin Periodontol. 2000;27(3):162–8.

[208] Singh AK. GTR membranes: the barriers for periodontal

[209] Ouanounou A, Hassanpour S, Glogauer M. The influence of systemic medications on osseointegration of dental implants. J Can Dent Assoc. 2016;82(g7):1488–2159.

[210] Hwang D, Wang H-L. Medical contraindications to implant therapy: part II: relative contraindications. Implant Dent. 2007;16(1):13–23.

[211] Beikler T, Flemmig TF. Implants in the medically compromised patient. Crit Rev Oral Biol Med. 2003;14(4):305–16.

[212] Mortensen M, Lawson W, Montazem A. Osteonecrosis of the jaw associated with bisphosphonate use: presentation of seven cases and literature review. Laryngoscope. 2007;117(1):30–4.

[213] Mavrokokki T, et al. Nature and frequency of bisphosphonate-associated osteonecrosis of the jaws in Australia. J Oral Maxillofac Surg. 2007;65(3): 415–23.

[214] Wang H-L, Weber D, McCauley LK. Effect of long-term oral bisphosphonates on implant wound healing: literature review and a case report. J Periodontol. 2007;78(3):584–94.

[215] Stanford CM. Dental implants: a role in geriatric dentistry for the general practice? J Am Dent Assoc. 2007;138:S34–40.

[216] Duygu G, et al. Dental implant complications. Int J Oral Maxillofac Surg. 2007;36(11):1092–3.

[217] Taba M Jr, et al. Current concepts in periodontal bioengineering. Orthod Craniofac Res. 2005;8(4):292–302.

[218] Becker W, et al. A comparison of ePTFE membranes alone or in combination with platelet-derived growth factors and insulin-like growth factor-I or demineralized freeze-dried bone in promoting bone formation around immediate extraction socket implants. J Periodontol. 1992;63(11):929–40.

[219] Simion M, et al. Vertical ridge augmentation by means of deproteinized bovine bone block and recombinant human platelet-derived growth factor-BB: a histologic study in a dog model. Int J Periodontics Restorative Dent. 2006;26(5):415–23.

[220] Kammerer PW, et al. Influence of a collagen membrane and recombinant platelet-derived growth factor on vertical bone augmentation in implant-fixed deproteinized bovine bone—animal pilot study. Clin Oral Implants Res. 2013;24(11):1222–30.

[221] Tsuchiya N, et al. Effect of a chitosan sponge impregnated with platelet-derived growth factor on bone augmentation beyond the skeletal envelope in rat calvaria. J Oral Sci. 2014;56(1):23–8.

[222] Cabbar F, et al. The effect of bovine bone graft with or without platelet-rich plasma on maxillary sinus floor augmentation. J Oral Maxillofac Surg. 2011;69(10):2537–47.

[223] Eskan MA, et al. Platelet-rich plasma-assisted guided bone regeneration for ridge augmentation: a randomized, controlled clinical trial. J Periodontol. 2014;85(5):661–8.

[224] Khairy NM, et al. Effect of platelet rich plasma on bone regeneration in maxillary sinus augmentation (randomized

regeneration. DHR Int J Med Sci 2013;4:31–8.

clinical trial). Int J Oral Maxillofac Surg. 2013;42(2):249–55.

[225] Marx RE, et al. Platelet-rich plasma: growth factor enhancement for bone grafts. Oral Surg Oral Med Oral Pathol Oral Radiol Endod. 1998;85(6):638–46.

[226] Wallace SS, Froum SJ. Effect of maxillary sinus augmentation on the survival of endosseous dental implants. A systematic review. Ann Periodontol. 2003;8(1):328–43.

[227] Sanchez AR, Sheridan PJ, Kupp LI. Is platelet-rich plasma the perfect enhancement factor? A current review. Int J Oral Maxillofac Implants. 2003;18(1):93–103.

[228] Sheikh Z, et al. Bone regeneration using bone morphogenetic proteins and various biomaterial carriers. Materials. 2015;8(4):1778–816.

[229] Edmunds RK, et al. Maxillary anterior ridge augmentation with recombinant human bone morphogenetic protein 2. Int J Periodontics Restorative Dent. 2014;34(4):551–7.

[230] Katanec D, et al. Use of recombinant human bone morphogenetic protein (rhBMP2) in bilateral alveolar ridge augmentation: case report. Coll Antropol. 2014;38(1):325–30.

[231] Kim YJ, et al. Ridge preservation using demineralized bone matrix gel with recombinant human bone morphogenetic protein-2 after tooth extraction: a randomized controlled clinical trial. J Oral Maxillofac Surg. 2014;72(7):1281–90.

[232] Shweikeh F, et al. Assessment of outcome following the use of recombinant human bone morphogenetic protein-2 for spinal fusion in the elderly population. J Neurosurg Sci. 2016;60(2):256–71.

[233] Zhang H, et al. A meta analysis of lumbar spinal fusion surgery using bone morphogenetic proteins and autologous iliac crest bone graft. PLoS One. 2014;9(6):e97049.

[234] Lieberman JR, et al. The effect of regional gene therapy with bone morphogenetic protein-2-producing bone-marrow cells on the repair of segmental femoral defects in rats. J Bone Joint Surg Am. 1999;81(7):905–17.

[235] Breitbart AS, et al. Gene-enhanced tissue engineering: applications for bone healing using cultured periosteal cells transduced retrovirally with the BMP-7 gene. Ann Plast Surg. 1999;42(5):488–95.

[236] Ishaug SL, et al. Osteoblast function on synthetic biodegradable polymers. J Biomed Mater Res. 1994;28(12):1445–53.

[237] Malekzadeh R, et al. Isolation of human osteoblast-like cells and in vitro amplification for tissue engineering. J Periodontol. 1998;69(11):1256–62.

[238] Freed LE, et al. Neocartilage formation in vitro and in vivo using cells cultured on synthetic biodegradable polymers. J Biomed Mater Res. 1993;27(1):11–23.

[239] De Kok IJ, et al. Evaluation of mesenchymal stem cells following implantation in alveolar sockets: a canine safety study. Int J Oral Maxillofac Implants. 2005;20(4):511–8.

[240] Bruder SP, et al. The effect of implants loaded with autologous mesenchymal stem cells on the healing of canine segmental bone defects. J Bone Joint Surg Am. 1998;80(7):985–96.

第10章　负载策略

Loading Strategies

Mélanie Menassa, Thomas T. Nguyen

摘要

　　种植学提供了一种可以替代传统义齿修复的方法，其稳定性和固位力更好，这种替代方法称之为种植覆盖义齿。根据麦吉尔关于覆盖义齿的共识声明（Romanos, Advanced immediate loading, Quintessence Books, 2012, 第179页）对于无牙颌患者的最低限度的修复标准是两颗种植体固位的覆盖义齿。因此，对于无牙颌患者来说，传统的义齿修复可以视为一种替代治疗。事实上，两颗种植体固位的覆盖义齿有许多优点，因为它们可以改善支撑力、固位力以及稳定性等。因此，它们改善了患者的咀嚼功能。患者自觉相比于传统修复义齿而言种植覆盖义齿佩戴更舒适，说话更轻松（Romanos, Advanced immediate loading, Quintessence Books, 2012, 第179页）。种植覆盖义齿从骨保留的观点来看也是有益的，种植体可以刺激骨组织并且维持牙槽骨水平（Davarpanah and Szmukler-Moncler, Manuel d'implantologie clinique: concepts, protocoles et innovations récentes, Paris, 2008）。

　　种植体植入后种植修复负荷的建议时间，通常也指义齿的交付时间不尽相同。传统来讲，由Brånemark（Javed and Romanos, J Dent 38:612–20, 2010）最初提出的在下颌骨种植体负荷之前有3～6个月的等待时间，这种被称为常规的负荷程序。为了减少这个等待时间，还提出了即刻负荷（1周内）和早期负荷（1周到2个月）。此外，通过种植体表面处理和技术的改进，目前种植体植入2个月后可以进行常规修复负荷（Misch, Contemporary implant dentistry, Elsevier Health Sciences, 2007; Misch et al., J Oral Maxillofac Surg 57:700–6, 1999）。在制订适当的种植负载程序时，有许多因素起作用。

M. Menassa
Clin. dent. Hôpital Juif, Montréal, QC, Canada
e-mail: m.menassa@umontreal.ca

T. T. Nguyen, DMD, MSc, Cert Perio, Dip ABP (✉)
Department of Oral Health, Faculty of Dentistry,
University of Montreal, Montreal, QC, Canada
e-mail: thomas.thong.nguyen@umontreal.ca

© Springer International Publishing AG, part of Springer Nature 2018
E. Emami, J. Feine (eds.), *Mandibular Implant Prostheses*,
https://doi.org/10.1007/978-3-319-71181-2_10

10.1 介绍

在过去的10年里，即刻负荷被认为可以减少等待时间和加速种植进程的一种可选方案。然而，这个概念的成功主要依赖于种植体的稳定性和充分的骨结合。在骨结合中许多因素起着至关重要的作用：种植体初始稳定性，种植体表面特征，骨组织代谢，临时义齿设计以及愈合过程中的咬合模式[1]。理想情况下，对于无牙颌患者选择合适的种植负荷方案时上述所有的因素都要考虑在内。

本章将探讨影响种植体骨结合的不同因素。并且描述评估种植体在骨内稳定性的各种方法。最后，将定义和讨论常规负荷、早期负荷和即刻负荷程序。

10.2 骨结合

10.2.1 初始稳定性的概念

为了使种植体可以长期成功，其周围的骨组织必须非常稳定并且可以承受咬合压力。种植体与周围板层骨的初始机械稳定性是种植体植入过程中的必要条件。没有过热或者明显的机械损伤且温和的种植窝制备术是种植体与骨组织获得良好初期接触所必需的。在临床上这被叫作种植体的初始稳定性[1]。

初始稳定性被定义为种植体植入后立即获得的机械锚固。它的获得是通过种植体和骨表面的接触[2-3]。它是建立骨结合、决定种植体预后的重要因素，也可根据此选择合适的种植负荷方案[2]。

初始稳定性是通过种植体和骨组织之间接触面积的质量和数量来获得[2]。这个接触面积的测量是用骨-种植体接触（BIC）百分比来描述的[4]。许多与骨（骨质量和数量）和种植体类型（种植体长度，直径，表面类型和宏观几何形状）有关的因素都会影响BIC。

Lekholm和Zarb[2,4]将骨密度的质量分为4种类型。1型骨为由均匀的密质骨组成，2型骨包含了厚厚一层的皮质骨围绕着一层致密的骨小梁，3型骨是由一薄层皮质骨包绕着抗压性骨小梁，最后4型骨是一薄层的皮质骨包绕了低密度骨小梁[4]。

首先，低密度的骨小梁比皮质骨更具多孔性，降低了BIC并导致了从种植体到骨组织的力分布不均匀且集中。这种种植体和骨界面上力的增加会导致过度的微应变，有些情况下会造成种植体移动和失败[4-5]。一般来说，较高的密度骨有较高的BIC，因此，骨密度越大其初始稳定性越强[4]。然而，要注意的是，这并不意味着这个可以自动转化为更高的种植成功率。

同时，种植体的长度对增加骨和种植体的接触面积起着很重要的作用。较长的种植体可以增加骨-种植体的接触面积，进一步与皮质骨的结合[6,8]。理想的长度在10～15mm。一个种植体的长度＞15mm被认为是没有必要的，而＜10mm的种植体又增加了种植体失败的风险[8]。在骨质量较差的情况下，增加种植体的长度就会明显地增加初始稳定性[7]。事实上，种植体的长度每增加3mm，骨-种植体界面（或接触面积）就会增加接近20%～30%[5]。然而，在需要垂直骨增量的情况下，短种植体的植入可以替代长种植体，从而降低手术并发症和患者的发病率。据报道，短种植体1年和5年的累积存留率分别为98.7%和93.6%[9]。

研究表明，种植体的直径越大可以通过增加接触面积而获得更良好的初始稳定性，但这受牙槽嵴宽度的影响。增加种植体直径可以和皮质骨有更好的接触以实现更大的力分散，因此增加了初始稳定性并降低了微运动[4]。这种效果在皮质骨中更加明显是因为它的接触面积更大，导致可吸收更大比例的力予以分散[2]。然而，应该注意的是有许多报道关于宽直径种植体失败率的增加，是由于过度的植入器械操作和产热过多造成[10]。更有近期的研究显示，失败率主要与操作者的经验、骨密度差、种植体设计和位点制备有关[11]。Hultin-Mordenfeld等报道了宽直径的种植体植入后失败率较高，但在下颌（94.5%的成功）的结果优于上颌（78.3%的成功）。

其次，宏观几何和形态学也会影响BIC。与圆柱形[12]种植体相比轻度锥形种植体对初始稳定性影响更大。关于种植体的宏观结构，颈部形态很重要，是因为它直接与皮质骨相连，在低密度骨中，更细的螺纹可以提供一种更好的初始稳定性[5]。

另外，种植体的表面形貌是骨结合过程中的一个重要因素。然而，表面形貌并不影响初始稳定性，下一节将讨论种植体继发稳定性[13]。

在考虑并最大化这些所有变量之后，评估种植体的初始稳定性是很重要的。为了认识到这一点，我们对植入物的扭矩进行了评估。扭矩是施加在植入物上使其旋转的力的度量，用牛顿厘米（Ncm）表示。评估扭矩有不同的评估方法，如切削阻力扭矩分析和植入扭矩值（ITV）。为了进行切削阻力扭矩分析，在钻头中加入了扭矩测量仪用于切割骨头。这可以测量切割骨骼所需要的能量。这一数值与初始稳定性的骨密度类型有关[3]。植入时的切削阻力通常用于确定初始稳定性。在这种情况下，在植入种植体时阻力增大使旋转突然停止可以提示初始稳定性很好[14]。然而，评估初始稳定性的首选技术之一就是ITV，这是一种测量植入物放置过程中电机获得的最大插入扭矩的方法。建议ITV为32Ncm、35Ncm和40Ncm或者更高，以便为即刻负荷程序提供足够的稳定性[3,15-16]。研究表明采用即刻负荷程序（ILP）植入扭矩值为20Ncm或更低[17]时其失败率较高。在ITV低时，许多研究会排除ILP。此外，值得注意的是，有几项研究发现，使用传统的加载方

式，失败的种植体与成功种植体相比，在植入扭矩和切割阻力方面没有显著差异[18-19]。

图10.1显示了种植体植入后早期伤口愈合的总体情况：种植体在时间作用下的稳定性。有学者认为种植体的稳定性在手术后即刻达到最大值，这就是所谓的初始稳定性。在愈合初期，由破骨细胞活性作用导致种植体的稳定性下降，从而导致种植体微动。研究发现，50~150μm的微动可能危及种植体的骨结合[21]。在第4周，初始稳定性会下降，此时继发稳定性会逐渐替代成为稳定性的主要来源（图10.1）。

10.2.2　继发稳定性概念

继发稳定性是指种植体周围新骨的形成。在种植体植入后，种植体周围的骨组织进行重新组建，在这个过程中，初始稳定性逐渐被继发稳定性所取代。继发稳定性是由骨结合水平决定的。它指的是在活性骨和种植体之间直接形成的解剖与功能结合而且之间没有纤维物质。

在种植床准备和种植体植入过程中由于温度的

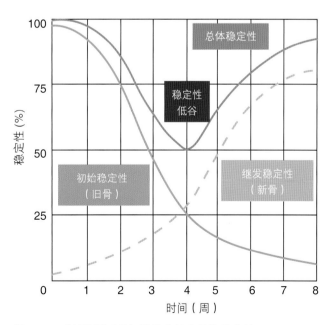

图10.1　时间作用下的初始稳定性和继发稳定性。

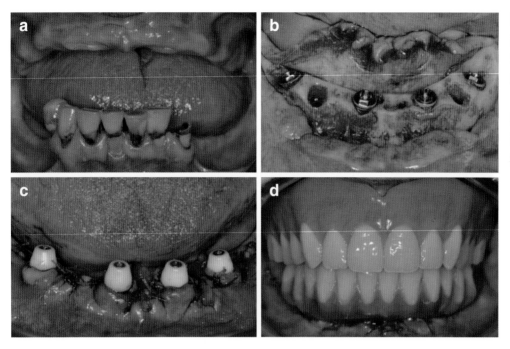

图10.2　（a）下颌牙列磨损的牙列缺损患者；（b）下颌牙齿拔除并进行牙槽骨修整术，在下颌植入4颗种植体；（c）放置多功能基台并关闭种植位点区；（d）用丙烯酸固定临时修复体对下颌4颗种植体进行即刻负荷。

影响存在一定数量的毗邻骨坏死，大约1mm厚。若要达到成骨，必须有一个稳定的表面、足够的骨髓细胞或未分化的间充质细胞，以及提供这些细胞的营养和合适的生物力学环境。虽然一些机械刺激对于成骨是必需的，但是过多的刺激（50~150μm）具有刺激细胞向成纤维细胞系分化的不良效果[21]。这导致与种植体纵轴平行的纤维团的形成，称为纤维整合，而不是骨结合[2]。

在骨小梁中，继发稳定性始于种植体周围与骨之间血凝块的形成和充盈。血液中的纤维蛋白原附着于种植体上，促使优先吸附血小板至种植体表面，并立即脱颗粒，释放因子吸引未分化细胞至种植体部位[2]。

然后纤维蛋白网格形成，接着是血管生成，这使得未分化的间充质细胞到达该部位，为成骨提供了足够的细胞和细胞营养。理想情况下这些细胞会向成骨细胞方向分化。当这些细胞向种植体表面迁移时，它们对纤维施加一定的张力引起纤维收缩。此时，骨形成可以分为两种类型。根据纤维能否抵抗住这一作用力，成骨作用将分为接触成骨或是距

离成骨[22]。因此，如上文所讨论的那样限制微动是很重要的[2]。

在接触成骨过程中，细胞直接到达种植体表面，确认其是稳定的，然后开始分化为成骨细胞，产生骨小梁。从种植体到骨和骨到种植体同时发生骨附着，从而形成一个与种植体纵轴垂直的骨小梁[2]。另一方面，在距离成骨过程中，细胞从最稳定的表面开始附着。从远离种植体的牙槽窝壁开始向种植体表面生长。这种成骨是一种缓慢的过程，并产生了一个骨壳（皮质化）[2]。

成骨类型可受种植体表面改性类型的影响。第一种类型是种植体形貌改变。与光滑表面的种植体相比，粗糙和/或蚀刻表面的种植体为纤维提供了更多的附着，允许接触成骨，而不是距离成骨。第二种类型是种植体表面涂层。据报道，亲水种植体表面，如士卓曼的SLActive可以在治疗早期这一关键时期通过加速种植体结合来降低风险。骨形成过程是在较早的阶段开始，其结果在种植体稳定曲线图的"稳定性低谷"时期提高了种植体的稳定性（图10.2）。改进和优化的继发稳定过程，可使2~4周

期间种植体的稳定性更高。虽然在7～42天，常规表面处理和亲水表面处理种植体的骨吸收与沉积表现出相同的愈合特征。但是在第2周和第4周后，SLActive处理种植体的骨结合程度优于常规表面处理种植体[23]。

在皮质骨中，由于血管化的减少，骨形成的过程非常缓慢。种植体表面的影响也不如小梁骨明显。这些因素可以解释1型骨的骨结合程度较低的原因。事实上，最快的成骨通常出现在3或4型骨的小梁骨与粗糙表面的种植体中。总的来说，2型和3型骨趋向于种植体的成功率更好[2]。

10.2.3 骨结合的评估

为了评价种植体的成功率，建立了许多标准，最被认可的标准是由Albrektsson等制定[24]。最初所能接受的垂直骨丢失第1年设定为1.5mm，在接下来的几年设定为0.1mm。随后对这些标准进行了修订，并将第1年负载后可接受的垂直骨吸收量更改为每年0.2mm[25]。

种植成功的标准[26]：

– 临床检查时，单个独立的种植体无松动

– X线片上种植体周围无透射影

– 在种植体负载第1年后，每年垂直骨吸收少于0.2mm

– 单颗种植体植入后没有持续性或不可逆转的临床表现和症状，例如疼痛、感染、神经炎、感觉异常和下颌管侵犯

– 5年观察期结束时的成功率为85%和10年观察期结束时成功率为80%，是成功的最低标准

还有几种方法用于评估骨结合。

对植入的种植体进行临床检查是很重要的。该检查应确定种植体是否活动、是否对叩诊有敏感性、是否最终确认感染，因为这些可能都是种植体失败的迹象。X线片对于评估骨高度以及种植体周围的任何放射透射影都是必不可少的。种植体螺纹通常作为尺寸测量的参考[27-28]，尤其是种植体存在移动性的时候，拍摄X线根尖片就显得尤为重要了。如果X线片显示种植体周围出现放射性半透明边界，这就是种植体没有骨性结合的迹象[8]。

临床医生还可以使用其他方法来评估骨结合，这包括Periotest®和Osstell®方法。

10.2.3.1 Periotest®

Periotest®是一种由金属杆和手柄组成的机电设备。当传感器记录接触时间的长度时，金属杆叩击种植体16次。时间越长，种植体的移动性越大且Periotest值越大。Periotest®值越低，被测种植体或牙的稳定性和阻尼效果越好。–8～0表明种植体可以被加载，+1～9的值表明在加载之前需要进一步的临床检查[28]。高值表明骨结合不足，该实验已经被证明是一种可靠的评价初始稳定性的方法[28-29]。

10.2.3.2 Osstell™

Osstell™是一种间接测量骨结合的方法。该仪器测量植入物上传感器的振动频率，被称作共振频率分析（RAF），将振动频率值转换成种植体稳定商值（ISQ）。这个范围的值从1到100，值越大表示稳定性越好。ISQ值≥70代表高稳定性，60～69代表中度稳定，＜60代表稳定性低。另一个资料表明，即刻负载要求共振频率值至少为60，但在这一方面缺少循证依据[30]。尽管这个测试提供了有关骨结合失败与否的信息，但单个数值提供的临床价值有限[31]。

10.3 种植体负载方案

有3种公认的种植体负载方案：常规负载，即刻负载和早期负载。常规负载方案是种植体植入2个月后修复。即刻负载指的是植入后1周内进行的修复。

最后早期负载是在种植体植入后1周到2个月之内进行修复。

10.3.1　定义

负载方案	新的定义
常规负载	种植体植入后2个月后修复
即刻负载	种植体植入后1周内修复
早期负载	种植体植入后1周至2个月内修复

10.3.2　常规负载方案

在20世纪60年代，Brånemark博士建立了第一例种植外科方案。这是一个两阶段的常规负载方案，方案中首先要进行种植体植入手术，然后经过4~6个月的等待期，使种植体形成骨结合，从而确保一定的继发稳定性，而不考虑初始稳定性[33]，这在低密度骨中尤为重要。接下来是二期手术切开暴露种植体放置愈合帽，然后4~8周的等待时间，在为两颗种植体固位的覆盖义齿取印模前和种植体负载前让软组织充分愈合[2]。

该方案建议的多次手术需要花费患者和牙医很多时间，以及患者在每一次术后恢复期中经历的不适。此外，在种植体负载前的几次等待期内，完全无牙颌患者必须用传统义齿来行使功能或者无义齿，因此患者在接受最终治疗（两颗种植体固位覆盖义齿）前必须处理好几个月的功能和美学问题[2]。

为了降低等待最终修复的不方便性，在不影响骨结合的前提下，建立了一个一期常规方案。根据该方案，在种植体植入时的第一次手术中立即放置愈合帽，从而将其与骨结合等待期合并来省去软组织愈合的特定等待期[34]。尽管如此，有了这个方案，仍需要一段的等待时间[2]。现在，种植体表面结构已得到了改善，缩短了骨结合的时间并将常规负载方案的等待时间缩短至2个月。

直到今天，常规的负载方案仍然是一种选择，

然而对于那些有良好初始稳定性的患者，有更多的选择。

10.3.3　即刻负载方案

事实上，为了满足患者缩短等待时间的要求，提出了即刻负载方案。遵循即刻负载方案，覆盖义齿要在种植体植入1周内完成，这意味着在骨结合之前[35]。通过许多研究表明，即刻负载方案是一种有效的治疗选择，其成功率与常规负载方案相当，并提供了比后者更高的患者满足度[36]。有必要指出，在采用即刻负载方案之前有一些要求，只有在具有良好的初始稳定性的情况下才适应，否则成功率骤降[17]。事实上，当覆盖义齿使用并承担咬合功能时，会对植入的种植体施加一定的力，如果没有足够的初始稳定性来稳固这些种植体，它们更易受到微运动的影响。当微动超过50~150μm，它会阻止骨结合相反会导致纤维结合，这将导致种植体的失败。因此，当种植体在骨结合之前承受载荷时，如在即刻负载方案中，初始稳定性是非常重要的。为了防止种植体失败，在选择加载方案之前必须测量初始稳定性。有许多的方法和数值可以用来评价初始稳定性是否足以满足即刻负载方案的要求，但是最常用的也是最好的方法和数值就是植入扭矩值（ITV）。ITV考虑的是骨密度，骨密度一般为1类、2类或者3类骨才能即刻负载，因为骨密度越低，制备和植入种植体的扭矩就越小[2]。同样，由于ITV是一个很好的初始稳定性的指标，因此在即刻负载时，建议ITV的最小值为32Ncm[3,16]。

此外，对于即刻负载来说，最大限度地减少引起微动的应力显得尤为重要。例如，种植体的夹板可以使咬合压力更均匀地分布在种植体上，减少施加在每颗种植体上的应力，从而使骨–种植体界面上的水平向压力降到最低[4]。而且，建议将种植体置于非功能咬合中，以减少应力并优化初始稳定性[8]。

事实上，一项研究表面，即刻非功能负荷与即刻功能负荷相比，提高了种植体的存留率[37]。在ILP中，种植体表面也很重要，粗糙的种植体表面可以得到很好的效果[8]。同样重要的是，患者在植入种植体后6～8周内坚持流质饮食和软性食物可以降低超负荷导致植入失败的风险[8]。

10.3.4 早期负载方案

最后，还提出了一种早期负载方案，在种植体植入后1周到2个月之间进行修复，作为常规负载方案的替代方案。这个方案并不理想，因为它有较高的失败率[35]。参照图10.1，种植体植入的几周内，种植体附近的骨逐渐发生坏死，种植体的稳定性从种植体植入当天的100%降到2周后的75%，紧接着降到第4周的25%，并持续减少。此时，骨结合过程已经开始提供一些继发稳定性，但到第4周仍只有25%，随着初始稳定性继续下降，需要4周的时间才能提供足够的总体稳定性，因此，这种获得稳定性的过程跨越了早期负载方案的整个恢复时期，也就是说，采用早期负载方案意味着在稳定性处于低水平的时候对种植体施加压力，从而导致了骨结合处于风险之中。这就解释了早期负载方案高失败率的原因[2]。

10.4 患者对即刻负载的感受

另一个决定是否接受特定治疗或负载方案的重要因素是患者的感受和对该方案的满意度。由于这些都是主观的，所以因人而异，并不完全取决于患者功能需求的满足程度（重建语音和咀嚼功能）。事实上，患者的期望、偏好和知识优势，以及他们的社会文化背景、受教育的程度，甚至个性都会影响他们的满意度[38-40]。尽管如此，可以注意到，两颗种植体固位覆盖义齿的口腔健康生活质量（OHQoL）与传统下颌义齿[39,41]相比患者总体

上满意。此外，有人建议，使用即刻负载方案可以进一步提高患者的满意度和口腔健康生活质量（OHQoL）[42]。尽管对这个问题的研究很少，可以参考固定义齿、杆卡或其他附着体[41-44]，但是一些研究包括涉及两颗种植体固位覆盖义齿的即刻负载的试点临床实验似乎表明该方案有更高的满意度（94.4%，100%的患者推荐这种治疗方案）[41,45-47]。患者对ILP的满意度在增高是基于以下原因：获得满意的美容效果，对社会生活产生了积极的影响，减少了不适，提高了稳定性和咀嚼能力，无须额外的手术，减少了就诊次数[45,48]。同样，ILP相关较长的预约期间所经历的疼痛并没有使患者对这种负载方案的看法产生消极影响。然而，对于下颌两颗种植体固位覆盖义齿即刻负载方案还需要更多的研究来证实。

参考文献

[1] Romanos GE. Advanced immediate loading. Hanover Park, IL: Quintessence Books; 2012. p. 179.

[2] Davarpanah M, Szmukler-Moncler S. Manuel d'implantologie clinique: concepts, protocoles et innovations récentes. Paris: Wolters Kluwer France; 2008.

[3] Javed F, Romanos GE. The role of primary stability for successful immediate loading of dental implants. A literature review. J Dent. 2010;38(8):612–20.

[4] Misch CE. Contemporary implant dentistry. Elsevier Health Sciences; 2007.

[5] Misch CE, Qu Z, Bidez MW. Mechanical properties of trabecular bone in the human mandible: implications for dental implant treatment planning and surgical placement. J Oral Maxillofac Surg. 1999;57(6):700–6; discussion 706.

[6] Chatzigianni A, et al. Effect of mini-implant length and diameter on primary stability under loading with two force levels. Eur J Orthod. 2011;33(4):381–7.

[7] Barikani H, et al. The effect of implant length and diameter on the primary stability in different bone types. J Dent (Tehran, Iran). 2013;10(5):449–55.

[8] Davarpanah M, Szmukler-Moncler S, Molloy S. Théorie et pratique de la mise en charge immédiate. Paris: Quintessence International; 2007.

[9] Lee SA, et al. Systematic review and meta-analysis of randomized controlled trials for the management of limited vertical height in the posterior region: short implants (5 to

8 mm) vs longer implants (>8 mm) in vertically augmented sites. Int J Oral Maxillofac Implants. 2014;29(5):1085–97.

[10] English C, et al. What are the clinical limitations of wide-diameter (4 mm or greater) root-form endosseous implants? Int J Oral Maxillofac Implants. 2000;15(2):293–6.

[11] Renouard F, Nisand D. Impact of implant length and diameter on survival rates. Clin Oral Implants Res. 2006;17(Suppl 2):35–51.

[12] O'Sullivan D, et al. A comparison of two methods of enhancing implant primary stability. Clin Implant Dent Relat Res. 2004;6(1):48–57.

[13] O'Sullivan D, Sennerby L, Meredith N. Measurements comparing the initial stability of five designs of dental implants: a human cadaver study. Clin Implant Dent Relat Res. 2000;2(2):85–92.

[14] Sennerby L, Meredith N. Implant stability measurements using resonance frequency analysis: biological and biomechanical aspects and clinical implications. Periodontology 2000. 2008;47(1):51–66.

[15] Degidi M, Piattelli A. 7-year follow-up of 93 immediately loaded titanium dental implants. J Oral Implantol. 2005;31(1):25–31.

[16] Lorenzoni M, et al. Immediate loading of single-tooth implants in the anterior maxilla. Preliminary results after one year. Clin Oral Implants Res. 2003;14(2):180–7.

[17] Barewal RM, Stanford C, Weesner TC. A randomized controlled clinical trial comparing the effects of three loading protocols on dental implant stability. Int J Oral Maxillofac Implants. 2012;27(4):945–56.

[18] Friberg B, et al. On cutting torque measurements during implant placement: a 3-year clinical prospective study. Clin Implant Dent Relat Res. 1999;1(2):75–83.

[19] Johansson B, Back T, Hirsch JM. Cutting torque measurements in conjunction with implant placement in grafted and nongrafted maxillas as an objective evaluation of bone density: a possible method for identifying early implant failures? Clin Implant Dent Relat Res. 2004;6(1):9–15.

[20] Froum S. Dental implant complications: etiology, prevention, and treatment. Hoboken, NJ: Wiley; 2011.

[21] Szmukler Moncler S, et al. Timing of loading and effect of micromotion on bone-dental implant interface: review of experimental literature. J Biomed Mater Res. 1998;43(2):192–203.

[22] Davies JE. Understanding peri-implant endosseous healing. J Dent Educ. 2003;67(8):932–49.

[23] Lang NP, et al. Early osseointegration to hydrophilic and hydrophobic implant surfaces in humans. Clin Oral Implants Res. 2011;22(4):349–56.

[24] Albrektsson T, et al. The long-term efficacy of currently used dental implants: a review and proposed criteria of success. Int J Oral Maxillofac Implants. 1986;1(1):11–25.

[25] Smith DE, Zarb GA. Criteria for success of osseointegrated endosseous implants. J Prosthet Dent. 1989;62(5):567–72.

[26] Karthik K, et al. Evaluation of implant success: a review of past and present concepts. J Pharm Bioallied Sci. 2013;5(Suppl 1):S117–9.

[27] Meredith N. Assessment of implant stability as a prognostic determinant. Int J Prosthodont. 1998;11(5):491–501.

[28] Romanos GE, Nentwig GH. Immediate functional loading in the maxilla using implants with platform switching: five-year results. Int J Oral Maxillofac Implants. 2009;24(6):1106–12.

[29] Romanos GE, Nentwig GH. Immediate versus delayed functional loading of implants in the posterior mandible: a 2-year prospective clinical study of 12 consecutive cases. Int J Periodontics Restorative Dent. 2006;26(5):459–69.

[30] Henry PJ, Liddelow GJ. Immediate loading of dental implants. Aust Dent J. 2008;53(Suppl 1):S69–81.

[31] Aparicio C, Lang NP, Rangert B. Validity and clinical significance of biomechanical testing of implant/bone interface. Clin Oral Implants Res. 2006;17(Suppl 2):2–7.

[32] Esposito M, et al. Interventions for replacing missing teeth: horizontal and vertical bone augmentation techniques for dental implant treatment. Cochrane Database Syst Rev. 2009;(4):Cd003607.

[33] Adell R, et al. A 15-year study of osseointegrated implants in the treatment of the edentulous jaw. Int J Oral Surg. 1981;10(6):387–416.

[34] Becker W, et al. One-step surgical placement of Brånemark implants: a prospective multicenter clinical study. Int J Oral Maxillofac Implants. 1997;12(4):454–62.

[35] Esposito M, et al. Interventions for replacing missing teeth: different times for loading dental implants. Cochrane Database Syst Rev. 2013;(3):CD003878.

[36] Schimmel M, et al. Loading protocols for implant-supported overdentures in the edentulous jaw: a systematic review and meta-analysis. Int J Oral Maxillofac Implants. 2014;29(Suppl):271–86.

[37] Degidi M, Piattelli A. Immediate functional and non-functional loading of dental implants: a 2- to 60-month follow-up study of 646 titanium implants. J Periodontol. 2003;74(2):225–41.

[38] Awad MA, Feine JS. Measuring patient satisfaction with mandibular prostheses. Community Dent Oral Epidemiol. 1998;26(6):400–5.

[39] Heydecke G, et al. Do mandibular implant overdentures and conventional complete dentures meet the expectations of edentulous patients? Quintessence Int. 2008;39(10):803–9.

[40] Awad MA, et al. Determinants of patients' treatment preferences in a clinical trial. Community Dent Oral Epidemiol. 2000;28(2):119–25.

[41] Buttel AE, et al. Immediate loading of two unsplinted mandibular implants in edentulous patients with an implant-retained overdenture: an observational study over two years. Schweiz Monatsschr Zahnmed. 2012;122(5):392–7.

[42] Alfadda SA, Attard NJ, David LA. Five-year clinical results of immediately loaded dental implants using mandibular overdentures. Int J Prosthodont. 2009;22(4):368–73.

[43] Liddelow G, Henry P. The immediately loaded single implant-retained mandibular overdenture: a 36-month prospective study. Int J Prosthodont. 2010;23(1):13–21.

[44] Schnitman PA, et al. Ten-year results for Brånemark implants immediately loaded with fixed prostheses at implant placement. Int J Oral Maxillofac Implants. 1997;12(4):495–503.

[45] Menassa M, et al. Patients' expectations, satisfaction, and quality of life with immediate loading protocol. Clin Oral Implants Res. 2016;27(1):83–9.

[46] Liddelow GJ, Henry PJ. A prospective study of immediately loaded single implant-retained mandibular overdentures: preliminary one-year results. J Prosthet Dent. 2007;97(6 Suppl):S126–37.

[47] Emami E, et al. Does immediate loading affect clinical and patient-centered outcomes of mandibular 2-unsplinted-implant overdenture? A 2-year within-case analysis. J Dent. 2016;50:30–6.

[48] Avila G, et al. Immediate implant loading: current status from available literature. Implant Dent. 2007;16(3):235–45.

第三部分
修复阶段
Prosthetic Phase

第11章 下颌种植体支持义齿的基本外科和修复原则

Fundamental Surgical and Prosthetic Principles
of Mandibular Implant Assisted Prostheses

Samer Abi Nader, Samer Mesmar

摘要

口腔种植体的引入通过提供有助于稳定下颌义齿功能的锚定结构，极大地改善了无牙颌患者的生活质量。也为上下颌无牙症患者的治疗提供了多种新选择（Emami et al, Periodontal 66:119–31, 2014）。

本章节将讨论种植体固位和种植体支持下颌义齿的基本原理与区别。种植体固位覆盖义齿呈现独特的临床状况，需要不同的外科和修复考量，以帮助优化临床预后（Kimoto et al., Clin Oral Implants Res 20:838–43, 2009）。目前有多种按扣式附着体系统对下颌种植体固位总义齿提供固位和稳定。我们将回顾各种附着体的形态和特性以及其对固位与磨损行为的影响。

本章节也将介绍基本的外科和修复原则，重点在种植体支持下颌可摘和固定义齿的规划。

11.1 引言

自然牙列的丧失不可避免地伴随解剖和生理的改变，从而导致牙槽骨的吸收[1–2]。这些改变影响了下颌义齿，临床表现为义齿固位和稳定性的丧失，患者咀嚼功能的降低。口腔种植体的引入通过提供一种有助于稳定下颌义齿的锚定结构，极大地改善了无牙颌患者的生活质量。随着时间的推移，种植体的植入也减少了剩余牙槽嵴的吸收速度。

历史上，种植体支持固定义齿曾被认为是完全无牙颌患者理想的治疗方式。固定下颌义齿的种植体存留率有充分文献记录[3]。覆盖义齿被认为是那些在解剖上有局限或经济方面受限制的患者的第二选择，常被看作是一种较少的治疗方法。然而，过去的几年里，覆盖义齿对无牙颌患者的治疗功效已经得到了明确的认识。事实上，在2002年的麦吉尔共

S. A. Nader, BSc, DMD, MSc, FRCD(C) (✉)
Department of Restorative Dentistry, Faculty of
Dentistry, McGill University, Montreal, QC, Canada
e-mail: samer.abinader@mcgill.ca

S. Mesmar, DMD., MSc, FRCD(C)
Division of Prosthodontics, McGill University Health
Centre, Montreal, QC, Canada

© Springer International Publishing AG, part of Springer Nature 2018
E. Emami, J. Feine (eds.), *Mandibular Implant Prostheses*,
https://doi.org/10.1007/978-3-319-71181-2_11

识会议上，这种治疗方式被公认为是下颌无牙颌的首选治疗方案，目前被科学界视为一种标准的治疗方法[4]。2009年的约克共识进一步加强了这一观点[5-6]。

为确定非夹板式口腔种植体的存留率进行了大量的前瞻性随机临床试验[7]。不同研究者使用的评价标准主要基于种植体存留率。这些研究报道了种植体的高存留率证实了这种治疗方法的成功，并且与种植体支持固定义齿的存留率相当[3]。

下颌两颗种植体固位覆盖义齿已被公认为治疗无牙颌患者的标准[4]。与传统的全口义齿相比，它们能提供更高的患者满意度[8]和更好的咀嚼效率[9]，并能随着时间的推移保持剩余牙槽嵴的高度[10]。此外，2颗种植体固位的覆盖义齿比种植体支持固定义齿的性价比更高[11]。事实上，它们的特点就是降低成本[4,12]和简单的制作工艺[12]。也由于义齿的可摘戴性、种植体数量有限以及没有金属杆，口腔卫生状况通常会得到改善。因此，出于上述所列原因，该治疗方案具有相当大的优势，尤其是对老年患者。

11.2　种植体固位下颌义齿

11.2.1　定义

种植覆盖义齿可以按照种植体提供的支持分为

种植体支持义齿和种植体固位义齿。种植体支持义齿一般完全由种植体支撑，特点是有较多的种植体数量保证给下颌义齿提供足够的支持（图11.1）。相反，种植体固位义齿主要依赖于后牙无牙颌区的牙槽嵴作为支持，位于前牙区的牙种植体参与部分支持下颌义齿（图11.2）。无论何种分类，这些种植体都提供了前牙区充分的锚定支抗作用，大大改进了义齿的固位。

11.2.2　种植体固位覆盖义齿的运动模式

种植体固位覆盖义齿的临床性能与种植体支持义齿不同。事实上，下颌尖牙区两颗种植体固位的覆盖义齿在咀嚼过程中经历一系列复杂的运动。义齿在咀嚼时常表现为𬌗龈方向的运动。该旋转运动在以前牙区两颗种植体之间的假象连线为轴线。这种运动的幅度事实上与支持组织的厚度和可让性、附件的弹性、作用于旋转轴的力矩、作用力的大小都相关。与肯氏Ⅱ类可摘局部义齿的行为特征相似。

近年来研究显示，某些修复参数与义齿在功能过程中旋转位移的增加相关。在一项横断面研究中，Kimoto等评估了各种修复参数，以确定其对种植覆盖义齿旋转的影响，以及旋转对总体满意度和咀嚼功能的影响。研究结果显示当前牙切端与义齿前端边缘距离增加时，受试者更容易检测到义齿的

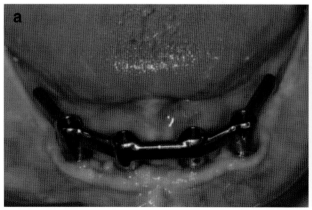
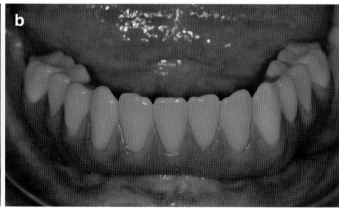

图11.1　种植体支持下颌义齿。（a）Dolder杆卡式支持的种植可摘义齿；（b）4颗种植体支持的固定义齿。

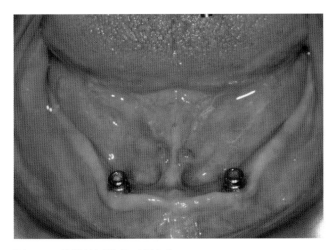

图11.2 种植体固位的下颌义齿。

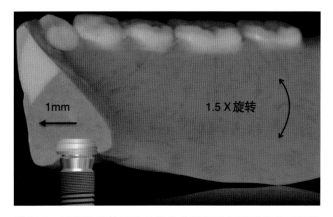

图11.3 下颌种植体固位义齿的旋转运动幅度随着前牙切缘到义齿边缘距离的增加而增加。

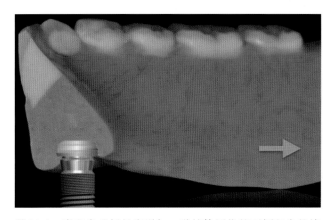

图11.4 当义齿基托长度增加，种植体固位的下颌义齿的旋转运动幅度减小。

旋转（图11.3）。实际上，前牙的水平位置是义齿旋转运动中的最重要影响因素。而增加义齿基托的长度可以降低这种位移的感知（图11.4）。与没有觉察到义齿旋转的患者相比，感知到旋转运动的患者认为降低了其咀嚼效率[13]。

牙槽嵴的条件已被公认为是修复治疗成功的重要因素[14]。Kimoto等同样评估了骨高度和旋转感知之间的关系。他们的研究证实，随着骨吸收的增加，抱怨义齿旋转的受测试者比率增加[13]。这表明，随着剩余牙槽嵴的再吸收进一步加重，种植体固位义齿可能更容易旋转，这将影响患者的咀嚼功能。然而，这种再吸收与患者对治疗效果的满意度之间没有相关联系。尽管如此，在这些情况下，附着体系统在功能状态下受到的压力增大。因此，对软组织支撑的依赖性更大，附着体的磨损会加快。

种植体固位义齿的旋转会给患者带来义齿功能性欠佳的不良感受。但与全口义齿相比，无论剩余牙槽嵴高度如何，患者对于种植覆盖义齿在咀嚼功能、整体满意度和稳定性方面的评价仍然较高[15]。

11.2.3 外科手术考量

目前用于设计种植覆盖义齿的外科和修复概念大量来源于临床医生使用天然牙覆盖义齿的经验。

以往在种植覆盖义齿病例中，尖牙部位是作为种植体放置的第一选择（图11.5）。这是因为天然牙覆盖义齿往往保留尖牙作为固位。正如我们之前所讨论的，种植体在尖牙部位的植入多数会建立一个前后的悬臂。这在很大程度上依赖无牙颌牙槽嵴的形态和义齿的位置。事实上，V形牙槽骨形状比U形牙槽嵴更容易形成前部悬臂。

因为有主承托区和副承托区的支持，患者通常对后象限部分义齿的𬌗龈向脱位更为耐受。然而，当我们推下颌切牙时可能导致的前移将产生前庭组织难以抵抗的倾翻效应。当两颗种植体建立的旋转轴位于离前牙更远的地方时，后牙抬升作用将被放大。

这种状况可以通过增加第3颗种植体作为间接固位体来改善。这颗种植体应放在最前面，以便在前象限区域建立一个三足鼎立之势，这会改善义齿的稳定性和固位力[16]（图11.6）。此外，在现有的参数得到改善的情况下防止了附件的磨损加速。

第三个种植体的备选方案是考虑侧切牙部位而不是尖牙区（图11.7）。因为它可以限制前悬臂，对于V形颌的患者是有利的。将种植体放在最前面的位置也给了在前磨牙区增加两颗种植体的可能性，如果患者希望在以后提高其义齿的固位力和稳定性，可以将义齿设计改为种植体支持的义齿。

2015年Emami等通过对135名接受3颗种植体和单一上部结构支持的覆盖义齿修复的参与者进行评估，回顾了这些手术原则，其中只有20%的受试者觉察到了覆盖义齿的旋转运动。这些患者觉察到旋转运动，均伴有义齿稳定性、舒适度、咀嚼功能、整体满意度的下降，但与所采用的附着体和种植体的类型无相关性[17]。

11.2.4　修复考量

大量种植覆盖义齿的设计原则来自传统全口义齿的理念（图11.8）。合适的义齿基托伸展和覆盖是优化下颌义齿支持、稳定、固位的关键[14]。

一般而言，义齿上假牙的位置与患者天然牙相似。然而，这会导致前牙排列在牙槽嵴前部更靠近前庭区域，这个位置在两颗下颌种植体形成的支点线的前面。基于Kimoto等的研究，当前牙切割运动时，这会促使种植覆盖义齿发生旋转运动。前牙切端离义齿前牙区边缘越远，这种旋转趋势越大[13]。如前所述，第3颗种植体出现作为间接固位体，增加额外的支撑作用可以减少这种运动（图11.9）。

另一种选择，与常规修复原则不同，限制前牙于牙槽嵴顶的位置可以减少切割食物时义齿向前的旋转移动。更重要的是，对于种植体固位义齿将后

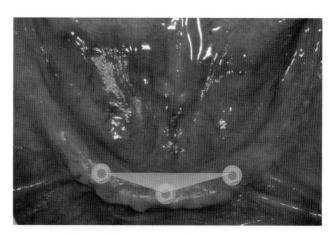

图11.6　增加一颗前牙区种植体作为间接固位体，与尖牙区种植体形成一个三角形的支持面。

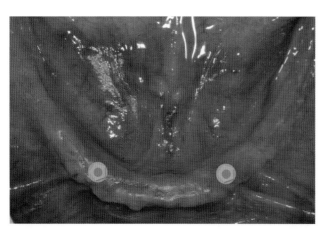

图11.5　种植体固位下颌义齿的种植体置于尖牙区。

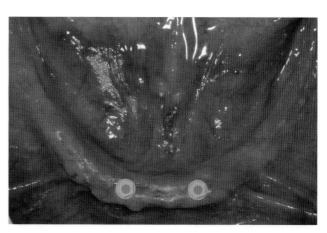

图11.7　种植体固位下颌义齿的种植体置于侧切牙区。

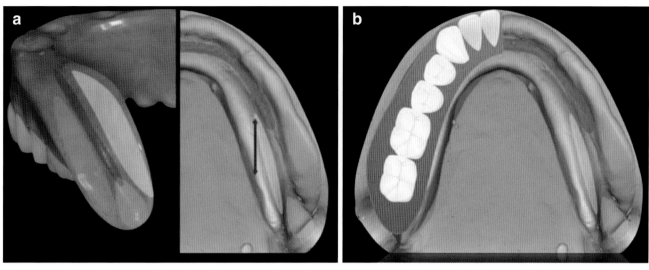

图11.8 （a，b）设计合适的基托伸展是下颌全口义齿支持、固位和稳定的关键解剖因素。

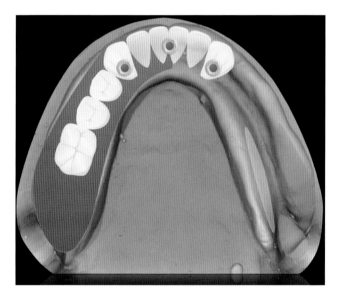

图11.9 种植体固位下颌义齿设计原则，在前端牙弓区设计一颗种植体作为间接固位体。

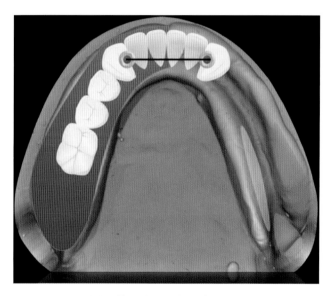

图11.10 两颗种植体固位的下颌义齿中，把前牙排列在牙槽嵴的上方有利于减少前牙悬臂。

牙列限制在第一磨牙的位置可以进一步抵抗咀嚼黏性食物时的脱位运动（图11.10）。在某些情况下，这种选择仍有质疑，尤其是对于Ⅱ类颌位关系的患者。

据报道，义齿旋转对患者的咀嚼能力有不利影响。虽然觉察到旋转的患者大多数能对义齿感到满意，但重要的是他们的咀嚼能力因此下降，可能无

法从治疗中获得最大受益。

11.2.5 附着体装置

11.2.5.1 定义

目前市场上有各种不同设计的附着体广泛适用于各类种植体系统。用于种植体固位覆盖义齿的附着体系统可分为杆卡式和按扣式。前者由一个位于

义齿基托内面的塑料或金属夹，能卡抱连接种植体的金属杆。按扣式包括一个球-球窝结构或者磁性结构。

11.2.5.2 杆卡式附着体

大部分杆卡式附着体系统由一个连接到种植体上的金属杆和位于义齿基托内的固位夹组成。大多数杆的区别在于其横截面的形态和材质。按照材质不同，杆可分为弹性杆和非弹性（刚性）杆。弹性（圆形）杆的设计允许义齿围绕其轴线运动，适用于种植体固位义齿的修复，以便在咀嚼运动中适应义齿的移动。非弹性杆适用于种植体支持义齿。其特点是杆的双壁平行，一旦与固位夹组件结合，就大大限制了义齿的运动（图11.1）。

11.2.5.3 按扣式附着体

现今已有很多按扣式附着体系统为下颌总义齿提供支持和固位。大多数附着体系统由种植体连接的阳型部件和嵌在义齿基托内的阴型部件组成。这些附着体通常由它们阴阳部件的形态差异来区分。

阳型部件的形态和结构常有不同。有一些附着体呈球形，有冠外固位部件（图11.11）。其他的附着体仅依赖于插入固位附件的内部固位腔。最新的附着体系统包括冠外和冠内固位特征（图11.12）。

阴型部件常按照它们的固位机制分类。3种常见的类型是：

1. O形圈固位锚：这些凹形部件由金属外壳和外壳内与凸形部件匹配的橡皮圈组成。

2. 金属材质固位锚：这些凹形部件常由金属外壳和外壳内与凸形部件匹配的金属材质结构组成。通常是通过两个部件之间的摩擦力实现固位。提供此类设计的公司通常会提供用于调节凹形部件固位力水平的工具（图11.11）。

3. 非金属材质固位锚：这些凹形部件不一定有金属外壳，但包含与凸形部件匹配的非金属插入部件。通常是通过插入部件和固位部件表面的摩擦力实现固位的（图11.12）。

11.2.5.4 固位特性

按扣式附着体的固位力可以定义为将阴阳型部件分开所需要的最大力值[18]。据研究报道，大多数杆卡式附着体系统的固位力在17～30N，按扣式为7～28N，磁性附着体系统在1～9N的范围内[19-22]。附着体系统之间固位力有显著差异，同一附着体系统内固位力也存在着明显不同。这种变异性与许多形态学特征相关。物理特征比如双壁的平行度、固位面的数量和倒凹的存在都与附着体系统的固位力相关[23-24]。

阴型部件的弹性影响义齿附着体系统最终的固位力。几个系统提供具有不同固位力的各种插入部件。这些插入部件在义齿取出过程中形变能力各自不同。本质上，一个更硬的插入部件在义齿取出过程中能提供更多的抗拔能力。

Lehmann等研究报道义齿行使功能中仅需要固位力为7N[25]。然而，患者似乎更喜欢能提供更大固位力和稳定性的义齿[22]。一些研究者已证实固位力和稳定性与患者的喜好、生活质量之间呈正相关关系[7,19,26]。

11.2.5.5 附着体的磨损行为

在口腔里，附着体系统受到持续的机械刺激和热变化，这可能最终导致固位力的丧失。这种退化可能是患者使用义齿的结果，包括戴入和取出、与咀嚼相关的变形[27]，还有清洁义齿导致的老化[28-29]。

种植体之间的不同角度也会影响附着体系统的磨损行为。与过度倾斜的种植体上的附着体相比，平行植入的种植体上的附着体不易发生固位丧失。

图11.11 按扣式附着体系统由一个圆形凸起的阳型部件和一个容纳它的金属固位阴型部件组成。

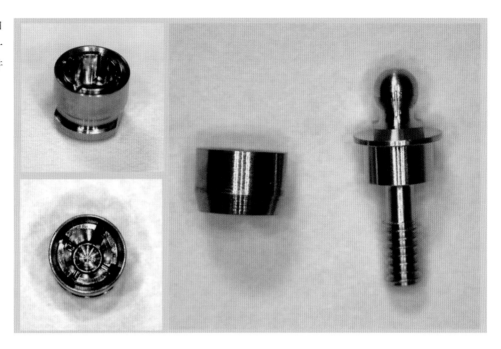

图11.12 圆柱形按扣式附着体具有圆柱形凸起的阳型部件（同时具有冠内、冠外固位的特性）和尼龙制成在金属壳体中的阴型嵌件。

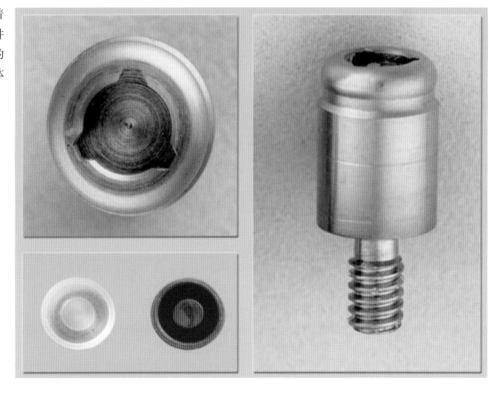

Jabbour等报道植入角度导致Locator在临床使用1年后固位力丧失[30]。

一些研究试图解释附着体系统的磨损特性。按扣式附着体往往会显示出与重复摘戴义齿相关的逐渐和持续的固位力丧失[31-32]。根据附着体系统的形态特征，固位有时是突然的丧失，有时达到初始值的60% ~ 80%[32]。这常常是随着时间的流逝，阳模和阴模结构变化的结果[33-34]。相反，杆卡式附着体的这类磨损较少[35]。

种植体固位覆盖义齿在咀嚼运动中的移动也会

导致磨损。只有少量的研究模拟了下颌义齿的咀嚼运动模式，评价了单一非夹板附着体的磨损行为。Abi Nader等体外模拟了咀嚼对两颗种植体固位覆盖义齿中两个按扣式附着体的固位力的影响作用。据报道，经过大约1年的模拟咀嚼后，附着体的固位力损失达到被测试附件初始值的60%[27]。

11.3　种植体支持下颌义齿

11.3.1　定义

种植体支持的义齿通常由种植体完全支撑，常被分为固定（图11.13）和活动（图11.14）义齿[36]。这类义齿特点是种植体数目较多，保证下颌义齿足够的支持。种植体的数量和部位很大程度依赖于义齿的类型与可用骨量。种植体可以均匀地分布在下颌牙弓

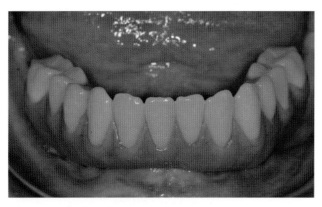

图11.13　种植体支持的固定下颌义齿。

上（图11.15）或置于下颌骨前部区域（图11.15）。后者通常用于牙槽骨吸收和后牙象限存在解剖学限制的情况下。与种植体固位覆盖义齿相比，这种修复设计提供了更好的稳定和固位作用。

11.3.2　外科考量

一般而言，种植体支持下颌义齿最少需要植入4颗种植体。一些研究认为植入3颗种植体可能足够[37-38]。然而，更多的研究报道了植入4颗种植体的修复设计其结果更令人满意[39]。事实上，作为一个常规的指导原则是义齿远端悬臂梁长度不应超过相应种植体之间的前后距离（A–P）的1.5倍。因此，种植体在下颌前牙区有一个适当的分布，最大限度增加种植体之间的前后距离（图11.16）是合理设计必不可少的要素。

由于前牙区存在下牙槽神经在颏孔区的神经袢，种植体合适的分布具有挑战性。事实上，Apostolakis和Brown在2012年[40]报道了93例受试者中有95%的患者存在3mm或更小的下牙槽神经前牙区的神经袢。一些临床报道显示在这些情况下，后面两颗种植体向远中倾斜植入可以增加前后分布距离并避免损伤神经（图11.17）。这种修复设计将优化种植体的分布，并减小悬臂梁的长度[41]。

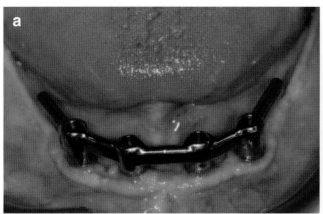
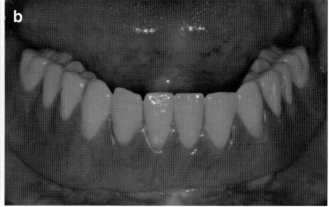

图11.14　种植体支持的下颌可摘活动义齿。（a）Dolder 杆卡牢固连接下颌种植体；（b）可摘下颌义齿连接在Dolder 杆上。

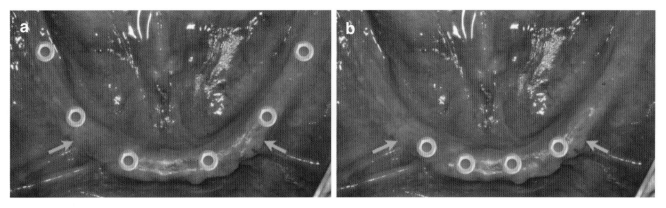

图11.15 种植体支持下颌义齿的外科策略。（a）均匀分布的6颗种植体；（b）局限在前牙象限的4颗种植体。

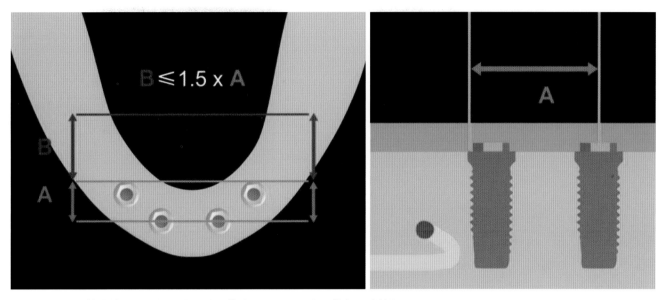

图11.16 种植体支持固定下颌义齿的种植体前后间距和相应的修复设计特性。

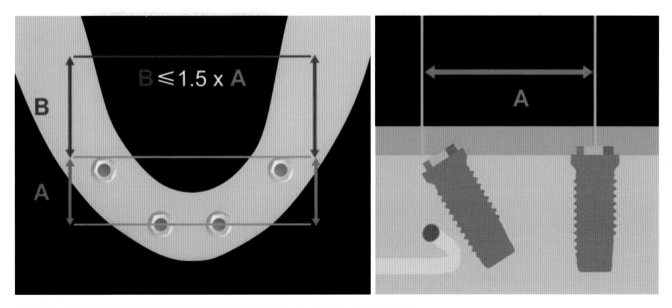

图11.17 倾斜的远中种植体增加了种植体的前后间距，并允许远中悬臂梁延伸。

11.3.3　修复考量

种植体支持可摘或固定义齿的设计原则集中于创建一个独特的义齿，其前部区域支撑在4颗种植体上并通过一个悬臂梁伸展到后牙区。这种情况通常是由于前面讨论的解剖学限制所造成的。因此，悬臂梁在克服这些解剖学限制并保持一个功能性𬌗平面方面起着重要作用。关于义齿修复体的几何形状和植入部位，已有文献报道了若干设计原则。Rangert等在1989年制定了许多关于种植体位置及其前-后（A-P）间距的准则[42]。A-P间距被定义为从最前部种植体的中心到最远端种植体末端的距离（图11.16和图11.17）。结论是种植体沿着牙弓的曲线应至少延伸10mm，且下颌骨骨量应允许一个15~20mm的悬臂梁。临床常规建议修复体远端悬臂梁的长度不应超过前后种植体间距（A-P距离）的1.5倍。针对下颌种植体支持义齿修复的这些生物力学原则可以防范生物的或修复的并发症。Romeo和Storelli在2012年完成的系统性回顾研究结果显示不会因为存在悬臂梁导致更高的并发症。在有悬臂梁的种植体支持义齿修复后5年，种植体的累积存留率为98.9%，义齿本身的存留率大约在97.1%[43]。

固定和可摘的种植体支持全口义齿与种植体固位可摘义齿相比有一些优势。它们通过将义齿完全固定在适当的位置来提供更好的固位力，从而获得更高的咬合力和咀嚼效率[44]。它们还减少了软组织的覆盖面积，在咀嚼功能中没有移动。这点对于唾液分泌减少的患者尤为有益。由于义齿减少了与软组织面的接触，且稳定性更好，因此减少了树脂基托可能导致的溃疡和不适。

出于某些原因，固定的种植体支持义齿对于老年患者而言可能没那么有吸引力。种植体支持固定义齿的制作费用通常比种植体固位可摘义齿贵[11]。由于机械疲劳，使用一段时间后会导致机械加工工艺上的并发症[45]，从而产生了比种植体固位可摘义齿更多的维护和护理费用[46]。这类义齿的清洁维护也具有挑战性。菌斑常常聚集在邻近软组织的义齿内表面[47]，需日常常规清洁。这对于身体灵活性有限的老年患者来说不易做到。而且，从美学角度上看，修复体缺少基托的伸展比较难修复牙槽嵴的萎缩，导致对唇部支撑不足。发音时的气体排溢也是一个问题。然而，这些问题更多产生于上颌修复体中，在下颌修复中常常能得到很好的处理。

11.4　种植修复空间

种植辅助修复对修复空间有不同的需求。根据修复设计、附着体的不同，对空间的要求大不相同。很多研究报道了修复空间的不同需求。𬌗龈距离通常是从牙槽嵴顶软组织到对𬌗牙列或𬌗平面的距离。Swadosky和Hansen[48]研究报道Locator固位种植修复需要8~9mm的𬌗龈距离，杆卡式覆盖义齿需要10~12mm的𬌗龈距离，固定下半口修复需要12~15mm的𬌗龈距离。这是常规指导原则，实际情况中根据所使用的按扣式附着体的高度、固位杆的设计以及固定种植体支持义齿的材料不同而有所变化。为了准确地评估所需要的修复空间，应以修复为导向实施治疗计划。明确最终义齿的位置并建𬌗是测量评估修复空间避免诊断错误的关键。更重要的是，种植体位置的设计也是基于最终修复方案，去实现最终修复体的预期（图11.18）。

结论

下颌种植辅助修复可以说是为义齿佩戴者提供了福音。恰当的病例选择和设计、策略性种植体定位以及合适的修复体设计是确保这些治疗成功所必需的要素。接下来的3个章节将详细介绍为种植体固位和种植体支持的固定及活动义齿的制作所推荐的

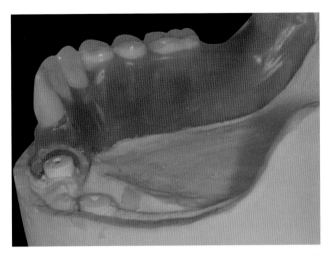

图11.18 设计的种植体固位下颌义齿的基托-义齿位置矢状图，说明可用的修复空间和种植体位置。

外科修复指南。

参考文献

[1] Atwood DA. Reduction of residual ridges: a major oral disease entity. J Prosthet Dent. 1971;26(3):266–79.

[2] Tallgren A. Alveolar bone loss in denture wearers as related to facial morphology. Acta Odontol Scand. 1970;28(2):251–70.

[3] Attard NJ, Zarb GA. Long-term treatment outcomes in edentulous patients with implant-fixed prostheses: the Toronto study. Int J Prosthodont. 2004;17(4):417–24.

[4] Feine JS, Carlsson GE, Awad MA, Chehade A, Duncan WJ, Gizani S, et al. The McGill consensus statement on overdentures. Mandibular two-implant overdentures as first choice standard of care for edentulous patients. Gerodontology. 2002;19:3–4.

[5] Thomason JM, Feine J, Exley C, Moynihan P, M€uller F, Naert I, Ellis JS, Barclay C, Butterworth C, Scott B, Lynch C, Stewardson D, Smith P, Welfare R, Hyde P, McAndrew R, Fenlon M, Barclay S, Barker D. Mandibular two implant-supported overdentures as the first choice standard of care for edentulous patients–the York consensus statement. Br Dent J. 2009;207:185–6.

[6] Thomason JM, Kelly SA, Bendkowski A, Ellis JS. Two implant retained overdentures—a review of the literature supporting the McGill and York consensus statements. J Dent. 2012;40:22–34.

[7] Naert I, Alsaadi G, van Steenberghe D, Quirynen M. A 10-year randomized clinical trial on the influence of splinted and unsplinted oral implants retaining mandibular overdentures: peri-implant outcome. Int J Oral Maxillofac Implants. 2004;19(5):695–702.

[8] Thomason JM, Lund JP, Chehade A, Feine JS. Patient satisfaction with mandibular implant overdentures and conventional dentures 6 months after delivery. Int J Prosthodont. 2003;16:467–73.

[9] Raghoebar GM, Meijer HJ, Stegenga B, van't Hof MA, van Oort RP, Vissink A. Effectiveness of three treatment modalities for the edentulous mandible. A five-year randomized clinical trial. Clin Oral Implants Res. 2000;11:195–201.

[10] Kordatzis K, Wright PS, Meijer HJ. Posterior mandibular residual ridge resorption in patients with conventional dentures and implant overdentures. Int J Oral Maxillofac Implants. 2003;18:447–52.

[11] Attard N, Wei X, Laporte A, Zarb GA, Ungar WJ. A cost minimization analysis of implant treatment in mandibular edentulous patients. Int J Prosthodont. 2003;16(3):271–6.

[12] Naert I, Quirynen M, Theuniers G, van Steenberghe D. Prosthetic aspects of osseointegrated fixtures supporting overdentures. A 4-year report. J Prosthet Dent. 1991;65(5):671–80.

[13] Kimoto S, Pan S, Drolet N, Feine JS. Rotational movements of mandibular two-implant overdentures. Clin Oral Implants Res. 2009;20(8):838–43.

[14] Critchlow SB, Ellis JS. Prognostic indicators for conventional complete denture therapy: a review of the literature. J Dent. 2010;38(1):2–9.

[15] Awad MA, Lund JP, Dufresne E, Feine JS. Comparing the efficacy of mandibular implant retained overdentures and conventional dentures among middleaged edentulous patients: satisfaction and functional assessment. Int J Prosthodont. 2003;16(2):117–22.

[16] Oda K, Kanazawa M, Takeshita S, Minakuchi S. Influence of implant number on the movement of mandibular implant overdentures. J Prosthet Dent. 2017;117(3):380–5.

[17] Emami E, de Souza RF, Bernier J, Rompré P, Feine JS. Patient perceptions of the mandibular threeimplant overdenture: a practice-based study. Clin Oral Implants Res. 2015;26(6):639–43.

[18] Petropoulos VC, Smith W. Maximum dislodging forces of implant overdenture stud attachments. Int J Oral Maxillofac Implants. 2002;17:526–35.

[19] Burns DR, Unger JW, Elswick RK Jr, Beck DA. Prospective clinical evaluation of mandibular implant overdentures: Part I: retention, stability, and tissue response. J Prosthet Dent. 1995;73(4):354–63.

[20] Petropoulos VC, Smith W, Kousvelari E. Comparison of retention and release periods for implant overdenture attachments. Int J Oral Maxillofac Implants. 1997;12(2):176–85.

[21] Van Kampen F, Cune M, van der Bilt A, Bosman F. Retention and postinsertion maintenance of barclip, ball and magnet attachments in mandibular implant overdenture treatment: an in vivo comparison after 3 months of function. Clin Oral Implants Res. 2003;14(6):720–6.

[22] Naert I, Gizani S, Vuylsteke M, Van Steenberghe D. A 5-year prospective randomized clinical trial on the influence of splinted and unsplinted oral implants retaining a mandibular

overdenture: prosthetic aspects and patient satisfaction. J Oral Rehabil. 1999;26(3):195–202.

[23] Chung KH, Chung CY, Cagna DR, Cronin RJ Jr. Retention characteristics of attachment systems for implant overdentures. J Prosthodont. 2004;13:221–6.

[24] Leung T, Preiskel HW. Retention profiles of studtype precision attachments. Int J Prosthodont. 1991;4(2):175–9.

[25] Lehmann KM, Arnim FV. Studies on the retention forces of snap-on attachments. Quintessence Dent Technol. 1978;7:45–8.

[26] Geckili O, Cilingir A, Erdogan O, Kesoglu AC, Bilmenoglu C, Ozdiler A, Bilhan H. The influence of momentary retention forces on patient satisfaction and quality of life of two-implant-retained mandibular overdenture wearers. Int J Oral Maxillofac Implants. 2015;30(2):397–402.

[27] Abi Nader S, de Souza RF, Fortin D, De Koninck L, Fromentin O, Albuquerque Junior RF. Effect of simulated masticatory loading on the retention of stud attachments for implant overdentures. J Oral Rehabil. 2011;38(3):157–64.

[28] Nguyen CT, Masri R, Driscoll CF, Romberg E. The effect of denture cleansing solutions on the retention of pink locator attachments: an in vitro study. J Prosthodont. 2010;19(3):226–30.

[29] You W, Masri R, Romberg E, Driscoll CF, You T. The effect of denture cleansing solutions on the retention of pink locator attachments after multiple pulls: an in vitro study. J Prosthodont. 2011;20(6):464–9.

[30] Jabbour Z, Fromentin O, Lassauzay C, Abi Nader S, Correa JA, Feine J, de Albuquerque Junior RF. Effect of implant angulation on attachment retention in mandibular two-implant overdentures: a clinical study. Clin Implant Dent Relat Res. 2014;16(4):565–71.

[31] Fromentin O, Picard B, Tavernier B. In vitro study of the retention and mechanical fatigue behavior of four implant overdenture stud-type attachments. Pract Periodontics Aesthet Dent. 1999;11:391–7.

[32] Gamborena JI, Hazelton LR, NaBadalung D, Brudvik J. Retention of ERA direct overdenture attachments before and after fatigue loading. Int J Prosthodont. 1997;10:123–30.

[33] Fromentin O, Lassauzay C, Nader SA, Feine J, de Albuquerque RF Jr. Wear of matrix overdenture attachments after one to eight years of clinical use. J Prosthet Dent. 2012;107(3):191–8.

[34] Fromentin O, Lassauzay C, Nader SA, Feine J, de Albuquerque RF Jr. Wear of ball attachments after 1 to 8 years of clinical use: a qualitative analysis. Int J Prosthodont. 2011;24(3):270–2.

[35] Pigozzo MN, Mesquita MF, Henriques GE, Vaz LG. The service life of implant-retained overdenture attachment systems. J Prosthet Dent. 2009;102(2):74–80.

[36] Emami E, Michaud PL, Sallaleh I, Feine JS. Implantassisted complete prostheses. Periodontol 2000. 2014;66(1):119–31.

[37] Brånemark PI, Engstrand P, Ohrnell LO, Gröndahl K, Nilsson P, Hagberg K, Darle C, Lekholm U. Brånemark Novum: a new treatment concept for rehabilitation of the edentulous mandible. Preliminary results from a prospective clinical follow-up study. Clin Implant Dent Relat Res. 1999;1(1):2–16.

[38] De Kok IJ, Chang KH, Lu TS, Cooper LF. Comparison of three-implant-supported fixed dentures and twoimplant-retained overdentures in the edentulous mandible: a pilot study of treatment efficacy and patient satisfaction. Int J Oral Maxillofac Implants. 2011;26(2):415–26.

[39] De Bruyn H, Kisch J, Collaert B, Lindén U, Nilner K, Dvärsäter L. Fixed mandibular restorations on three early-loaded regular platform Brånemark implants. Clin Implant Dent Relat Res. 2001;3(4):176–84.

[40] Apostolakis D, Brown JE. The anterior loop of the inferior alveolar nerve: prevalence, measurement of its length and a recommendation for interforaminal implant installation based on cone beam CT imaging. Clin Oral Implants Res. 2012;23(9):1022–30.

[41] Maló P, de Araújo Nobre M, Lopes A, Ferro A, Gravito I. All-on-4® treatment concept for the rehabilitation of the completely edentulous mandible: a 7-year clinical and 5-year radiographic retrospective case series with risk assessment for implant failure and marginal bone level. Clin Implant Dent Relat Res. 2015;(17 Suppl 2):e531–41.

[42] Rangert B, Jemt T, Jörneus L. Forces and moments on Brånemark implants. Int J Oral Maxillofac Implants. 1989;4(3):241–7.

[43] Romeo E, Storelli S. Systematic review of the survival rate and the biological, technical, and aesthetic complications of fixed dental prostheses with cantilevers on implants reported in longitudinal studies with a mean of 5 years follow-up. Clin Oral Implants Res. 2012;(23 Suppl 6):39–49.

[44] Elsyad MA, Hegazy SA, Hammouda NI, Al-Tonbary GY, Habib AA. Chewing efficiency and electromyographic activity of masseter muscle with three designs of implant-supported mandibular overdentures. A cross-over study. Clin Oral Implants Res. 2014;25(6):742–8.

[45] Papaspyridakos P, Chen CJ, Chuang SK, Weber HP, Gallucci GO. A systematic review of biologic and technical complications with fixed implant rehabilitations for edentulous patients. Int J Oral Maxillofac Implants. 2012;27(1):102–10.

[46] Attard NJ, Zarb GA, Laporte A. Long-term treatment costs associated with implant-supported mandibular prostheses in edentulous patients. Int J Prosthodont. 2005;18(2):117–23.

[47] Abi Nader S, Eimar H, Momani M, Shang K, Daniel NG, Tamimi F. Plaque accumulation beneath maxillary All-on-4™ implant-supported prostheses. Clin Implant Dent Relat Res. 2015;17(5):932–7.

[48] Sadowsky SJ, Hansen PW. Evidence-based criteria for differential treatment planning of implant restorations for the mandibular edentulous patient. J Prosthodont. 2014;23(2):104–11.

第12章 病例展示：下颌种植体固位义齿

Case Presentation: Implant Retained Mandibular Prostheses

Samer Abi Nader, Samer Mesmar

摘要

该章节中，我们将展示一则病例，阐述如何对下半口无牙颌患者进行种植体固位义齿修复。手术规划着重于种植体如何放置和分布，以优化修复结果。从计划到修复完成的各个步骤以及针对修复设计的附着体选择的标准，我们会详细进行展示。该章节同时也描述并回顾了各种附着体阴件与义齿基托相连接的技术。讨论各种技术的优点及不足。

对于老龄患者，数字化牙科展现出极佳的优势。该章节也会呈现牙列缺失患者的下颌种植体固位总义齿制作过程中相关的各个临床步骤和数字化工作流程。重点阐述计算机辅助设计和制造（CAD/CAM）在全牙列修复中的优点

与不足。

12.1 患者既往史和资料

一名62岁男性患者主诉如下："我想做一副新的义齿，我下颌义齿很松，吃东西不方便。"该患者刚过30岁，上下颌牙齿就逐渐被拔除。由于他无力承担替换性修复，在他33时成了全口无牙颌患者。

该患者下颌骨中度吸收（图12.1），想要增强下颌修复体的稳定性和固位性。他对上颌可摘全口义齿的总体表现表示满意，但是想要提高义齿的外观。上颌骨牙弓表现为中度牙槽嵴吸收（图12.2）。

12.1.1 病史

– 高血压：药物已控制

– 青霉素过敏

– 无吸烟或药物滥用史

S. A. Nader, BSc, DMD, MSc, FRCD(C) (✉)
Department of Restorative Dentistry, Faculty of Dentistry, McGill University, Montreal, QC, Canada
e-mail: samer.abinader@mcgill.ca

S. Mesmar, DMD, MSc, FRCD(C)
Division of Prosthodontics, McGill University Health Centre, Montreal, QC, Canada

© Springer International Publishing AG, part of Springer Nature 2018
E. Emami, J. Feine (eds.), *Mandibular Implant Prostheses*,
https://doi.org/10.1007/978-3-319-71181-2_12

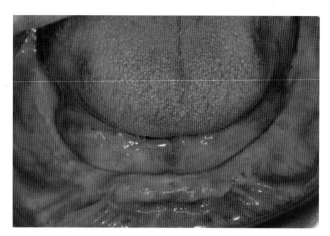

图12.1   下颌剩余牙槽嵴。

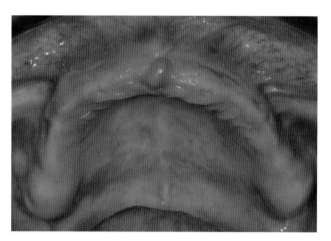

图12.2   上颌剩余牙槽嵴。

12.1.2   牙科病史

- 多次拔牙史
- 上下颌全口义齿

12.1.3   临床检查

- 全口无牙
- 不合适的全口修复体
- 咀嚼功能受限
- U形下颌骨牙弓型

12.1.4   诊断

- 上下颌全口无牙症
- 下颌牙槽嵴中度吸收

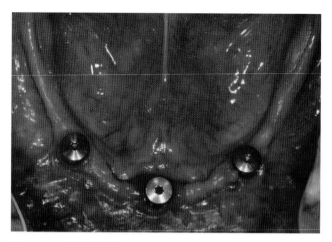

图12.3   下颌种植体植入后的剩余牙槽嵴。手术术者：Veronique Benhamou博士，牙周科医生。

- 上颌牙槽嵴中度吸收

12.2   种植体植入规划

通过临床评估显示，该患者下颌无牙颌为U形牙弓且后部牙槽嵴中度吸收。初步评估完成，推荐患者进行下颌种植体固位义齿修复。计划3颗种植体（士卓曼软组织水平种植体）植入前1/6区，以增强其下颌修复体支持性、固位性和稳定性。考虑到牙槽神经的解剖和位置，2颗后部种植体尽量向后植入。第3颗种植体置于最前位，以获得最佳的分布。该种植规划已在前面章节中讨论过，应该增强由前牙种植体提供的间接固位体的效果。这样会使下颌义齿在功能作用时，旋转最小，并增进义齿的稳定性、固位性（图12.3）。

12.3   临床过程

12.3.1   上下牙弓初印模

在种植体植入和充分的愈合期之后（保证适当的骨结合），临床过程从上下牙弓初印模开始。在这个步骤中（图12.4a，b），我们通常将水胶体印模材料（凝胶状藻酸盐，Dentsply Caulk, Canada）放至成品无牙颌金属托盘上进行取模（Patterson Dental Supply, Canada）。用Ⅲ型牙科石膏（GC America Inc., USA）灌注印模，以获得初次石膏模型（图12.5a，b），作为制作个别托盘之用。

12.3.2 个别托盘的制作和设计

个别托盘的制作使用光固化丙烯酸材料（Triad TruTray, Dentsply, Canada）按照轮廓边缘高度降低的基本原则，为边缘塑形提供空间（图12.6a，

b）。随后，个别托盘在口内试戴以检查延展性和适配性（图12.7）。使用塑形复合材料（Kerr Dental, Canada），通过对患者唇侧、颊侧等组织的操作，以捕捉肌肉和软组织附着，实现四周边缘的塑形（图12.8）。

12.3.3 上下牙弓终印模

使用聚硫橡胶印模材料（Permlastic™, Kerr Dental），获得具有功能性边缘以及解剖结构的上下牙弓终印模（图12.9）。生成最终石膏模型，制作

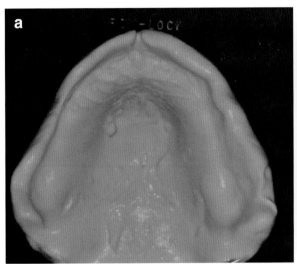
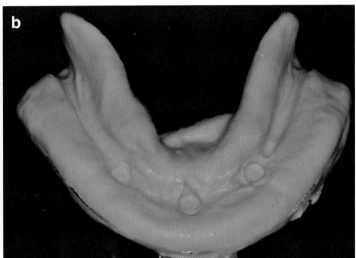

图12.4 （a）上颌藻酸盐印模；（b）下颌藻酸盐印模。

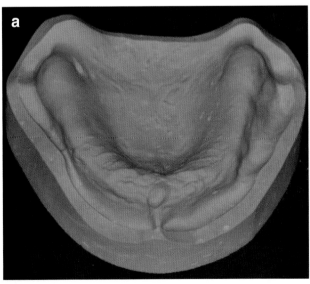
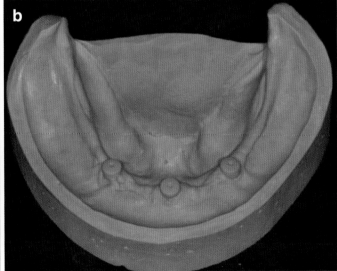

图12.5 （a）上颌初石膏模型；（b）下颌初石膏模型。

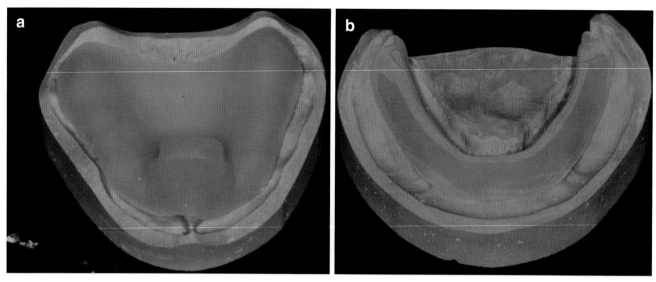

图12.6 （a，b）个别托盘的设计以获取终印模。

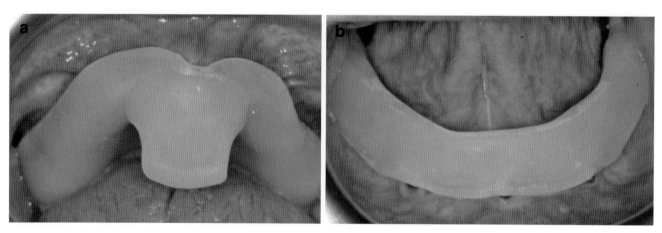

图12.7 （a，b）在进行边缘塑形之前试戴上下颌个别托盘。

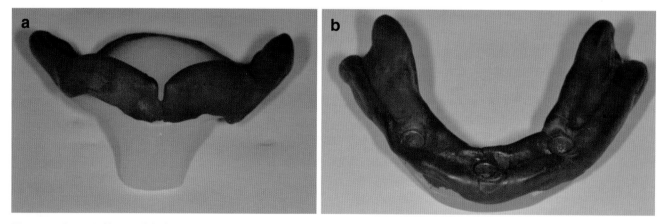

图12.8 （a，b）使用牙科复合材料进行上下颌边缘塑形后。

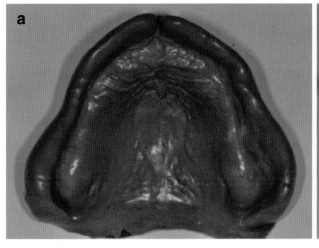
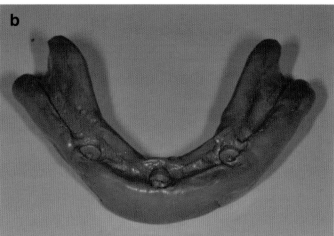

图12.9 （a，b）使用聚硫橡胶材料制取的上下颌终印模。

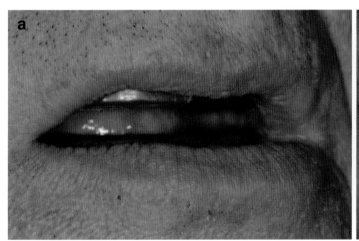
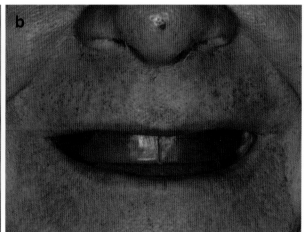

图12.10 （a，b）蜡型调试：（a）唇部丰满度；（b）美学和咬合平面排列。

带有蜡型的基托以记录基本临床参数。

12.3.4 蜡型调试

咬合蜡型的调试先从唇部丰满度、前牙显露和上颌蜡型咬合平面开始。前牙排列的确定要考虑到年龄、性别和患者偏好。随着老龄化，上颌前牙显露往往不那么明显；相对于女性而言，男性患者更为显著[1]。唇部活动也应在考虑范围中。一些患者存在唇部活动过度，会导致笑容时前牙暴露过多。

一旦前牙位置确定，在蜡型上标记中线和笑线

（图12.10）。

使用殆平面板进行咬合平面调整，使前牙区蜡堤与双瞳孔连线平行。后牙区蜡堤与Camper平面（鼻翼耳屏线）平行。

关于咬合垂直高度的测量，文献中有不同的方法[2]。在这里，我们应用下颌姿势位。该方法首先要标记两个点，一个是鼻尖，另一个是颏部，以获得记录标志。下颌姿势位采用语音方法记录，指导患者发唇音"m"音[3]。

下颌姿势位垂直距离测定后，减去息止颌间

隙即为咬合垂直高度。由于包括性别、年龄、安氏分类在内的影响因素很多，息止颌间隙是有所不同的。许多笔者估算大多数患者的平均值为2~4mm[3-4]。

然后使用快速凝固的咬合记录材料（Jet Blue Bite registration material, Coltene Whaledent）记录正中关系位时上下颌的关系。可以使用患者或牙医介导的技术将下颌骨引导至正中关系位。然后，验证咬合记录位置的再现性（图12.11）。

最后，进行面弓记录，定位上颌模型，以利于将上颌牙列与铰链轴的关系转移至半可调𬌗架。上颌定位装置也可将上颌模型安装至平均值𬌗架上。通常，将模型放置在Bonwill三角形内。全部记录发

送至义齿加工所，以便按照测定的临床和解剖参数安装石膏模型与排牙（图12.12）。虽然支持使用平衡𬌗作为全口义齿和种植覆盖/种植支持修复体咬合设计的临床证据极少，但还是推荐平衡𬌗作为其修复方法。

12.3.5 试戴全口义齿

如前所述，种植体固位覆盖义齿的前牙通常尽可能放置在附着体之上，降低悬臂效应和种植体间的支点连线前部的旋转[5]（图12.13）。这个案例中增加的第3颗种植体，可以作为间接固位体，极大地降低旋转效应。因此，增加了义齿的稳定性，降低了Locator附着体系统中尼龙固位元件的快速磨耗。

随后，义齿整体临床试戴，以评估美学、语音和咬合（图12.14和图12.15）。一旦所有美学和咬合参数确定完毕，且患者对预期效果表示满意，则模型派送至义齿加工所进行塑胶制作（图12.16和图12.17）。

12.3.6 最终修复体的交付

12.3.6.1 Locator附着体

Locator是一种弹性附着体，具有自我对准特性，内外匹配面可提供双重固位作用。尼龙配件具

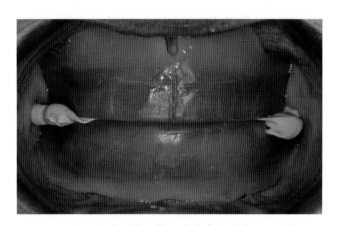

图12.11 在正中关系位，使用患者参与技术和咬合记录材料进行上下颌关系记录。

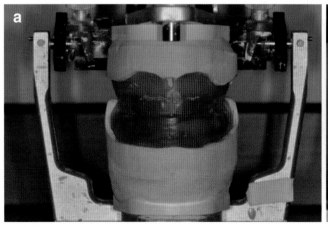
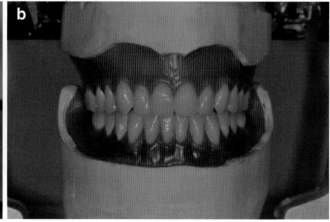

图12.12 （a，b）石膏安装至半可调𬌗架上，按照测定的参数排牙。

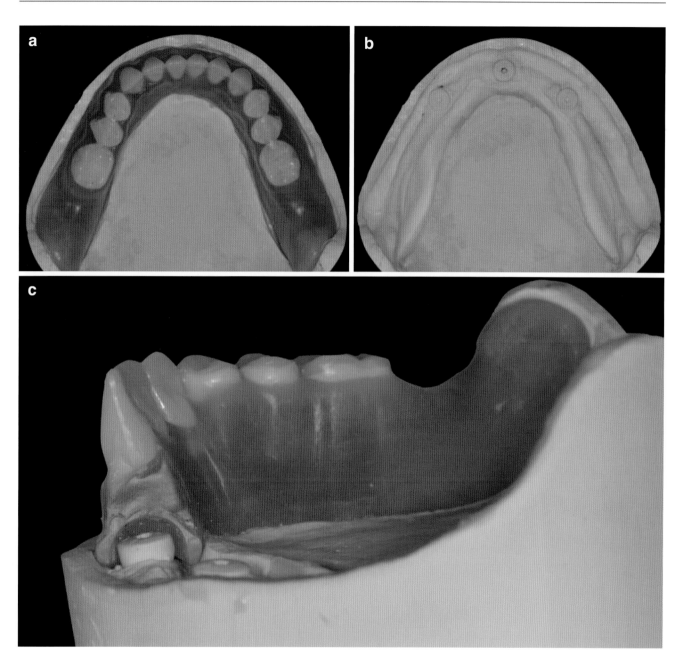

图12.13 （a，b）咬合面观展示义齿的位置；（c）横断面观和侧面观展示在附着体之上的前牙义齿位置，以及第3颗种植体在减少前牙悬臂中的作用。

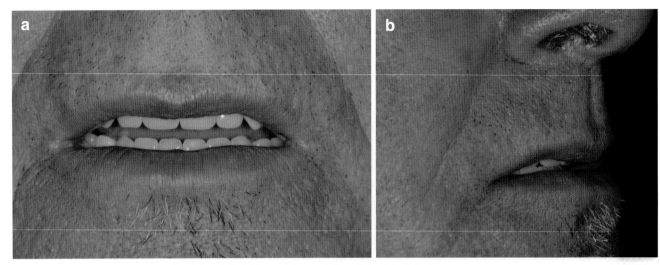

图12.14　（a，b）义齿试戴评估下颌运动中的美学、语音、功能、稳定性和咬合接触。

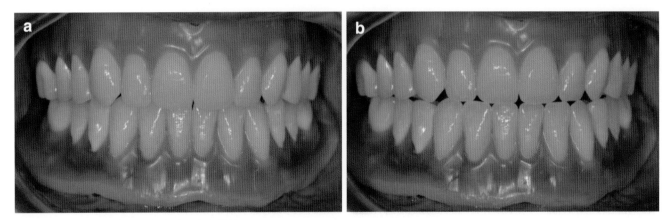

图12.15　（a，b）验证正中关系和咬合设计。

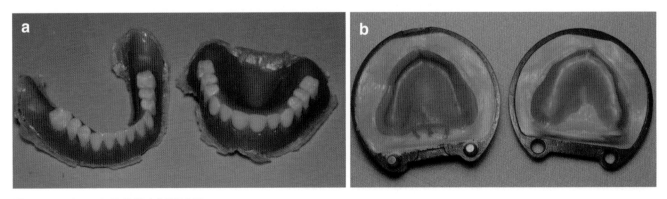

图12.16　（a，b）传统填充树脂过程。

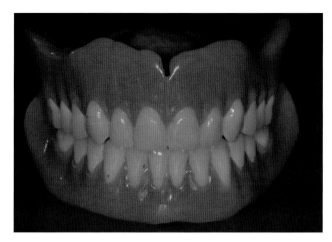

图12.17 完成的丙烯酸树脂义齿。

角度的尼龙配件可供选择。事实上，由于附着体阴件的延展性，种植体间的偏差角度达40°时，覆盖义齿也可戴入。

Locator是具有氮化钛涂层的钛合金阳件组成，连接至种植体。阳件的嵌合部件大约1.5mm长。穿龈袖口高度因软组织厚度不同而高度不同。包括阴件和阳件嵌合部分的Locator附着体总体垂直高度仅为3.17mm（图12.18）。因此，只需要极小的殆龈距离。这是一个相对耐用的系统，已被广泛而普遍使用。

有弹性，可在阴件结构上向任何方向转动，在咬合运动时，可适应于义齿基托的自然移动，并适应于支持软组织的柔韧性。有多种带有不同固位程度和

12.3.6.2 选择过程

Locator附着体的选择，首先由种植体的种类和直径确定。其次，软组织厚度通过测量种植体顶部

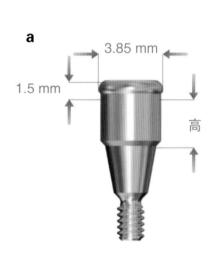
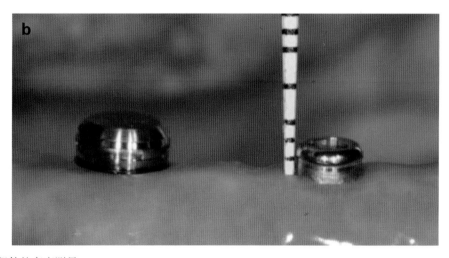

图12.18 （a）Locator附着体；（b）阴阳件的高度测量。

边沿到牙龈最高轮廓线的距离而定（图12.19）。Locator基台高度应与先前描述的软组织测量的距离保持一致，或者是选择最接近此高度的基台。附着体衔接的部分要放置在牙龈之上。一旦基台选择完成，使用与Locator基台内径相匹配的螺丝刀将基台与种植体进行连接。最终使用扭力扳手将基台拧紧。为避免螺丝松动，需按照种植体厂商推荐的扭矩值进行操作。

连接阴件至义齿基托有许多方法可供选择，可

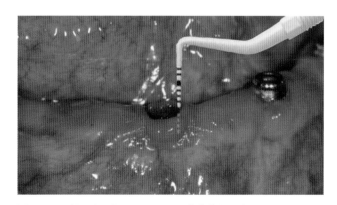

图12.19 软组织测量用于Locator附着体的选择。

分为直接法、间接法以及直接间接法。选择覆盖义齿附着体技术时，多重因素应该加以考虑，包括种植体的角度、上下颌关系的复杂性、手术方式的选择、修复部件的库存量和成本[6]。

12.3.6.3　直接法

直接法是指使用树脂或丙烯酸材料在口内将插件和外罩连接至基台上。与间接法相比，需要额外的临床步骤。但是，在阴件用丙烯酸材料粘接到义齿基托时，这种方法具有最大限度减少误差的优点。

重要的是要考虑到所有附着体必须啮合并被动就位于义齿基托内，且被主承托区和次承托区的软组织充分支撑。这样可以避免义齿的移动或附着体磨损。由于直接法是在口内通过义齿就位，并与对𬌗义齿正确咬合时完成，因此，可以将阴件粘接固化过程中的误差所导致的义齿不正确就位降至最小。

然而，直接法在复诊时需要额外的临床步骤。此外，这种方法对技术敏感度高，需要适当地隔湿和控制唾液，以确保粘接成功。更重要的是，沿着Locator附着体周围所有倒凹区表面必须填塞，避免任何丙烯酸材料的流入将义齿牢牢固定在局部，从而在佩戴后无法取下。

直接法技术的描述

一旦阳件拧紧固位后，就应准备Pickup步骤。第一步就是检查义齿是否有足够空间容纳阴件和连接材料（图12.20和图12.21）。将指示介质如快速凝固印模材料（Fit Test, Quick Up, VOCO, Germany）注射至所预备的空间中，可显示阴件与树脂基托的接触（图12.21a，b）。此步骤应该将义齿放置口内并做咬合来完成（图12.21c）。案例中，义齿在种植体位置处做选择性调磨以进一步适应附着体组件。消

除义齿基托和金属阴件之间的任何接触是十分重要的，使材料有足够的厚度发挥凝固固定作用，避免种植体上的额外压力。

Pickup过程先使用黑色加工的尼龙件连接Locator阴件至基台，在丙烯酸粘接固化过程中，可以将覆盖义齿保持在其垂直弹性的上限（图12.22）。然后，放置预先穿孔的橡皮障到每个Locator附着体上，可以最大限度减少材料溢至阳件的倒凹中，避免义齿在操作过程中无法取戴。其次，在每个Locator基台的顶部放置一个白色的隔离垫。它被用来阻挡紧邻基台周围的区域，并提供所需的空间，以便在不损伤组织的情况下实现阴件的弹性功能（图12.23）。

随后，清洁表面并涂布粘接剂（图12.24）。Pickup过程通过将少量的自凝树脂（Quick Up, VOCO, Germany）放置在每个帽周围和缓冲区（图12.25和图12.26）。口腔内唾液控制对这项技术很重要。此过程中的任何玷污都会导致材料与义齿基托的分离。接着，将义齿正确地放到软组织上，引导患者进行咬合（图12.27）。让患者保持这个位置，而不过度挤压软组织很重要，过度压迫软组织会导致组织在义齿基托上的反弹，并可能会导致尼龙插

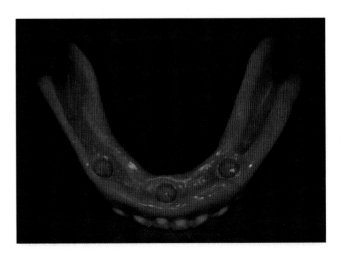

图12.20　下颌义齿调磨，以有足够空间容纳阴件、Locator基台和粘接材料。

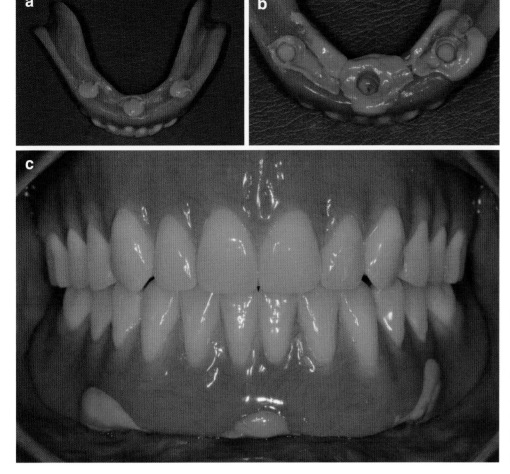

图12.21 （a）指示介质放入下颌义齿已预备的空间中；（b）前部种植体显示阴件和树脂基托之间的接触，进一步调磨以缓冲该区域；（c）下颌义齿放在金属阴件上，检查树脂基托和附着体组件之间的接触。

件的移位和损坏。

固化完成后，取下义齿（图12.28）。小心去除阴件周围多余材料，不损坏组件的任何部件；该区域随后清洁并抛光。

使用Locator拆卸工具，黑色加工尼龙件被替换成所需的插件（图12.29）。插件按照设计性能和固位性能进行分类。选择合适的附着体取决于所需的固位力、种植体角度和患者灵巧性。为了拆卸尼

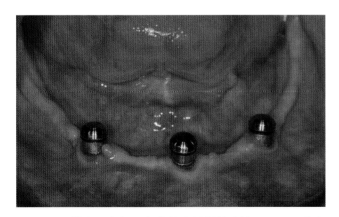

图12.22 带有黑色加工插件的金属阴件连接至Locator基台上。

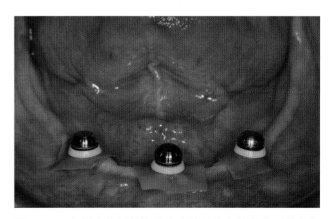

图12.23 起隔离作用的橡皮障和放置在金属阴件下的白色隔离垫。

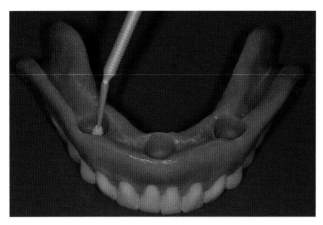

图12.24　在将粘接剂涂布到准备好的空间之前，要清洁义齿的内表面。

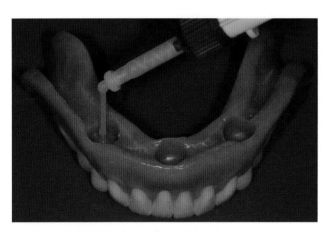

图12.25　自凝树脂充填于预备好的空间中。

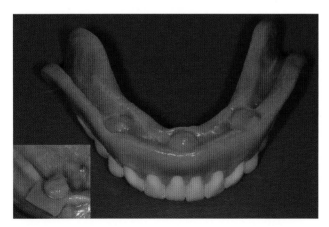

图12.26　预备的空间充满自凝树脂，在口内自凝树脂直接放在金属阴件上。

龙件，需将拆卸工具末端的圆边楔入尼龙件，以一定的角度拉出金属帽。使用Locator就位工具更换替代尼龙件，并在义齿戴入时受力顺势推入就位（图

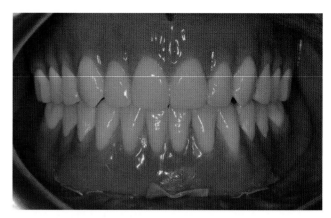

图12.27　凝固过程中下颌义齿的咬合状态。

12.30和图12.31）。

12.3.6.4　间接法

间接法比较省时，不需要临床时间即可将阴件固定在义齿基托上。这项技术需要用印模杆在种植体水平或基台水平上取印模，制作精确的基台或种植体位置的模型。模型随后交由加工所技师手中，将金属帽连接至下颌义齿并予以凝固。这种方法方便了连接过程，确保了结果的可预期性。然而，取印模过程中、种植体替代体连接到印模帽以及翻制石膏模型中的任何偏差都会导致临床上义齿不能与附着体就位。如果所有附着体没有被动就位，会加速尼龙件的磨损[6]。

间接法的描述

间接法由制取种植体和无牙颌的印模开始。印模可以在种植体肩台水平或者基台水平制取。

种植体水平印模法

种植体肩台印模记录了种植体的角度、位置和种植体周围软组织高度。印模杆连接至种植体上，可用X线检查是否就位。可应用开口印模和闭口印模方法（图12.32）。剩下的临床步骤，如边缘塑形、蜡堤调整、试戴和交付类似于传统义齿程序。

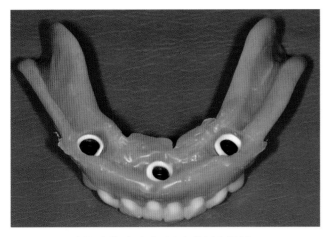

图12.28 下颌义齿摘除后看到多余的树脂材料。

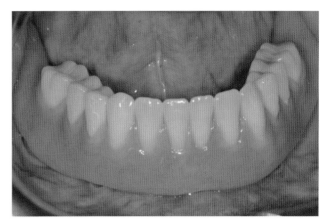

图12.31 带有Locator附着体的下颌义齿被动就位。

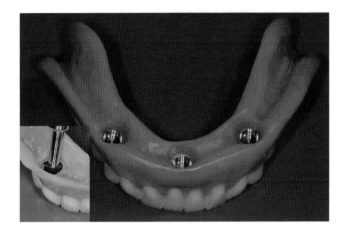

图12.29 磨除多余树脂，并移除黑色加工尼龙件。

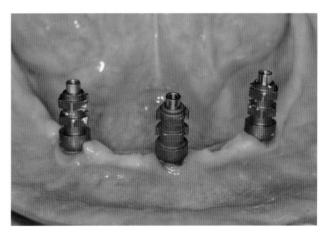

图12.32 间接法：开放式种植体水平终印模。

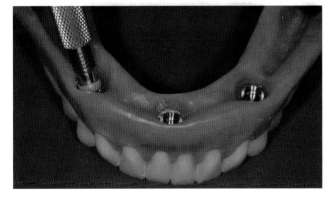

图12.30 使用Locator内核工具将粉色尼龙件插入金属。

Locator基台的选择在石膏模型上采用先前提到的方法进行。基台按照测量的软组织高度为每颗种植体定制，预约复诊时戴入患者口中。这种方法的好处就是不需预存不同高度和直径的Locator基台。

基台水平印模法

这种方法需要在口内测量软组织高度，选择Locator基台。一旦基台在口内插入种植体后，通过Locator印模杆制取基台水平印模（图12.33a）。剩余的临床步骤与先前描述的传统义齿技术相似（图12.33b）。

制取基台水平印模时，在操作过程中一定要保证印模帽的稳定。托盘设计错误会带来早接触，可能导致印模帽在取模过程中移位（图12.34）。托盘早接触导致的印模帽移位，会使工作模型不精确。取模过程中，在临床上很难验证，只有在后期才会被发现。然后，Locator替代体放在印模帽上，灌注

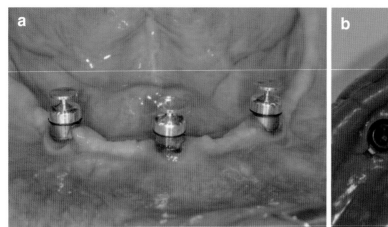
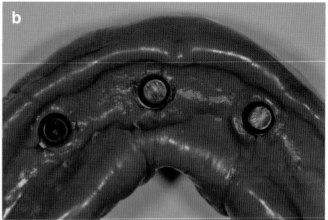

图12.33　（a）Locator印模帽放置在Locator基台；（b）基台水平最终印模。

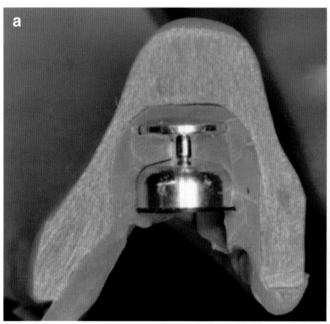
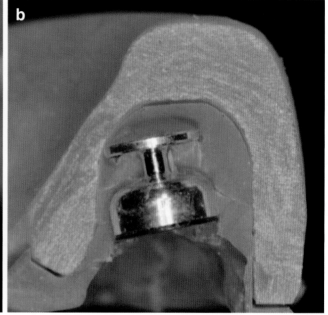

图12.34　（a）基台印模帽正确就位；（b）印模过程中印模帽位置偏移。

石膏模型，重现临床中插入Locator基台的状况（图12.35a）。

间接法的另一个优点是允许制作一个基板，在不同的义齿制作过程中可以使用该基板将Locator金属阴件纳入其中（图12.35b）。通过将基板连接在Locator基台上为下颌咬合蜡堤提供稳定性，这有助于蜡堤的调整和正中关系的确定。

直接法和间接法都已有描述，并在今天的临床医生中广泛应用。直接法的主要优点是简单，成本低。但是，需要注意不要因为种植体偏移误差和树脂流入倒凹造成修复体的粘连。树脂材料的表面处理和抛光也存在额外的困难；事实上，金属帽附近经常会看到孔隙（图12.36a，b）。间接法的好处包括减少椅旁时间，优化阴件邻近树脂的抛光；然而，增加的临床步骤或许会带来误差，导致最终结果的不精确。

有关两种义齿附着体连接技术之比较的资料有限。Nissan等在2011年[7]对下颌种植体球状基台固

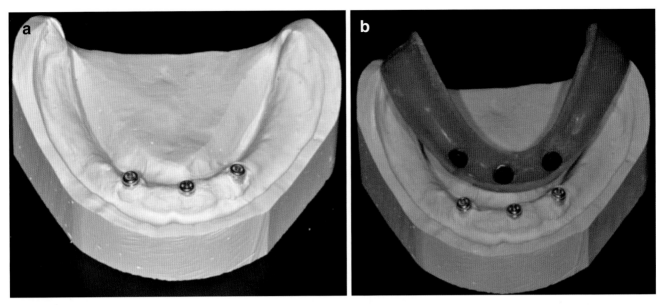

图12.35　（a）含有Locator替代体的下颌石膏模型；（b）包含金属阴件的蜡堤。

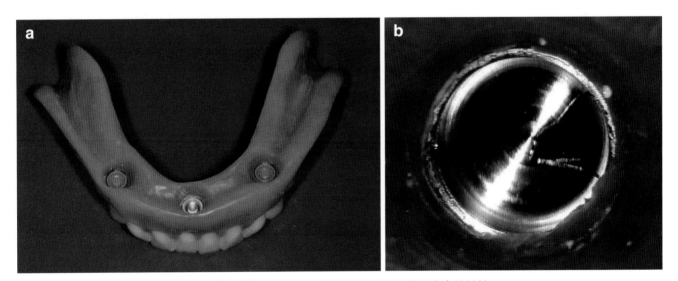

图12.36　（a）使用直接法连接Locator阴件外罩；（b）在显微镜下显示的孔隙和多余的材料。

位的覆盖义齿的直接法与间接法进行了长期修复后回访。45名患者随访了20年。患者按照连接技术不同，随机分为两组。间接法修复并发症明显增高。然而，由于磨损导致的附着体更换主要发生在间接法技术组。

12.4　CAD/CAM全口义齿制作

全口义齿修复是无牙颌患者最传统的修复治疗

方式。义齿制作方法已经保持不变数年了。传统方法包括一系列临床步骤和技工室步骤。Kawai等在2005年[8]提到过义齿制作的快速方法，与复杂的义齿制作方法具有相似的临床结果。然而，在这两种情况下，一旦义齿加工并交付给患者后，采集的临床参数都会丢失。

数字化牙科对老龄人群来说，具有巨大的优势。对于临床术者来说，可以节省很多操作时间。然而，数字化环境最大的优点就是可以保持所记录的临床参数。事实上，软件中存有相当一部分患者的解剖特征和最终义齿的图像。因此，如果义齿丢失或破坏，重新制作过程十分方便。在这个章节中，我们继续阐述数字化义齿的制作；详细的步骤和方法在下面进行了介绍。

12.5　临床步骤

首先在成品无牙颌金属托盘上（Patterson Dental Supply, Canada）放置水胶体印模材料（藻酸盐材料）（Jeltrate Alginate, Dentsply Caulk, Canada），制取上下牙弓的模型（图12.37a，b）。用Ⅲ型牙科石膏灌注印模，以制取初次石膏模型（图12.38a，b）。

初模用于制作上下颌的个别咬合蜡堤（图12.39）。如果患者正在使用的义齿是可接受的或只需少量修改，可用来作为制作蜡堤的参考。如果有必要调改，可以在临床操作中结合这些调改。按照之前所述，蜡堤进行口内试戴和调整。按照传统全口义齿规划，记录唇部丰满度、前牙显露程度、中线、𬌗平面、咬合垂直高度（图12.40a）。用蜡堤

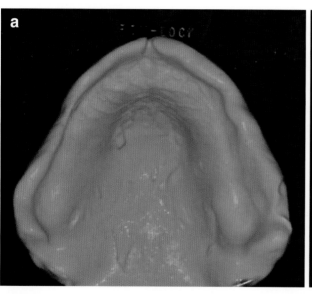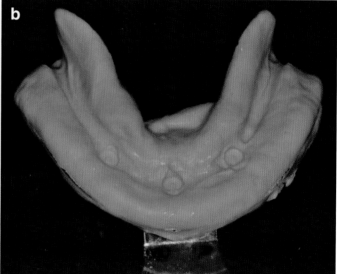

图12.37　（a，b）使用成品金属托盘制取的上下颌藻酸盐印模。

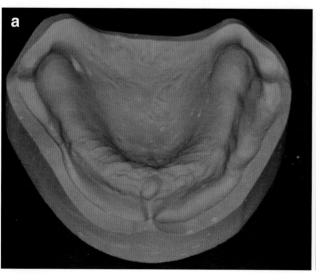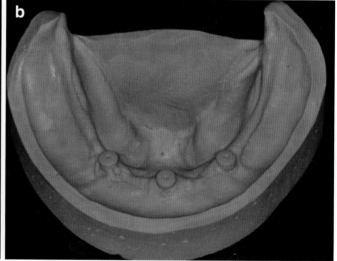

图12.38　（a，b）上下颌初模。

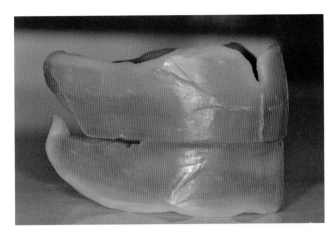

图12.39　上下颌蜡堤。

捕捉软组织的细节、肌肉附丽的边界以及咬合记录（图12.40b）。

这一项为从加工所至数字媒介提供了全部必要的信息。此序列是将临床数据传输至数字环境的多种方法之一（图12.41a，b）。

一旦临床特性进行数字化处理，即可从软件中（AvaDent Digital Dental Solution, USA）选择合适的牙模和颜色开始牙齿制作。牙齿排列是在蜡堤提供的参数下指导完成（图12.41a）。提供给技师所有的信息并指导人工牙排列是十分重要的（图12.42）。

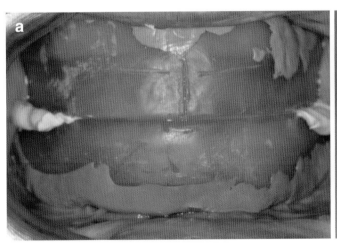
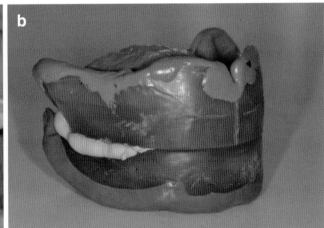

图12.40　（a）上下颌终印模；（b）运用咬合蜡堤进行咬合记录。

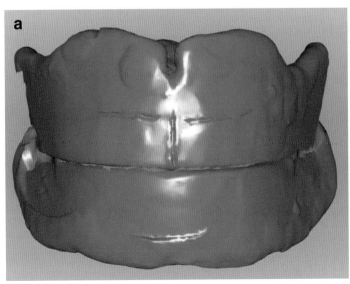
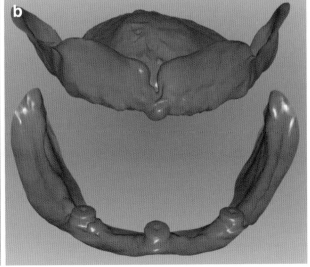

图12.41　（a，b）具有相关临床参数的数字化上下颌蜡堤。

例如剩余牙槽嵴和磨牙后垫等解剖特性，同样可用来促进程序的建立（图12.41b）。在软件上排牙完成后，修复牙医必须进行最后的检查。在制作之前调改十分方便。在数字环境下工作，种植体固位覆盖义齿的设计过程十分清晰而顺畅。可获得与剩余牙槽嵴以及种植体相关的义齿十分清晰的图像（图12.43a，b）。因此，可以评估与预期种植体旋转轴有关的前牙排列，并基于此进行调改。

　　牙齿排列完成后，加工所可以生成一个试戴牙，使临床结果能够完全可视化。事实上，试戴义齿可以评估某些美学参数（中线、唇部丰满度和牙齿形态），同时可评估功能参数（正中关系，咬合接触）。试戴义齿一般由单一聚甲基丙烯酸甲酯块加工而成（图12.44a，b）。若需调整，则直接在试戴义齿上完成，送回加工所来修正数据设置。对于有较高美学需求的患者来说，这一方法功能有限，在最终义齿制作好之前或很难评估最终结果。对于这些患者而言，需要蜡牙试戴。此外，试戴义齿必须进行显著调改时，需要试戴义齿做数字化修改，并制作另外的试戴义齿，来正确评估修正情况，并允许患者评估效果[9]。这种情况下需要增加复诊预约，也会增加义齿加工成本。了解数字化工作流

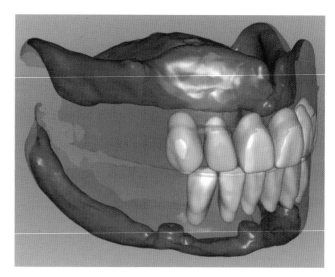

图12.42　临床参数指导和解剖学特征方便了人工牙的排列。

程，对于这些案例的成功十分重要。

　　修改完成后，可以对义齿进行机加工制作并交付患者使用（图12.45）。如前所述，这一过程需要将阴件在口腔内直接Pickup完成。

　　该技术结合了数字化CAD/CAM技术，而没有忽视全口义齿制作基本原则。这项技术的主要优点就是在没有丢失临床信息的情况下为患者制作全口义齿。因此，当义齿丢失或损坏时，重新制作十分方便。大多数厂商，几天里就可以制作出一副新的义齿。义齿可以交付患者使用或根据残余牙槽嵴的变

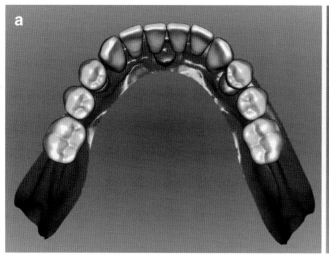
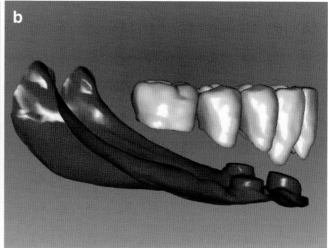

图12.43　（a）与下颌牙槽嵴和种植体相关的人工牙𬌗面观；（b）下颌种植体固位义齿最终牙齿位置的矢状面观。

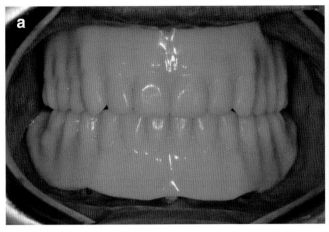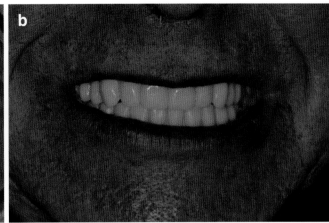

图12.44 （a，b）上下牙列试戴义齿，用于评估所有相关的临床参数。

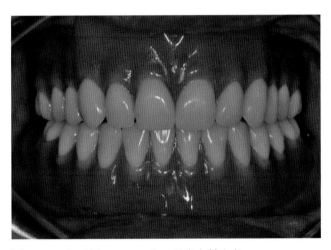

图12.45 上下颌CAD/CAM全口义齿交付患者。

化，重新适应口腔状况。当口内发生显著变化时，需要按照之前描述的方法重新制取印模。

制作过程也是独特的数字化设置。所有的基托通常都是由粉色聚甲基丙烯酸甲酯的固体块加工而成。因此，这种方法不容易受到来自传统加工方法、材料特性或人为错误导致收缩的影响[9]。Goodacre等[10]比较了CAD/CAM和传统制作工艺对义齿基托的适应性，以确定哪一种方法能获得更好的精确度和可再现适应性。他们比较了传统工艺的包埋、装盒、除蜡、注塑技术与CAD/CAM方法，得出结论：CAD/CAM制作方法是最为精确和可重复的义齿制作技术。这种全口义齿密度大、渗透性低，但

会对人工牙的磨耗、义齿强度和菌斑滞留产生影响[11]。与传统义齿技术相比，需要更多的研究来验证这些参数对数字化生成的可摘义齿的寿命和临床结果的重要性。

参考文献

[1] Tjan AHL, Miller GD, The JGP. Some esthetic factors in a smile. J Prosthet Dent. 1984;51(1):24–8.

[2] Mesmar S, Nguyen TC, Wyatt C. Occlusal vertical dimension for complete removable dental prostheses. Can J Restor Dent Prosthodont. 2015;8(3):28–38.

[3] Turrell AJ. Clinical assessment of vertical dimension. J Prosthet Dent. 1972;28(3):238–46.

[4] Millet C, Leterme A, Jeannin C, Jaudoin P. [Vertical dimension in the treatment of the edentulous patient]. Rev Stomatol Chir Maxillofac. 2010;111(5–6):315–30.

[5] Kimoto S, Pan S, Drolet N, Feine JS. Rotational movements of mandibular two-implant overdentures. Clin Oral Implants Res. 2009;20(8):838–43.

[6] Bidra AS, et al. Techniques for incorporation of attachments in implant-retained overdentures with unsplinted abutments. J Prosthet Dent. 2012;107(5): 288–99.

[7] Nissan J, Oz-Ari B, Gross O, Ghelfan O, Chaushu G. Long-term prosthetic aftercare of direct vs. indirect attachment incorporation techniques to mandibular implant-supported overdenture. Clin Oral Implants Res. 2011;22(6):627–30.

[8] Kawai Y, Murakami H, Shariati B, Klemetti E, Blomfield JV, Billette L, Lund JP, Feine JS. Do traditional techniques produce better conventional complete dentures than simplified techniques? J Dent. 2005;33(8):659–68.

[9] Wimmer T, Gallus K, Eichberger M, Stawarczyk B. Complete denture fabrication supported by CAD/ CAM. J

Prosthet Dent. 2016;115(5):541–6.

[10] Goodacre BJ, Goodacre CJ, Baba NZ, Kattadiyil MT. Comparison of denture base adaptation between CAD-CAM and conventional fabrication techniques. J Prosthet Dent. 2016;116(2):249–25.

[11] Bidra AS, et al. Computer-aided technology for fabricating complete dentures: systematic review of historical background, current status, and future perspectives. J Prosthet Dent. 2016;109(6):361–6.

第13章 病例展示：下颌种植体支持的活动义齿

Case Presentation: Implant-Supported Removable Mandibular Prostheses

Samer Abi Nader, Meng François Seng

摘要

现代口腔种植体的应用为上下无牙颌的治疗提供了新的选择。种植体支持覆盖义齿经证明是一种有效的治疗方式，尤其是对于牙槽嵴严重萎缩的患者而言。

本临床报道描述了一例牙列缺失患者的治疗情况，该患者主诉其原有的下颌传统全口义齿缺乏固位力和稳定性。本章节将详细阐述制作Dolder杆卡固位的下颌可摘覆盖义齿的临床步骤和技工室操作过程。

13.1 患者病史和背景介绍

患者为一名60岁的女性，由她的全科口腔医生转诊来进行义齿修复评估。她就诊时的主诉是："我的下颌义齿变得松动，咀嚼食物时偶尔左侧会感到疼痛。"患者称她很年轻的时候就缺牙，从那时起一直使用全口义齿。最近戴的义齿是大约10年前制作的，近日她在吃东西时发现有刺痛感，尤其是在左侧。

患者临床表现为下颌余留牙槽嵴严重萎缩，软组织质量和负重能力差。由于牙槽骨广泛吸收，她的左侧颏神经现在位于余留牙槽嵴顶部，这或可解释她不适感的缘由。此外，口底黏膜的活动度很大。她对上颌全口义齿的整体性能很满意，但已经注意到义齿开始变得"松动"。患者有意愿改善义齿的稳定性和功能。

13.1.1 病史

– 高血压：药物控制

– 2型糖尿病：药物控制

– 用药情况：二甲双胍

– 没有已知的药物过敏史

– 没有吸烟或药物滥用史

13.1.2 牙科病史

– 24岁时全口牙拔除

S. A. Nader, BSc, DMD, MSc, FRCD(C) (✉)
M. F. Seng, DMD, FRCD(C)
Department of Restorative Dentistry, Faculty of
Dentistry, McGill University, Montreal, QC, Canada
e-mail: samer.abinader@mcgill.ca

13.1.3　临床表现

- 全口牙列缺失
- 现有的全口义齿不适
- U形牙弓
- 口底黏膜动度大
- 左侧颏神经位于牙槽嵴顶部

13.1.4　诊断

- 上下无牙颌症
- 下颌牙槽嵴严重萎缩
- 上颌牙槽嵴中度萎缩

经过初步评估，我们建议制作新的上颌全口义齿和种植体支持式下颌可摘覆盖义齿。我们计划将4颗种植体（Straumann Dental implant system, Bone level, NC）放置在下颌前1/6区，以改善下颌义齿的支持、固位和稳定性（图13.1和图13.2）。

13.2　种植体植入方案

下颌无牙颌的临床评估显示下颌为U形牙弓伴严重牙槽骨吸收，骨吸收以下颌后部为重。过度的牙槽嵴吸收导致左侧颏神经暴露于牙槽嵴顶部（图13.3）。她的口底黏膜活动度大，肌肉和系带附着于牙槽嵴高处，软组织薄，颊侧前庭沟浅。

初步评估完成，计划在两侧颏孔间的区域放置4颗通过Dolder杆卡连接的种植体，以支持可摘全口义齿。两颗靠后部的种植体植入时尽可能地靠近颏孔而不损害颏神经。前部种植体的定位尽可能靠前从而不影响种植体合理分布（在这个病例中，植入部位为侧切牙位置）（图13.4）。种植体位置的周全设计使得前后种植体间距得到最大限度的扩展，并顾全向双侧远端延伸的Dolder杆卡制作。这种Dolder

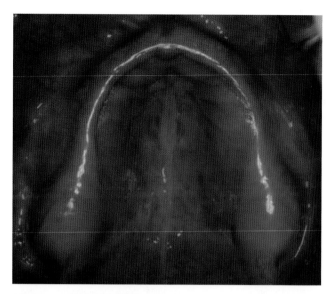

图13.1　上颌余留牙槽嵴。

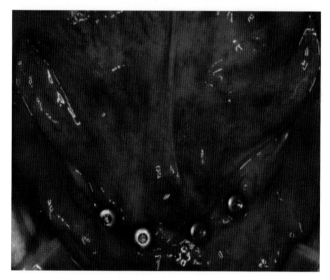

图13.2　种植体植入后的下颌牙槽嵴。手术术者：Veronique Benhamou博士，牙周科医生。

杆卡设计完全能够支持下颌覆盖义齿，并大大增加其固位力、稳定性和支持性。这种设计通过尽可能减小义齿使用过程中对软组织的压力，防止对左侧颏神经的撞击刺激，提高了舒适度。

尽管不同负重方案（即刻负重、早期负重和常规负重）的种植体存留率和成功率几乎相似，但一些学者报道过，在种植体即刻负重时失败率有轻微增加的趋势[1-2]。受骨量、骨质以及外科医生的偏好等因素影响，常规的延期负重更受青睐。

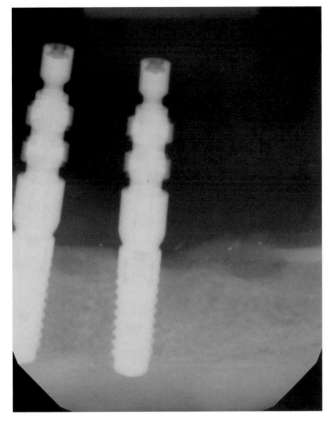

图13.3 由于严重的骨吸收，左侧颏神经位于牙槽嵴的顶部。

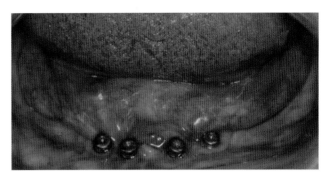

图13.4 颏孔间区域的种植体植入方案，使种植体均匀分布且前后向延伸达最大化。

面，这有利于义齿修复过程，同时也便于将4颗种植体连成夹板。基台的选择基于每颗种植体周围软组织的高度（种植体平台到牙龈轮廓最低点所测量的高度）（图13.5a，b）。所选基台的高度需与前述的软组织高度精确相符或是选择最接近软组织高度的基台型号。这样做，义齿组织面的边缘将会位于牙龈水平或略低于牙龈水平（图13.6）。

遵照厂商推荐的扭矩值用扭力扳手戴入并拧紧4个Straumann多功能基台。

13.3 临床操作流程

13.3.1 基台的选择

穿龈基台的应用使得义齿组织面更接近软组织

13.3.2 初印模

在确保组织健康情况下，采用成品无牙颌金属托盘（Patterson Dental Supply，Canada）配合水胶体

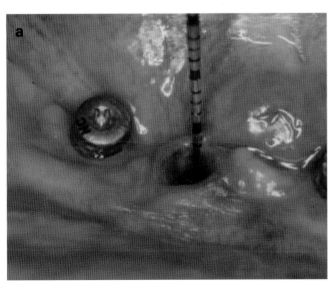
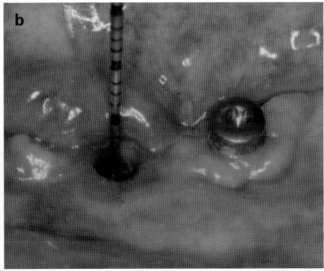

图13.5 多个基台选择时的软组织高度测量。

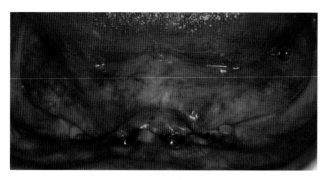

图13.6　按照厂商建议将多功能基台植入并拧紧到位。

印模材料（凝胶状藻酸盐Jeltrate Alginate, Dentsply Caulk, Canada）完成上下颌牙弓的初步印模制取（图13.7a，b）。然后，使用Ⅲ型石膏（GC America Inc., USA）灌注印模，制作个性化托盘的初次石膏模型（图13.8a，b）。

13.3.3　上颌牙弓印模的边缘整塑与最终印模

个性化托盘的轮廓是根据解剖学标志、肌肉和

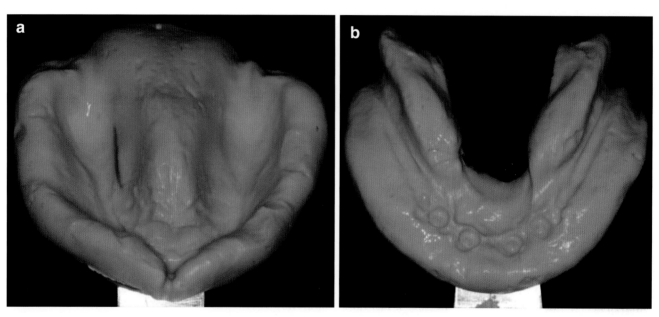

图13.7　（a，b）使用成品无牙颌托盘制取的上下颌牙弓的藻酸盐印模（不可逆水胶体材料）。

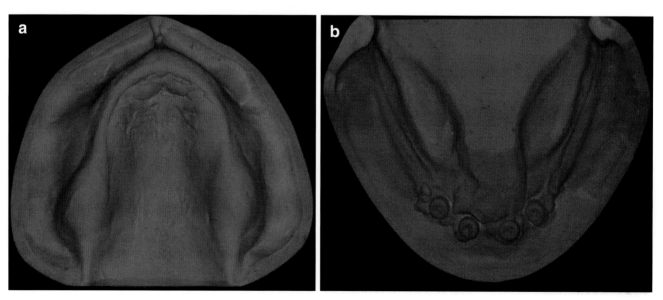

图13.8　（a，b）使用Ⅲ型石膏灌注得到上颌和下颌牙弓的初模型。

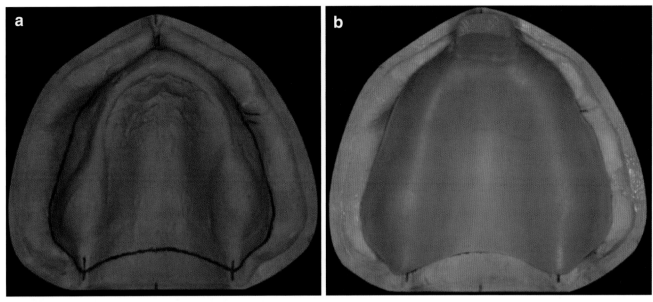

图13.9 （a，b）设计和制作用于制取最终印模的上颌个性化托盘。

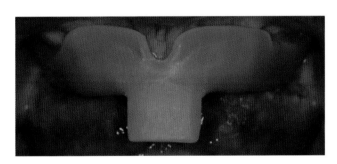

图13.10 在边缘整塑操作前口内试戴上颌个性化托盘。

系带附着来设计的，并且能够满足边缘成形材料所需要的空间（图13.9a，b）。上颌个性化托盘是使用光固化丙烯酸树脂材料（Triad TruTray, Dentsply. Canada）制作的。

随后，口内试戴个性化托盘评估其适合性，检查并调整伸展范围，以便为塑形复合材料留出足够空间（图13.10）。使用印模膏（图13.11a，b）完成上牙弓外周边缘取模，并通过牵拉组织来获取肌肉和软组织附着的形态。使用聚硫橡胶（Permlastic™, Kerr Dental）完成上颌牙弓最终印模的制取。

13.3.4 下颌牙弓印模的边缘整塑与最终印模

使用光固化丙烯酸树脂材料（Triad TruTray, Dentsply，Canada）制作下颌个性化托盘，原理与上颌个性化托盘相同（图13.12a，b）。下颌前1/6区预留足够空间容纳种植体取模用印模帽。口内试戴个性化托盘评估其适合性，并调整其伸展范围至距离颊黏膜皱襞不到2mm处（图13.13）。根据肌肉和软组织附着的形态，使用印模膏（Kerr Dental，Canada）完成个性化托盘的边缘整塑。

多单元种植体支持式义齿的远期成功率取决于许多因素，其中上部结构的合适度和被动就位是至关重要的[3]。多项研究[4-6]表明将印模帽连成夹板可以提高最终印模及其后工作模的准确性。

连成夹板过程通常采用直接法在口内进行或间接法在工作模上完成。在这个病例中，我们优先采用直接法技术，因为直接法的临床步骤、复诊次数和技工间操作均更少，进而能够降低成本。将基台水平的印模帽连接到多功能基台上，并采用X线检查以确认其就位良好（图13.3）。用牙线连接各印模

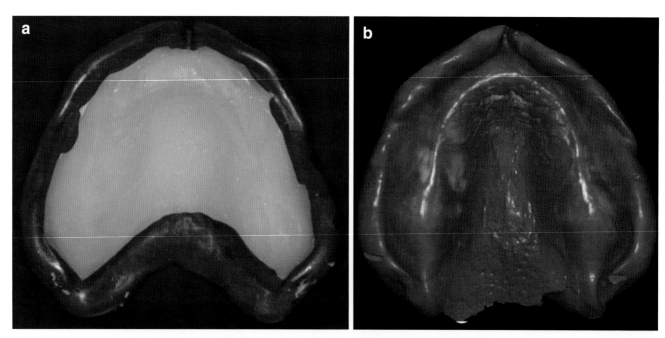

图13.11　（a，b）采用塑形复合材料进行边缘整塑，随后使用聚硫化物印模材料完成最终印模。

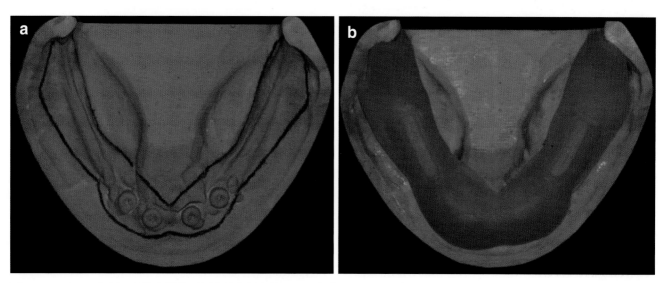

图13.12　（a，b）用于最终印模的下颌个性化托盘的设计和制作。

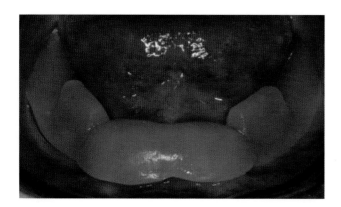

图13.13　在边缘整塑之前试戴个性化托盘。

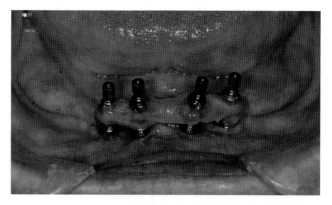

图13.14　基台水平印模帽安装在多功能基台上，并使用光固化树脂固定在一起形成夹板状。

帽作为支架，在其上用光固化丙烯酸材料（TRIAD Dual-line, Dentsply. Canada）把所有的印模帽连接在一起。随后，分割各印模帽之间的连接，再使用相同的光固化材料重新连接起来（图13.14）。这一步分割和再连接的操作是通过减少材料聚合反应造成的内应力，来提高取模的精度[7]。使用之前已完成边缘整塑的个性化托盘配合高稠度加成型硅橡胶印

模材料（Affinis, Coltene Dental）用开放式取模方法制取最终印模（图13.15）。将上颌最终印模用III型石膏（GC America Inc., USA）灌注得到上颌工作模（图13.16a）。将技工室用的替代基台固定到印模帽上，用IV型石膏（Fujirock EP, GC America, USA）灌注下颌最终印模，并配合使用人工牙龈材料得到最终的下颌工作模（图13.16b）。

13.3.5 调整蜡堤

参照上唇支撑情况，前牙区显露程度，美学、发音参数以及Camper's平面的要求，对上颌蜡堤进行口内试戴和调整，以建立前后牙区𬌗平面（图13.17a～c）。然后，根据上颌蜡堤来调整下颌蜡堤，以获得合适的垂直距离。垂直距离是通过下颌姿势位[9]时测得的发音特征[8]和面部测量值来确定的（图13.18a）。

使用速干型咬合记录材料（Blue Bite, Polyvinyl-siloxane, Henry Schein, Canada）记录上下颌位的正中关系。核对正中关系的颌位记录是否可重复以确认

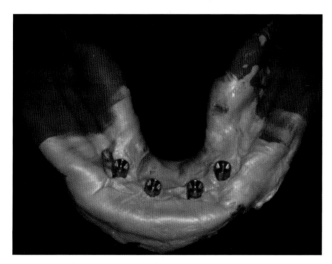

图13.15 使用轻体和重体加成型硅橡胶印模材料用开放式取模技术获取含印模帽的下颌最终印模。

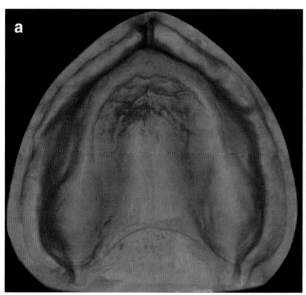
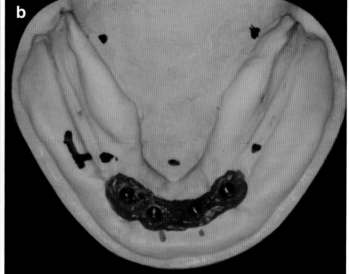

图13.16 （a，b）上颌和下颌牙弓的工作模。

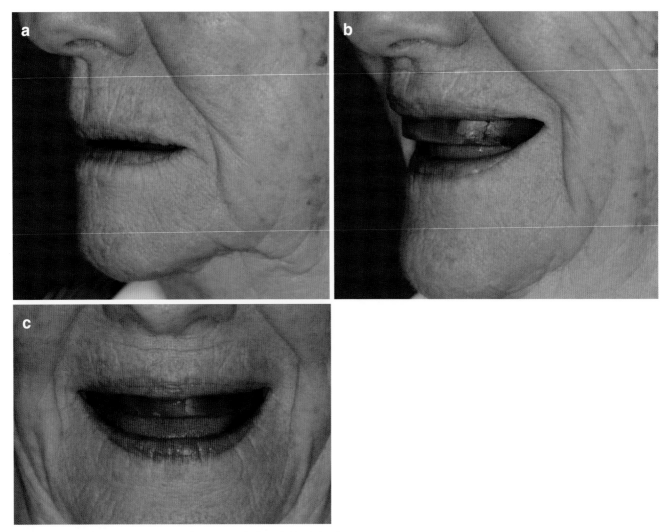

图13.17　调整蜡堤：（a）上唇突度；（b）美学；（c）𬌗平面校准。

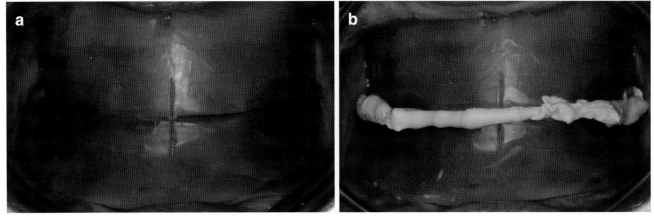

图13.18　（a，b）使用颏点引导法配合速干型硅胶咬合记录材料，调整上下颌蜡堤到适当的垂直距离，并完成上下颌正中关系位记录。

其准确性（图13.18b）。在上半可调𬌗架时，我们还做了面弓记录，以便于上颌工作模的正确定位。人

工牙的牙色和外形是由患者选择并确认的。然后将所有相关记录都送往牙科技工室，以便根据确定好

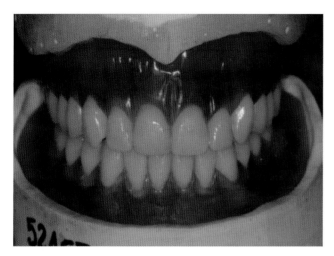

图13.19　上半可调𬌗架并按照已确定的参数排牙。

的参数完成上𬌗架和在蜡堤上排牙步骤。虽然支持将双侧平衡𬌗方案应用于全口义齿和种植体固位/支持式修复体的临床证据不多，但我们更推荐在进行全口义齿修复时采用双侧平衡𬌗的咬合方案。

13.3.6　义齿试戴

在蜡堤上排列人工牙（图13.19），并将义齿放入口内试戴，评估其美学、发音、功能、稳定性和咬合情况（图13.20）。确定正中关系颌位记录和垂直距离。一旦所有参数得到确认，并且患者对美学和义齿功能感到满意，我们就将义齿送回技工室进行下颌Dolder杆卡的设计和制作。

13.3.7　计算机辅助设计和计算机辅助制造（CAD/CAM）

完成上述所有步骤和口内试戴后，就可以开始设计和制作Dolder杆卡。大多数杆卡式附着体系统由连接种植体的金属杆和嵌套在义齿基托中的固位夹装置组成。固位杆常见的区别在于杆壁的形态和构件的组合方式（Ackermann杆/球形、Dolder杆/U形或卵圆形、Hader杆/锁孔形）。基于后者，杆也可以被描述为弹性杆或非弹性杆。弹性杆可围绕其轴线

旋转，这个特性可以补偿咀嚼时义齿的动度，因此常用于种植体固位义齿。而非弹性杆常用于种植体支持式义齿，其特征是杆壁平行，一旦杆与卡式结构结合就能够有效限制修复体的移动。

固位杆的制作方法多种多样。传统的方法是预制固位杆，我们将这些预制杆调整（切割到预计的尺寸）后焊接到与种植体相连的基台上。铸造最终的固位杆时，各类杆可选用不同的弹性模式，当然也可以用计算机设计并用铣床制作固位杆。这种制作方法是当今最常用的技术，因为其拥有传统方法所不具备的优点，如精度、准确性、强度和个性化设计等[10]。Katsoulis等[11]将传统的固位杆焊接工艺与新的CAD/CAM加工过程进行比较，发现铣切的杆出现技术相关性并发症或断裂的情况更少。

杆的设计取决于几个因素，例如可用的修复空间、种植体位置、所需的固位量、附着体系统的类型以及修复体的类型（刚性还是弹性）。

在设计杆时，确定有足够的修复空间是很关键的，因为杆卡附着体系统比使用螺丝附着系统的修复体需要更多的空间（如前1章所述）。Sawdosky等报道称杆卡附着体覆盖义齿最少需要10~12mm的修复空间。这个空间是通过测量种植体肩台到𬌗平面的距离得到的。在设计过程中，我们常使用口腔模型作为参考标准，这是设计阶段必不可少的组成部分。口腔模型相关的数字化信息是通过扫描下颌工作模和牙列（图13.21a）来获取的。一旦我们获取了这些背景信息，就可以开始进行虚拟设计（图13.21b，c）。在设计固位杆时，应遵循以下几个重要原则：固位杆应放置于嵴顶区并且在修复体覆盖的范围之内（图13.21b）；杆和软组织之间应留出约2mm或更大的空间，以便进行清洁（图13.22）；如果杆的远中要做延伸设计，游离段长度不应超过最前部种植体和最后部种植体间距的1.5倍[12-14]。模拟设计步骤完成后，相关数据信息将发送到加工中

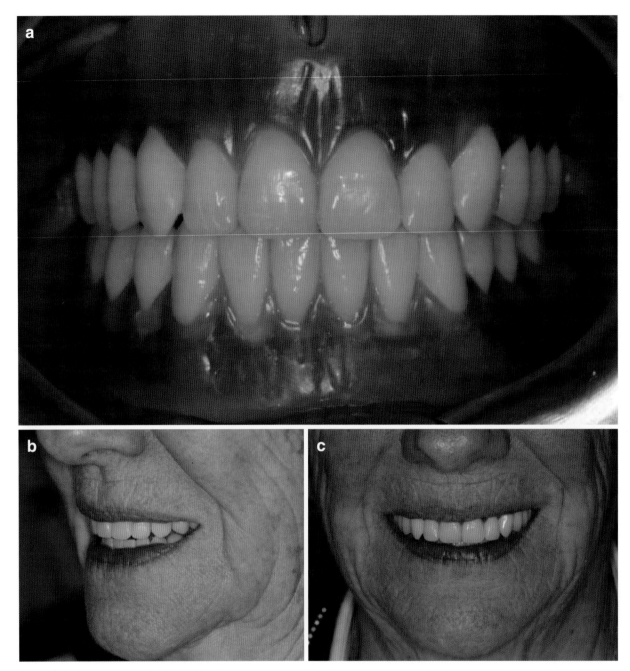

图13.20 （a～c）口内试戴义齿，以评估其美学、发音、功能、稳定性、垂直距离以及下颌侧方运动过程中的咬合关系。

心，按照设计来切削加工钛块得到固位杆。

13.3.8 试戴固位杆

在口内试戴固位杆以验证其合适度和被动就位情况。交替指压法、视诊和触诊、X线片、单螺钉测

试以及螺钉阻力测试都是文献中记载的用于评估试件合适度的方法[15-16]。Kan等[17]建议将不同方法组合使用来验证和确认试件的合适度。我们也对设计的杆进行了视诊评估，确保杆不会撞击到组织，留有足够的空间以便进行适当的维护。

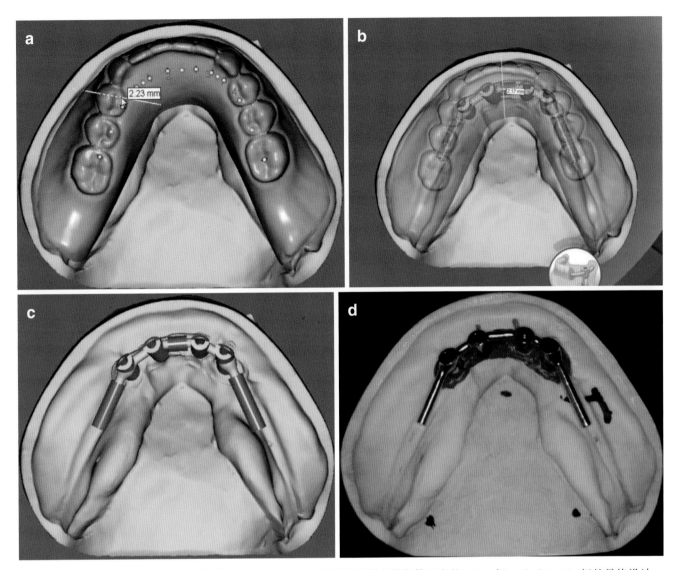

图13.21 （a）数字化扫描下颌工作模和牙列；（b）3D虚拟设计将来修复体下方的Dolder杆；（c）Dolder杆的最终设计；（d）制造完成的Dolder杆。

13.3.9 二次试戴义齿

将固位杆送回技工室，并调改之前设置的下颌牙齿使之与固位杆相适应。然后进行第二次口内试戴排牙。将下颌牙齿固定在杆上反复测试并重新评估，以确认首次试戴义齿时记录的参数（即美学、发音、义齿功能、稳定性、咬合情况和咬合的垂直高度）都维持不变，再次确认正中关系。对于种植体支持式修复体而言，人工牙排列不应延伸到固位杆范围之外，因为这样通常会限制第一磨牙的咬合。待确认好所有参数且患者对美学和功能表示满

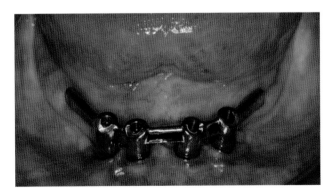

图13.22 固位杆和软组织之间要有2mm空隙，以保证正常的清洁。

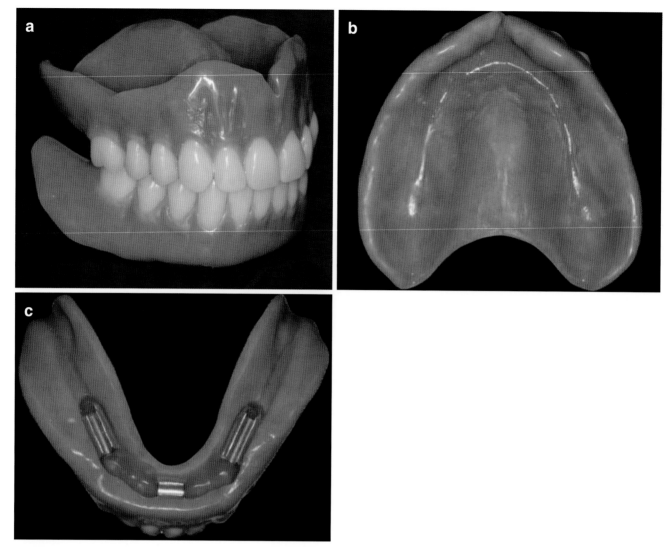

图13.23　（a）丙烯酸材料可摘修复体；（b）上颌全口义齿；（c）下颌覆盖义齿，3个金属固位夹分别位于义齿前部和两侧远中。

意后，我们将义齿送回技工室进行金属固位夹的加工和安装（图13.23）。根据所使用固位杆的类型，固定装置/固位夹采用不同材料制作。金属固位夹通常更耐磨，尺寸可以个性化定制来准确适配固位杆（这在种植体间距较小的区段中尤其重要），而塑料固位夹则更容易更换。

13.3.10　戴牙

将Dolder杆固定在适当位置上，按照制造商建议的扭矩值用扭力扳手拧上修复体中央螺丝。用棉球和复合材料封闭螺丝孔。棉球既可以保护修复体

螺丝的头部，也便于当复诊发现有必要拆下杆时，可以取出修复体螺丝。然后将下颌种植体支持式可摘义齿试戴在杆上，评估其就位情况、合适度、边缘扩展、固位性和稳定性。如有必要，可酌情调整金属固位夹，提高或降低固位力。最后检查咬合情况，如果发现有任何干扰正中咬合和侧方咬合的情况，及时进行调整（图13.24）。指导患者如何戴上和取下义齿，向患者宣教家庭护理事宜，并辅导患者使用牙间刷清理和去除固位杆下表面区域的牙菌斑（图13.25）。同时也要告知患者在夜间睡前应取下义齿。

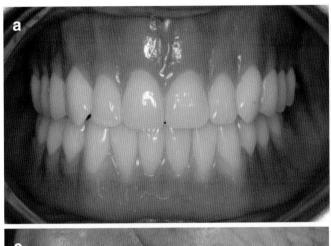

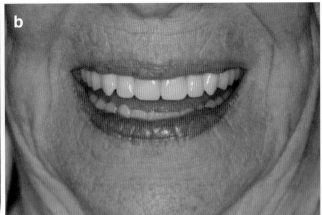

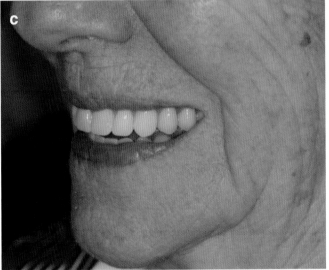

图13.24 （a～c）上颌全口义齿和种植体支持式下颌可摘覆盖义齿的戴牙情况。

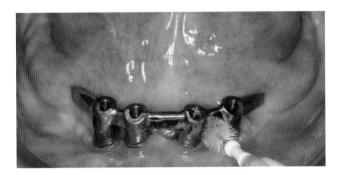

图13.25 固位杆的精心设计便于维护。

参考文献

[1] De Smet E, Duyck J, Vander Sloten J, Jacobs R, Naert I. Timing of loading – immediate, early, or delayed – in the outcome of implants in the edentulous mandible: a prospective clinical trial. Int J Oral Maxillofac Implants. 2007;22:580–94.

[2] Esposito M, Grusovin MG, Achille H, Coulthard P, Worthington HV. Interventions for replacing missing teeth: different times for loading dental implants. Cochrane Database Syst Rev. 2009;21:CD003878.

[3] Papaspyridakos P, Lal K, White GS, Weber HP, Gallucci GO. Effect of splinted and nonsplinted impression techniques on the accuracy of fit of fixed implant prostheses in edentulous patients: a comparative study. Int J Oral Maxillofac Implants. 2011;26(6):1267–72.

[4] Assif D, Nissan J, Varsano I, et al. Accuracy of implant impression splinted techniques: effect of splinting material. Int J Oral Maxillofac Implants. 1999;14:885–8.

[5] Buzayan M, Baig MR, Yunus N. Evaluation of accuracy of complete-arch multiple-unit abutment-level dental implant impressions using different impression and splinting materials. Int J Oral Maxillofac Implants. 2013;28(6):1512–20.

[6] Papaspyridakos P, Chen CJ, Gallucci GO, Doukoudakis A, Weber HP, Chronopoulos V. Accuracy of implant impressions for partially and completely edentulous patients: a systematic review. Int J Oral Maxillofac

Implants. 2014;29(4):836–45.

[7] Wee AG. Comparison of impression materials for direct multi-implant impressions. J Prosthet Dent. 2000;83:323–31.

[8] Pound E. Utilizing speech to simplify a personalized denture service. J Prosthet Dent. 1970;24(6):586–600.

[9] Turrell AJ. Clinical assessment of vertical dimension. J Prosthet Dent. 1972;28(3):238–46.

[10] Jemt T. Three-dimensional distortion of gold alloy castings and welded titanium frameworks. Measurements of the precision of fit between completed implant prostheses and the master casts in routine edentulous situations. J Oral Rehabil. 1995;22(8):557–64.

[11] Katsoulis J, Wälchli J, Kobel S, Gholami H, Mericske-Stern R. Complications with computeraided designed/computer-assisted manufactured titanium and soldered gold bars for mandibular implant-overdentures: short-term observations. Clin Implant Dent Relat Res. 2015;17(Suppl 1):75–85.

[12] English CE. Critical A-P spread. Implant Soc. 1990;1(1):2–3.

[13] Rangert B, Jemt T, Jörneus L. Forces and moments on Brånemark implants. Int J Oral Maxillofac Implants. 1989;4(3):241–7.

[14] Semper W, Heberer S, Nelson K. Retrospective analysis of bar-retained dentures with cantilever extension: marginal bone level changes around dental implants over time. Int J Oral Maxillofac Implants. 2010;25:385–93.

[15] Jemt T. Failures and complications in 391 consecutively inserted fixed prostheses supported by Brånemark implant in the edentulous jaw: a study of treatment from the time of prostheses placement to the first annual check up. Int J Oral Maxillofac Implants 1991;6:270–6.

[16] Yanase RT, Binon PP, Jemt T, Gulbransen HJ, Parel S. Current issue form. How do you test a cast framework for a full arch fixed implant supported prosthesis? Int J Oral Maxillofac Implants. 1994;9:471–4.

[17] Kan JY, Rungcharassaeng K, Bohsali K, Goodacre CJ, Lang BR. Clinical methods for evaluating implant framework fit. J Prosthet Dent. 1999;81(1):7–13.

第14章　病例展示：下颌种植体支持的固定义齿

Case Presentation: Implant-Supported Fixed
Mandibular Prostheses

Samer Abi Nader, Samer Mesmar

摘要

本章将介绍一例以种植体支持的固定修复体治疗下颌无牙颌的临床病例。文中将突出显示和着重于讨论种植体植入和分布方式的手术策略，以及着重于最终修复结果设计的理念。

文中将呈现从治疗设计到修复体制作完成中涉及的各种临床和技工室步骤。这包括在治疗设计过程中使用锥形束计算机断层扫描技术以准备和规划种植体植入、各种印模技术，以及钛支架的计算机辅助设计和制造（CAD/CAM）。

14.1　患者病史与背景

66岁的女性患者，主诉如下："我的下颌牙齿松动得很厉害，我很难咀嚼和说话，我想要能固定的义齿。"患者目前佩戴的软组织支持的活动修复体已有4年。她对上颌义齿的整体表现表示满意，但对下颌修复体的固位力和稳定性表示担忧。

在临床检查过程中，我们发现下颌存留的牙槽骨存在中等程度吸收，且肌肉附着异常高，颊侧前庭沟和舌侧口底较浅（图14.1）。就整体设计水平而言，现有修复体在义齿排列、上下颌关系和𬌗垂直距离等方面都尚可（图14.2）。

患者的病史包括药物控制的高血压史和甲状腺功能亢进史。没有吸烟史或明确的过敏史。

14.2　种植体植入规划

进行锥形束计算机断层扫描（CBCT），以评估下颌牙弓的骨量以及解剖结构的位置。完成初步评估，计划在前1/6区位内植入4颗种植体（NobelSpeedy Groovy）（Nobel Clinician，Nobel Biocare）（图14.3）。两颗位于后牙区域的种植体设计向远中倾斜，以改善种植体的分布方式，并增加A-P距。这一手术规划使修复体悬臂缩至最短，同

S. A. Nader, BSc, DMD, MSc, FRCD(C) (✉)
Department of Restorative Dentistry,
Faculty of Dentistry,
McGill University, Montreal, QC, Canada
e-mail: samer.abinader@mcgill.ca

S. Mesmar, DMD, MSc, FRCD(C)
Division of Prosthodontics, McGill University
Health Centre, Montreal, QC, Canada

© Springer International Publishing AG, part of Springer Nature 2018
E. Emami, J. Feine (eds.), *Mandibular Implant Prostheses*,
https://doi.org/10.1007/978-3-319-71181-2_14

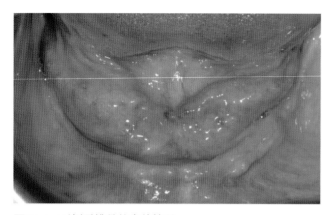

图14.1   下颌牙槽骨的术前情况。

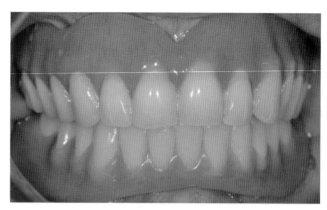

图14.2   术前上下颌全口义齿。

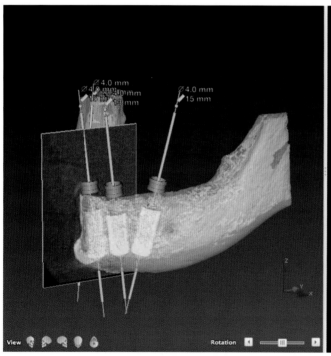

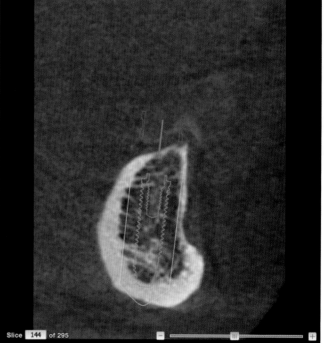

图14.3   锥形束计算机断层扫描中显示的4颗种植体的预期植入位置。

时避开了下牙槽神经前环[1]。这样仔细规划种植体的位点，才能制作种植体支持的固定修复体。这种修复设计方式能显著提高患者下颌修复体的稳定性，并在发挥功能时大大提高患者的舒适度。

当制作的下颌修复体合适，就可在手术准备阶段，以丙烯酸材料复制下颌修复体（图14.4）。在手术过程中，将复制的修复体用于校准磨骨量，以确保为上述治疗方案留出足够的修复空间，并为种植体植入提供方向指引。

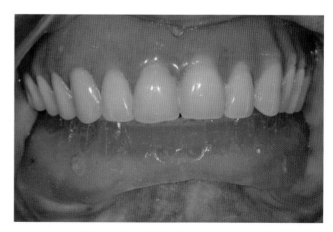

图14.4   以丙烯酸复制下颌修复体。

在丙烯酸混合物中加入硫酸钡可使材料对X线阻射。在拍摄CBCT时佩戴后者，可为在数字媒介上做进一步设计规划提供一个修复体方面的参照物。

14.3 临床步骤

14.3.1 基台的选择

一旦外科手术完成，在愈合阶段保持愈合基台放置在种植体上。确认骨结合且软组织完全愈合后，可以为患者选择修复基台（图14.5）。选择4个多功能基台（Nobel Biocare）并放置到种植体上。选择基台是为了提供一个位于软组织水平的修复接口以及修正后牙区种植体的角度（图14.6）。角度的修正是有必要的，以便将所有4颗种植体的开孔调整到下颌牙齿殆面内。通常在这一步骤中使用到

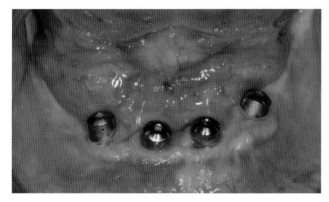

图14.5 下颌牙槽骨植入种植体后的情况。手术术者：Veronique Benhamou博士，牙周科医生。

手术导板；导板为角度基台的定位提供参照（图14.7）。随后，使用扭力扳手，将基台按照制造商推荐的扭矩值拧紧。

14.3.2 上颌牙弓的初印模和终印模

使用不可逆性的水胶体材料（凝胶状，藻酸盐，Dentsply Caulk，加拿大）和一个用于无牙牙弓的成品印模托盘（Patterson Dental Supply，加拿大），取上颌牙槽骨印模（图14.8a）。随后在印模中灌注Ⅲ型石膏（GC America Inc.，美国），用于制作个性化托盘的石膏初模型。

使用光固化丙烯酸材料（Triad TruTray，Dentsply，加拿大）制作上颌个性化托盘。磨去延伸部分，给用于边缘塑形的复合材料留出空间。在口内验证个性化托盘后，用印模膏（Kerr Dental，加拿大）制取边缘印模，期间让患者做各种动作进行边缘塑形，以便捕捉肌功能区边缘（图14.8b）。随后，使用聚硫橡胶印模材料（Permlastic™，Kerr Dental）取上颌牙弓终印模（图14.8c）。然后制作工作模型（图14.8d），并制作带有蜡堤的基托。

14.3.3 下颌牙弓的初印模和终印模

种植体支持的固定修复体完全依赖于牙科种植体以提供支持、固位和稳定性。因此，对此修复设

图14.6 （a）带角度的多功能基台，这一修复部件常用于调整修复体共同就位道；（b）所有4颗种植体上放置的直的和带角度的多功能基台。

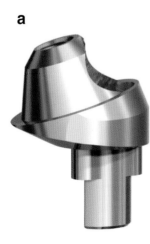

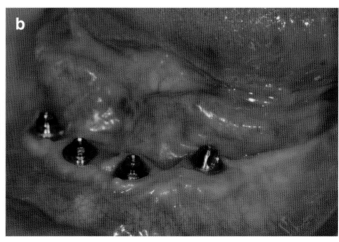

计无须使用边缘印模技术和个性化托盘记录肌功能区边缘。通常只需使用成品托盘记录下颌骨的详细解剖结构和种植体的位置就足够了。文献中对各种下颌取模技术都有充分阐述[2]。它们之间的主要区别在于取模过程中印模帽是否以夹板式固定。

在评估种植体支持固定修复体的成功率时，需

要考虑多个重要因素[3]。主要考虑内容之一是与种植体相接的上部结构能否实现被动就位。由于种植体-骨界面的特性，被动就位对任何修复方式的成功都是至关重要的[3]。多个临床和技工加工因素会影响这一参数，即印模材料、印模技术和石膏模型制作技术、石膏材料的特性、修复部件的加工精度，以及种植体的角度和深度[4]。已有多篇论文公开发表，评估在多颗种植体取模过程中，以夹板式固定多颗印模帽对取模精度所带来的影响[5]。据报道，固定印模帽能降低制作石膏模型时替代体位置的偏差，因此制作出的工作模型更为精确[6]。而且，在口内使用自固化丙烯酸材料固定印模部件看起来似乎可以提高终印模的精度[7]。

固定夹板通常在口内制作。但是，在石膏模型上制作夹板会使制作步骤大大简化，且缩短取终印模的椅旁时间。将Pickup印模帽固定到下颌的多功

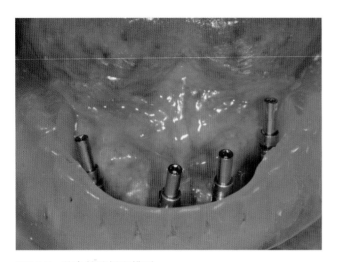

图14.7 基台的选择和排列。

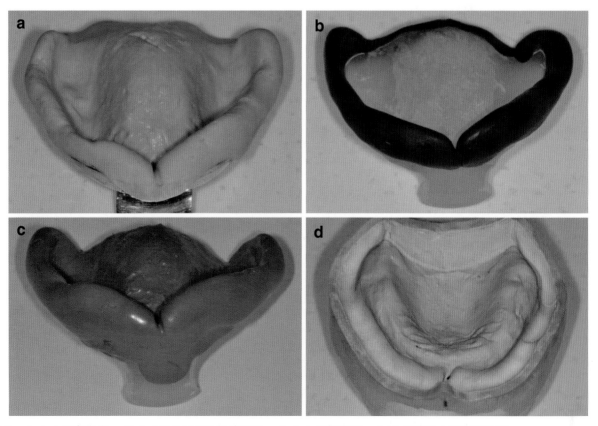

图14.8 （a）上颌初印模；（b）个性化托盘和边缘塑形；（c）上颌终印模；（d）最终的上颌石膏模型。

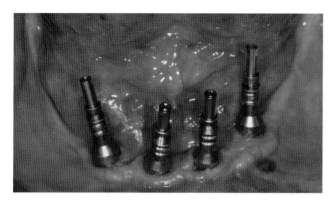

图14.9 在多功能基台上放置基台水平印模帽。

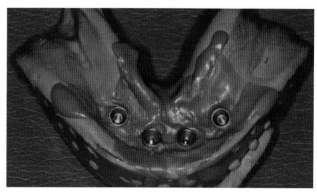

图14.10 使用加成型硅橡胶在印模帽未进行夹板固定的情况下制取初印模。

能基台上（图14.9）；在印模帽未互相固定时，使用成品托盘（COE，GC America，美国）和加成型硅橡胶（Affinis，Coltene Dental）制取初印模（图14.10），并使用ISO Ⅳ型石膏材料（Snap-Stone，Whip Mix，美国）灌注石膏模型。这一初模型将用于制作夹板（图14.11a）。

开始制作夹板时，先将基台水平印模帽放置到多功能基台替代体上（图14.11b）。随后用牙线缠绕印模帽周围，作为制作夹板材料的支架（图14.11c）。在牙线组成的网状结构上注入光固化树脂材料（TRIAD Dual-line，Dentsply，加拿大），将印模帽固定在一起（图14.11d）。夹板制作完成后（图14.11e）从相应的印模帽之间将其切断（图14.11f）。随后，在成品托盘（COE，GC America，美国）上开出适合开窗式印模技术的窗口（图14.12）。如前所述，对于种植体支持的下颌固定义齿而言，无须采用个性化托盘捕捉下颌的肌功能区边缘。后续步骤包括将分段的夹板放入口内，通过临床和/或X线影像检查其就位情况（图14.13a）。随后使用自固化丙烯酸材料（Pattern resin LS，GC America，美国）连接所有分段（图14.13b）。材料一旦完全固化完毕，则使用加成型硅橡胶（Affinis，Coltene Dental）制取印模（图14.14a）。在印模中

灌注ISO Ⅳ型石膏（Fujirock EP，GC America，美国），并使用人工牙龈材料，制作最终模型（图14.14b）。

使用上述步骤，也可制作就位检查导板。采用模型用丙烯酸树脂，将就位检查导板固定到终模型上，再转移至口腔内，以便在制作钛支架之前检查就位情况，并确认终模型的精度。一旦上下颌终印模完成，且最终模型制作完毕，则可制作咬合蜡堤并在口内进行调整。

14.3.4 蜡堤的调整

按照前文章节中详述，完成上下颌咬合蜡堤的调整。遵循常规全口义齿制作步骤，在上颌蜡堤上调整并记录唇部软组织丰满度、前牙切端暴露程度、中线和𬌗平面（图14.15a，b）。使用下颌蜡堤，确定息止𬌗位和垂直距离。

使用速凝咬合记录材料（Jet Blue Bite registration material，Coltene Whaledent）记录上下颌的正中关系位（图14.16）。随后检查所记录的位置能否再现。将所有记录发至技工室，以便技工室按照测得的参数将模型固定在𬌗架上并排列义齿。尽管很少有临床上的证据支持在全口义齿与种植体固位/种植体支持的修复体中采用平衡𬌗设计方案。但还是推荐在

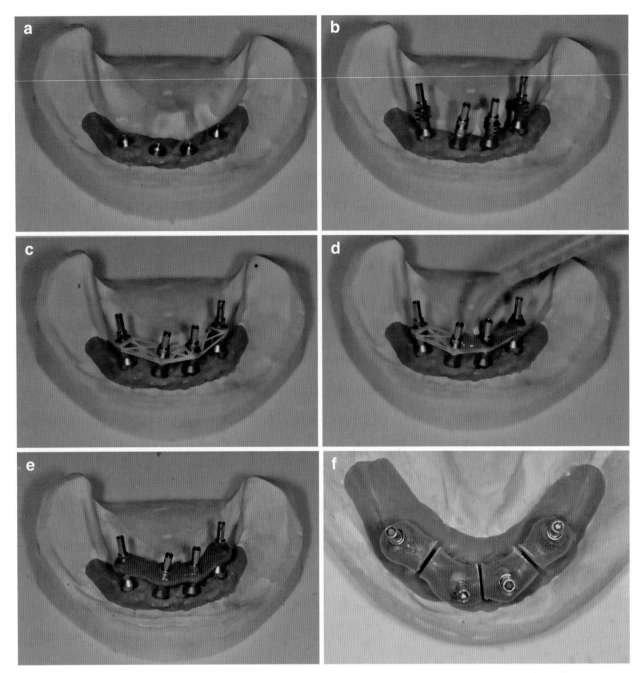

图14.11 （a）用于制作夹板的初模型；（b）将基台水平印模帽放置到多功能基台替代体上；（c）用牙线缠绕印模帽周围，作为制作夹板材料的支架；（d）注入光固化树脂材料；（e）印模帽已互相固定；（f）从各印模帽中间切断夹板。

全口义齿治疗方案中采用平衡殆方式。

14.3.5　试戴义齿

排牙完成后在临床上试戴，以确定美学、发音、功能、稳定性、下颌活动时的咬合接触情况（图14.17）。所有参数检查完毕，且患者对美学和功能都表示满意（图14.18a、b），则将义齿发回技工室，要求设计与制作下颌支架。

14.3.6　计算机辅助设计和计算机辅助制造（CAD / CAM）

将下颌工作模型以及试排义齿扫描到所选软件

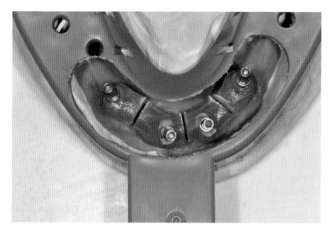

图14.12 调整成品托盘，使之匹配开窗式印模技术。

中，开始设计步骤。不同制造商可提供各种不同的支架设计，适合不同的种植体或基台。大部分设计特点与可用修复高度和所选的修复材料有关。

依照所选的设计方式与修复材料，种植体支持的固定修复体对修复空间有不同的要求。在与患者沟通选择修复方式之前，评估可用修复高度是至关重要的。这些修复方式可分为3类：烤瓷熔附金属修复体、氧化锆修复体、金属–丙烯酸基底修复体。测量修复空间，通常从种植体平台测量到对颌牙或

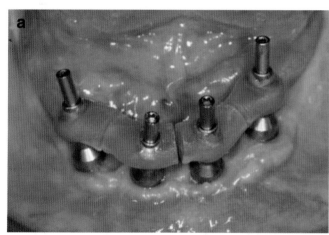
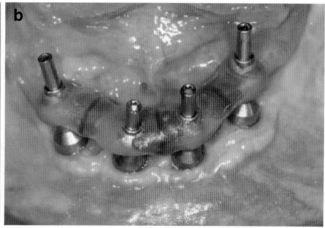

图14.13 （a）将分段的夹板放入口内；（b）使用自固化丙烯酸材料在口内连接所有分段。

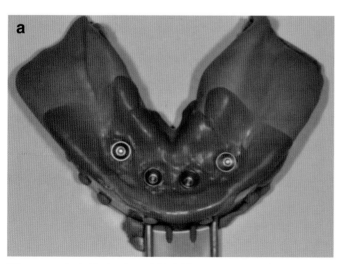
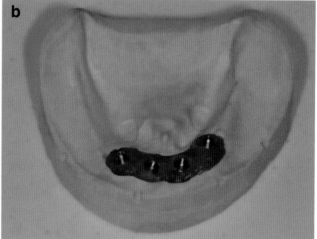

图14.14 （a）使用互相固定的印模帽取得的终印模；（b）终模型，种植体替代体周围覆盖人工牙龈材料。

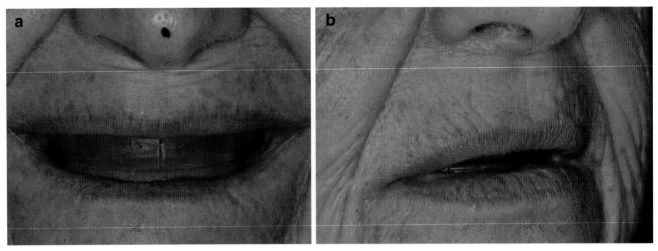

图14.15　蜡堤的调整：（a）美学、平面校准；（b）唇部软组织丰满度。

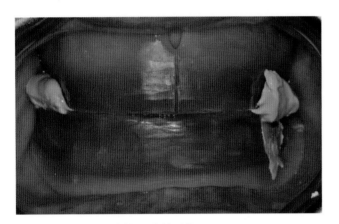

图14.16　记录上下颌的正中关系位。

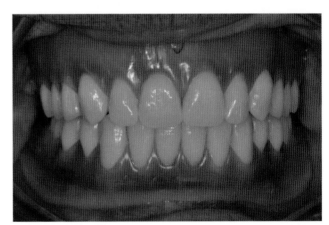

图14.17　义齿试戴。

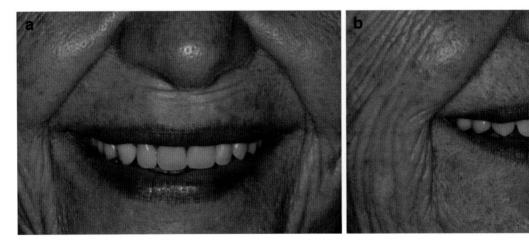

图14.18　（a，b）临床试戴义齿，以确定美学、发音、功能、稳定性、下颌活动时的咬合接触情况。

咬合平面。对于固定烤瓷熔附金属修复体或氧化锆修复体，需要至少7～8mm修复空间，且取决于选择螺丝固位方式还是粘接固位方式[8]。对于金属-丙烯酸修复体需要至少12～14mm的修复空间，以便容纳金属支架，并使支撑义齿的丙烯酸能有足够厚度[9]。在决定推荐何种修复体之前，还有诸如发声、美学、患者期望、卫生和维护等其他因素需要仔细评估[10]。

对于种植体支持的金属-丙烯酸固定修复体，由金属支架提供所需支持和强度。传统方法采用铸造方式制造金属支架，这是一种劳动密集和技术敏感度高的方法[8]。而CAD/CAM技术引入的切削工艺可用于制造金属支架。

现在，由钛金属切削制成的支架已成为以种植体支持的固定修复体方式治疗无牙下颌的"标准治疗方式"。已有多篇文献证明，与传统铸造支架相比，切削支架适配性更佳，被动就位能力更强[11-12]。制作钛支架，通常使用医用级钛金属块，并以5轴研磨仪进行切削。由于钛金属耐腐蚀、生物相容性好、成本较低和良好的机械性能等优点，因而非常适合这一用途。最终产品是一整块钛支架，不会因铸造或焊接生产工艺而产生任何的变形或误差[13]。支架上通常包含固位结构，以使丙烯酸材料获得更好的机械固位。支架必须能支撑人工牙齿，建议最低高度为4mm[14]。

支架的设计特点在很大程度上受到修复义齿最终位置的影响。支持与固位特性是从修复体整体设计角度综合考量的，以便获得最佳的最终效果。下颌牙弓最常用的两种设计是包绕式加强型（Wraparound）和蒙特利尔杆（Montreal）支架。包绕式加强型支架允许在凹面使用丙烯酸材料，从而方便调整放置区域（图14.19a，b）。"Montreal"支架设计更为复杂，其特点是与软组织的接触面为完全的钛材质（图14.20a，b）。通常而言，高度抛光的钛材质因为较难积聚菌斑，因而更易保持卫生。在口腔卫生情况不佳的病例中，这一特性可能令人感兴趣。

14.3.7　试戴支架

支架经过切削、修整和抛光后，返回技工室。随后使用排牙导板将下颌义齿重新安装在杆上（图14.21），以便保持之前获得并在经过临床验证的各项修复参数（图14.22）。随后，将修复体发给临床医生做最终试戴（此时采用蜡制义齿），以确认在患者口内是否被动就位，并核对所有必要的临床参数（图14.23）。文献中描述了评估支架就位情况的几种方法：手指轮流加压法、直视法、触觉法、影像学法、单螺丝测试、螺丝阻力测试[15-16]。应选用多种方法，检查就位情况[17]。这一步骤同时也为临床医生和患者提供了修复体的最终外形轮廓，在最终加工前可做微小调整。通常这对于上颌修复体更为重要，因为牙龈与颊侧形态对发声和美学结果有影响。重新检查完所有参数，且患者对美学和功能均满意后，将修复体发回技工室做最终加工。

14.3.7.1　修复体外形的设计原则

种植体支持的固定修复体外形设计原则的核心是设计患者能自洁的修复体。让患者能正确维护修复体是治疗中的一个至关重要的方面。固定修复体在种植体位点以外不应伸出任何悬凸（图14.24），这对于患者能自行清洁修复体是至关重要的。悬凸的存在会阻碍清除食物颗粒，颗粒会在义齿与软组织之间积聚，长期而言可能导致并发症。修复体与软组织相对的凹面应为凸形，以防止残渣堆积，并便于日常去除菌斑。最后，修复体应与软组织接触但不阻碍卫生保健措施。这与最初的设计方式不同，最初的设计方式是有意在修复体与软组织之间保留空隙便于清洁。修复体与软组织的接触会将较大食物残渣的积聚降到最低，同时限制说话时气流

图**14.19** （a）"NobelPro-cera™"CAD软件中展示的"Wrap-around"支架支持义齿的殆面图与截面图；（b）完整的钛支架。

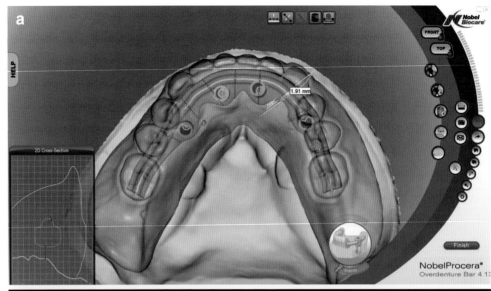

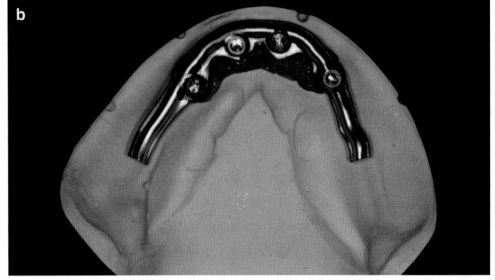

从修复体下方溢出。

14.3.7.2 交付最终修复体

最终上下颌修复体制作完成，准备交付患者（图14.25）。依照前述方式，将下颌修复体放置到位并检查其是否正确就位。使用扭力扳手，将修复螺丝拧紧至制造商推荐的值（15Ncm）。使用棉球和复合树脂材料封闭螺丝孔；这样做可以保证如有需要可毫无困难地重新拆装修复螺丝。同时也将上颌修复体放置到位并检查是否有压迫点。检查临床参数，并再次确认各项美学与功能参数。重新评估

是否实现期望的咬合方式，依据评估结果做精细调整（图14.26）。

给予患者口腔卫生方面的指导，以确保患者能正确维护上下颌修复体。一般认为，此类修复体的清洁维护难度更高。Abi Nader等于2015年[18]确定，菌斑更易积聚在与软组织相邻的义齿的组织面。这一积聚现象在修复体的舌侧更显著；这可能是因为此区域更难清洁。推荐采用严格的日常清洁维护规程，以确保控制菌斑堆积。向患者解释自我清洁维护的步骤，并为患者提供所有必要工具，以便尽可能去除菌斑（图14.27a，b）。

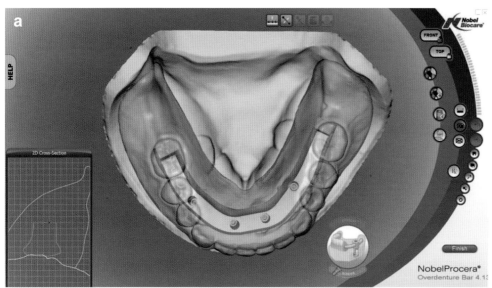

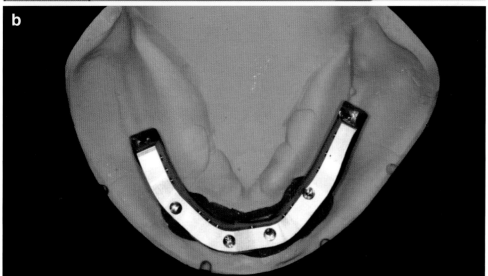

图14.20 （a）"Nobelpro-cera™" CAD软件中展示的"Montreal"支架支持义齿的𬌗面图和截面图；（b）完整的钛支架，颊舌侧开沟槽，以增加树脂的固位力。

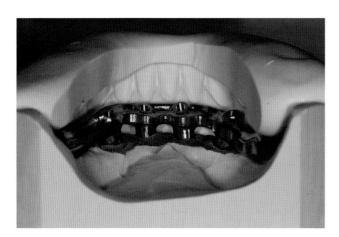

图14.21 使用硅橡胶就位导板，在支架上进行排牙。

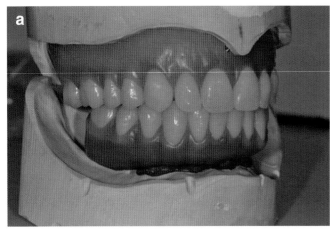 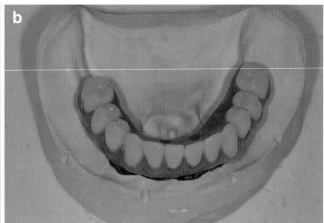

图14.22　（a，b）依照预先测定好的参数，将下颌义齿重新安装到钛支架上。

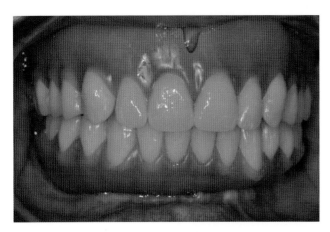

图14.23　试戴假牙与钛支架，确定是否被动就位，并评估修复体情况。

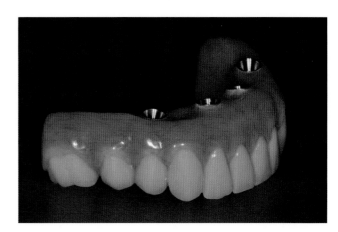

图14.24　种植体支持固定修复体的外形。

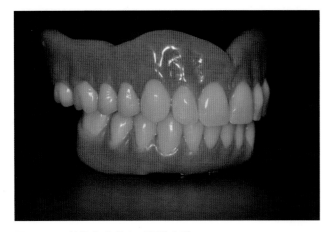

图14.25　制作完成的上下颌修复体。

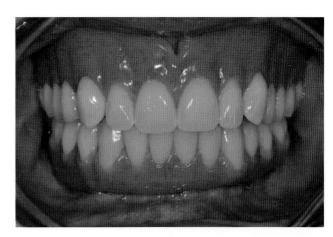

图14.26　将完整的上颌义齿与下颌种植体支持的固定修复义齿放置到位。

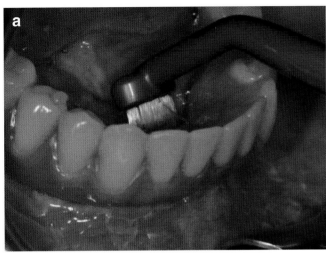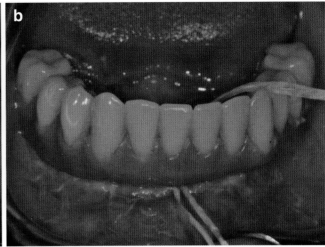

图14.27 （a）种植体专用牙刷（TePe），用于清洁下颌固定修复体的舌侧；（b）用于进入和清洁固定修复义齿组织面的牙线。

参考文献

[1] Malo P, Nobre M d A, Lopes A, Moss SM, Molina GJ. A longitudinal study of the survival of All-on-4 implants in the mandible with up to 10 years of follow-up. J Am Dent Assoc. 2011;142(3):310–32.

[2] Assif D, Nissan J, Varsano I, Singer A. Accuracy of implant impression splinted techniques: effect of splinting material. Int J Oral Maxillofac Implants. 1999;14(6):885–8.

[3] Papaspyridakos P, Lal K, White GS, Weber HP, Gallucci GO. Effect of splinted and nonsplinted impression techniques on the accuracy of fit of fixed implant prostheses in edentulous patients: a comparative study. Int J Oral Maxillofac Implants. 2011;26(6):1267–72.

[4] Papaspyridakos P, Chen CJ, Gallucci GO, Doukoudakis A, Weber HP, Chronopoulos V. Accuracy of implant impressions for partially and completely edentulous patients: a systematic review. Int J Oral Maxillofac Implants. 2014;29(4):836–45.

[5] Buzayan M, Baig MR, Yunus N. Evaluation of accuracy of complete-arch multiple-unit abutment-level dental implant impressions using different impression and splinting materials. Int J Oral Maxillofac Implants. 2013;28(6):1512–20.

[6] Papaspyridakos P, Benic GI, Hogsett VL, White GS, Lal K, Gallucci GO. Accuracy of implant casts generated with splinted and non-splinted impression techniques for edentulous patients: an optical scanning study. Clin Oral Implants Res. 2012;23(6):676–81.

[7] Papaspyridakos P, Hirayama H, Weber H-P, Papaspyridakos P, Chronopoulos V, Chen C-J, Ho C-H, et al. Full-arch implant fixed prostheses: a comparative study on the effect of connection type and impression technique on accuracy of fit. Clin Oral Implants Res. 2015a;27(9):1099–105.

[8] Thalji G, Bryington M, De Kok IJ, Cooper LF. Prosthodontic management of implant therapy. Dent Clin N Am. 2014;58:207–25.

[9] Sawdosky SJ, et al. Evidence-based criteria for differential treatment planning of implant restorations for the maxillary edentulous patient. J Prosthodont. 2015;24(6):433–46.

[10] Phillips K, Wong KM. Vertical space requirement for the fixed-detachable, implant-supported prosthesis. Compend Contin Educ Dent. 2002;23:750–6.

[11] Al-Fadda SA, Zarb GA, Finer Y. A comparison of the accuracy of fit of 2 methods for fabricating implant-prosthodontic frameworks. Int J Prosthodont. 2007;20(2):125–31.

[12] Sierraalta M, Vivas JL, Razzoog ME, Wang RF. Precision of fit of titanium and cast implant frameworks using a new matching formula. Int J Dentistry. 2012;2012 Article ID 374315, 9 pages.

[13] Jemt T. Three-dimensional distortion of gold alloy castings and welded titanium frameworks. Measurements of the precision of fit between completed implant prostheses and the master casts in routine edentulous situations. J Oral Rehabil. 1995;22(8):557–64.

[14] Drago C, Howell K. Concepts for designing and fabricating metal implant frameworks for hybrid implant prostheses. J Prosthodont. 2012;21(5):413–24.

[15] Jemt T. Failures and complications in 391 consecutively inserted fixed prostheses supported by Brånemark implant in the edentulous jaw: a study of treatment from the time of prostheses placement to the first annual check up. Int J Oral Maxillofac Implants. 1991;6:270–6.

[16] Yanase RT, Binon PP, Jemt T, Gulbransen HJ, Parel S. Current issue form. How do you test a cast framework for

a full arch fixed implant supported prosthesis? Int J Oral Maxillofac Implants. 1994;9: 471–4.

[17] Kan JY, Rungcharassaeng K, Bohsali K, Goodacre CJ, Lang BR. Clinical methods for evaluating implant framework fit. J Prosthet Dent. 1999;81(1):7–13.

[18] Abi Nader S, Eimar H, Momani M, Shang K, Daniel NG, Tamimi F. Plaque accumulation beneath maxillary All-on-4™ implant-supported prostheses. Clin Implant Dent Relat Res. 2015;17(5):932–7.

第15章　下颌种植体覆盖义齿咬合方面的考虑因素

Occlusal Consideration for Mandibular Implant Overdentures

Igor J. Pesun

摘要

　　本章依据现有的最佳循证，给出了种植体支持的下颌覆盖义齿的咬合指南。通常，种植体后期失败的原因是咬合负重过大。各种咬合设计方案在文献中已有论述，但没有一种方案被认为优于另一种。需要更多的研究来评估治疗后各种咬合设计方案的预后情况。此外，由于缺乏能真实监测种植体所受力程度的装置，使得该主题在临床上成了一项挑战，而其中正确选择牙齿是很重要的。在本章中，描述了义齿排牙所需的记录及牙之间的相互关系。根据设定𬌗架和患者的状况，咬合设计方案可以与特定治疗方案相关联。本章中特别描述了多种与几个特定患者情景有关的涉及后牙义齿排列方式的咬合设计方案。

I. J. Pesun, DMD, MSc, FACP, FRCDC
Division of Prosthodontics, Department of Restorative Dentistry, College of Dentistry, University of Manitoba, Winnipeg, MB, Canada
e-mail: Igor.Pesun@umanitoba.ca

© Springer International Publishing AG, part of Springer Nature 2018
E. Emami, J. Feine (eds.), *Mandibular Implant Prostheses*,
https://doi.org/10.1007/978-3-319-71181-2_15

　　依据种植修复体的类型和患者的自身因素，与种植体支持的下颌总义齿相关的咬合情况可能存在着显著差异。我们的目标是建立一个在美学性和功能性上均满足要求的咬合方案。就功能性而言，咬合应该将受力均匀分布，以防止对现有的软组织和种植体造成损坏。咬合是一个已知可影响牙科种植体长期预后的因素。加载在骨结合完成的种植体上的咬合力量研究已经证明了咬合负荷过大似乎是下颌种植体周围骨吸收的主要原因[1]。应该为以种植体固位和软组织支撑的全牙弓修复体制定咬合设计方案，该咬合方案应与具有理想牙槽骨结构患者的全口义齿咬合方案相关。咬合方案不仅取决于种植体的支持，还取决于对颌牙列的支撑。如果对颌牙列是可摘的软组织支撑的义齿，则咬合设计应该更接近全口义齿的要求。如果对颌牙列是固定的，则咬合方案设计时应当为我们想要创建一个全牙列咬合而引入相互保护𬌗的概念。尽管有大量文献涉及手术技术和种植体–骨和软组织界面，但涉及咬合的文献却非常缺乏。

　　本章将回顾如何采集下颌关系记录，通过安装和设置𬌗架从而将记录应用在技工室，以及𬌗架的设置将如何影响最终修复体的整体咬合情况。本章最后将回顾根据所制作修复体的类型建立的不同咬合设计方案，以及每种咬合方案的适应证。

15.1 殆关系记录

为无牙颌患者制订合适的咬合方案，采集正确的殆关系记录非常重要。殆关系记录包括3种类型：牙弓内、殆间和颌关节记录。

15.1.1 牙弓内记录

牙弓内记录反映了同一牙弓中牙齿、种植体和软组织之间的关系，此记录通常称为印模。牙弓内记录介质种类繁多，而使用何种材料取决于人们应对的不同情况。

热塑性材料包括蜡和可塑性印模复合材料。这些是用于取边缘塑形的终印模材料。边缘塑形的目标是捕获全口义齿的动态边界。在取终印模过程中正确获取的义齿外延部分将确保全口义齿获得充分固位、支撑和稳定。

硬质印模材料包括石膏和金属氧化物。这些是最常用作于全口义齿印模或用于殆间记录的二次印模材料。

加成型硅橡胶（PVS）是临床实践中最常用的材料。它们非常稳定，不受时间影响。加成型硅橡胶的各种黏度使其可用于许多应用中。PVS最初是为固定修复体的终印模而开发的，现在用于所有类型的牙弓内和殆间记录。各种配方的加成型硅橡胶被用于诊断印模和终印模。对于全口义齿印模，可将重体材料用于边缘塑形，作用类似于热塑性印模材料，而将轻体材料用于二次印模，作用类似于硬质材料。PVS材料的精度使其成为口腔种植领域的理想材料，在这一领域中多个基台–种植修复体的就位精度关系到这些修复体的长期成功。

数字化技术的引入可以用于多个不同的系统完成终印模的制取。当用于对牙齿硬组织和扫描杆进行扫描获取印模时，口内扫描仪非常准确。但是口内扫描仪不能在口内准确记录可移动的软组织。为了准确地将无牙颌软组织数字化，可使用技工室用扫描仪扫描模型或用上述材料制成的印模。

15.1.2 殆间记录

殆间记录旨在反映不同位置中上下牙弓之间的关系，以允许安装患者的模型，以便制作修复体。这些记录捕捉上下颌之间的前后、侧向和垂直关系。采集哪些殆间位置记录取决于牙医认为安装模型和设置殆架所需的信息。记录包括正中关系位（CR）、正中殆位（CO）、最大牙尖交错位（MIP）、前伸位和侧向位。牙医可以手动引导患者进入这些位置或让患者在牙医的指导下进入该位置。多年来一直存在着一个重要的争论，即下颌窝髁状突的正确位置是什么。无论以何种方式完成记录，有一点是一致的，即这些记录的位置需要能重复再现。

在进行CR、CO或MIP记录时，还必须正确记录咬合垂直距离（VDO）。VDO影响修复体的功能、咬合和稳定性，以及最终修复体的整体美学。对牙弓间空间的修改需要密切关注所采用的咬合设计方案。VDO越大，杠杆臂的长度越长，导致作用在种植体上的侧向力更大。

可以通过各种技术确定殆的垂直距离。在确定VDO时，使用几种技术确认所选的VDO是很有帮助的。VDO与息止颌位垂直距离（VDR）之间的差异称为殆间距离（IOD），其计算方式使用以下公式：VDR − VDO = IOD。无论患者是安氏1类、2类或3类，其IOD是不同的。对于安氏1类患者IOD在2~4mm内，2类患者IOD范围在4~5mm内，3类患者IOD范围在1~2mm内（图15.1）。

文献中已描述和评估了多种用以测定VDO的技巧，多数仅涉及简单地临床评估患者。VDO的评估可以通过从正面和侧面观察患者的面部美学情况来实现。当面部的每1/3被认为相等时，面部美学[1]被认为是平衡的。此三等分是从头顶到鼻根，鼻根到鼻底以及鼻底到颏部底部。最后鼻底到颏底的测量是变化最大的测量，需要多个附加的测量来确认理想的VDO。通过让患者说话，牙医观察前牙并评估牙齿接近的程度，从而动态地测定最小发音间隙[2]。指导患者发"S"音[3]，类似于请患者从六十（60）数到七十（70），并做出如上所述的类似评估。在患者吞咽[4]后也可以进行VDO的测量，因为吞咽时下颌骨下降，使其到达理想的VDO，此时可测量VDR。

文献中也评估了适用技术设备进行测量的方法，但没有显示出比上述技巧更准确。正畸医生使用头影测量法[5]评估基于解剖学平均值的患者面部美学。VDO时咬合力[6]应为最大，这可以使用Boos Bimeter测定。VDR是指面部肌肉处于放松状态时的咬合垂直距离，可以使用生物反馈来评估[7]。研究表明，这种技术导致患者的VDO显著放大，结果患者出现肌筋膜疼痛。拔牙前记录[7]可以用侧面照片或

威利斯垂直距离测量尺记录面部形状。威利斯垂直距离测量尺记录在牙齿拔除前从鼻底到颏下点的距离，并将其与拔牙后情况相关联。一旦安装了石膏模型，上颌和下颌牙槽嵴应相互平行[7]（表15.1）。

表15.1 测定咬合垂直距离的技巧

1. 面部美学
2. 最小发音间隙
3. 指导患者发"S"音
4. 吞咽
5. 头部测量法评估
6. 咬合力–Boos Bimeter
7. 生物反馈
8. 拔牙前记录
9. 确保上下颌牙槽嵴相互平行

用于𬌗间记录的记录介质类似于之前在牙弓内记录章节中描述的记录介质。无论使用哪种材料，重要的是咬合记录材料应具有以下特征：工作/凝固时间短、在放置时呈胶冻状柔软，而一旦固化则就非常坚硬，以便于修整。

一旦VDO测定完成，下颌骨也需要设置在牙医想要获取的正确位置。为了获取这些位置，有几种咬合记录技术。基本上这些被归类为闭口咬合记录或开口咬合记录技术。闭口咬合记录技术使患者

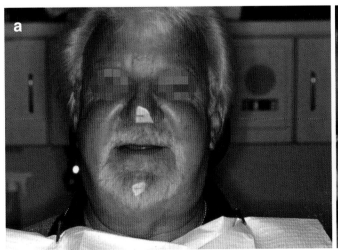
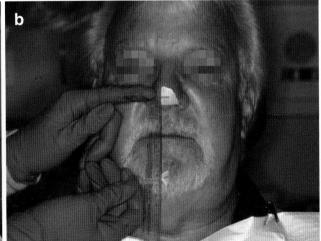

图15.1 （a）测定息止颌位垂直距离：患者坐正，口中不含任何东西；（b）测定咬合垂直距离：患者坐正，口中放置𬌗堤。

咬合到所需位置，并将记录材料注射到患者口中。对于有齿患者或具有种植体的患者以此来获取咬合关系和捕获面部轮廓。这也是大多数数字技术捕捉殆间关系的方式。对于无牙颌患者，使咬合记录殆托稳定在患者口中，再将材料注射到殆托之间。记录殆托可以是蜡堤或利用运动轨迹描记的正中支撑点。使用正中支撑点对于那些难以被引导到位以进行记录的患者是有用的（图15.2a～c）。

开口咬合记录技术涉及将咬合材料放置在稳定的基托和咬合蜡堤上，然后将患者引导到位。为了使该技术成功，需要引导患者达到能容易地重复再现的位置（图15.3a，b）。

15.1.3　颌关节记录

颌关节记录反映了关节窝和上颌牙列之间的关系（图15.4）。Bonwill描述了一个平均边长为110mm（4英寸）的等边三角形，其顶点位于2个髁状突的中心和下颌中切牙的近中切角点[2]。这一记录的重要性在于需要改变VDO且所有后牙的缺失都确实需要制订适当的咬合设计方案的情况下是最重要的。

上颌牙列排列方向记录在殆叉上。需定位第3个参考点其作用是将咬合平面与Frankfort平面（眶耳平面）平行。如何确定这取决于所使用面弓的类型。比如包括鼻根点（Whipmix型）、眶下切迹（Hanau

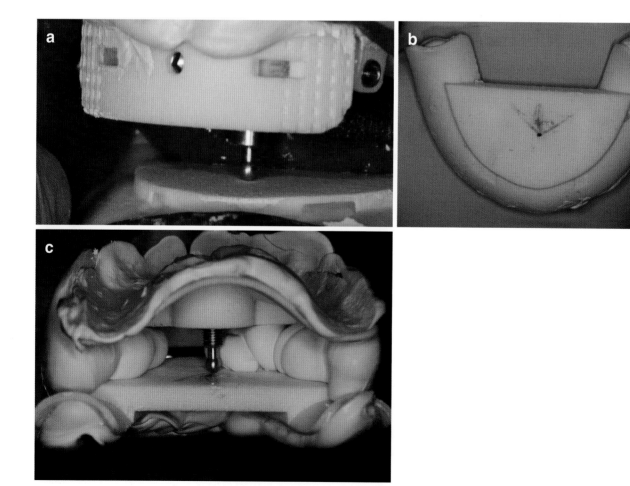

图15.2　（a）按正确的咬合垂直距离设置的正中支撑点；（b）使用哥特氏弓跟踪正中关系位置，位于测量顶点；（c）正中支撑点闭口殆关系记录。

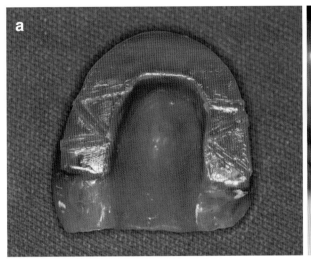
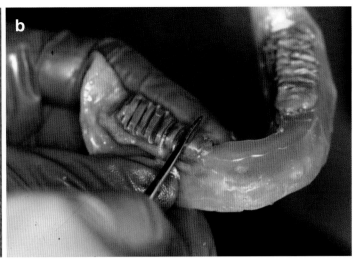

图15.3　制备用于开口正中关系记录的稳定基托和蜡殆堤。（a）在上颌蜡堤上制备沟槽，并将稳定基托与蜡堤放置到患者口腔中；（b）用蜡制作后牙区下殆堤，软化并放置到患者口腔，并让患者闭口至正中位置。

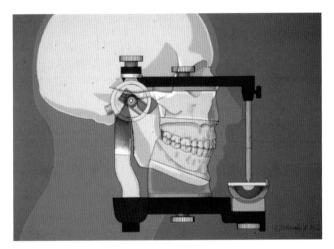

图15.4　患者牙弓与殆架的关系。

型）或比上颌右中切牙（Denar型）的远中切缘线角高43mm处。

　　下颌关节窝的位置可以使用各种技术来确定。最准确的技术包括找到横向水平轴。在评估下颌运动的几何形状时，是否需要精确到这个水平是值得怀疑的。Weinberg计算出，如果髁状突的平均轴线在横向水平轴的5mm范围内，那么第二磨牙的误差将为0.2mm[3]。这种最小的误差通常导致更平坦的牙尖，这是期望的，因为它减小了作用在修复体上的侧向力。在咬合误差最小的情况下，髁状突轴最常用的平均值是将外耳道作为一个简单的可重复位置来记录与下颌关节窝的可重复关系。使用耳弓时将其置于外耳道内，此时应考虑到下颌关节窝内的横向水平轴距外耳道前方平均距离8~14mm。

15.2　殆架与咬合的关系

　　殆架是咀嚼几何学的模拟而非咀嚼功能。殆架的分类是基于殆架能够在多大程度上模仿患者的实际运动而定的。某些殆架仅仅简单地将石膏模型彼此关联在一个不可调整的静态位置，可做垂直开口或铰链式开口，以供评估。平均值殆架允许使用颌关节记录安装模型，但是其余的髁内距离、Bennet角、髁曲率和髁间角度被预设为解剖学平均值。模型可以做前伸和侧向移动，但它们是基于这些解剖学平均值的，无法精确地再现患者的下颌运动。对于前导非常陡峭而咬合设计方案为尖牙引导的病例，这种殆架是合适的。半可调殆架具有可调节的特征，是每个制造商选择它们作为其殆架产品线最重要的一环。对于大多数可摘和简单固定修复治疗，半可调殆架就足够了。高度或全可调殆架用于复杂口腔修复病例（表15.2）。

表15.2 𬌗架的分类

1. 不可调𬌗架
（a）垂直对准
（b）铰链式𬌗
2. 平均值𬌗架
3. 半可调𬌗架
4. 高度可调和全可调𬌗架

　　𬌗架的选择应基于𬌗架成本和𬌗架能为正在进行的治疗带来的益处。𬌗架的成本与在诊所设置𬌗架所需的时间、𬌗架本身的成本以及将所需信息传达给技工室所花费的时间相关。

　　𬌗架的好处与其提供更高质量服务的能力有关。虽然在治疗前期𬌗架的设置时间较长，但可以显著缩短完成修复所需的临床时间。这是通过准确记录下颌运动并将其转移到𬌗架来减少咬合的不准确性而实现的。选择𬌗架时，应在满足牙科治疗要求前提下最为简单，并具有与被制作修复体相同的特征。

15.3　影响咬合的因素

　　Hanau描述了影响平衡𬌗的5个因素（Hanau氏五因素图）[4]（表15.3）。 牙医无法修改的因素是髁导斜度，这是由患者的解剖结构决定。口腔修复医生可以控制所有剩余的4个因素，因为它们都与牙齿及其排列有关。前牙的排列影响着覆𬌗覆盖，被称为切导斜度。后牙具有牙尖斜度，可通过选择具有不同牙尖斜度的牙齿来改变。定位平面斜度和补偿曲线曲度指的是所有牙齿的排列。随着定位平面的升

表15.3 Hanau氏五因素图

1. 髁导斜度/髁突引导（CG）
2. 切导斜度（IG）
3. 牙尖斜度/高度（CH）
4. 定位平面斜度（OP）
5. 补偿曲线曲度（CC）

高或降低，则补偿曲线曲度可减少或增加。

　　在义齿排牙或完成全口重建时，牙医可以改变除髁导斜度外的所有这些因素。使用适当的𬌗关系记录将有助于设置𬌗架。Theilman详细阐述了Hanau氏五因素图，并用公式描述了这5个因素的相互关系：$CG \times IG = CH \times CC \times OP$。通过改变这5个因素的相互关系，牙医可以建立他们为患者设计的咬合方案类型。这可以从尖牙错𬌗到完全双侧平衡𬌗。 当Hanau氏五因素图中的所有5个因素处于"平衡"状态时，所有牙齿都会在移动位置接触。

　　髁导斜度是牙医无法控制的一个因素，因为它基于患者的解剖结构。用于设置𬌗架的髁导斜度的记录是通过生成患者的功能路径、前伸𬌗和/或侧向𬌗记录来实现的。

　　由临床医生控制的切导斜度在前牙的正确排牙中起关键作用。一般而言，建议将全口义齿患者的切导斜度最小化（在美学和语音学的范围内）以减少咬合的水平侧向力。牙尖高度、牙尖角度和补偿曲线受这些决定因素的影响并影响最终的美学效果。

　　几何学规定，三点确定一个平面。要确定定位平面，前点是下颌中切牙的近中切角点。定位平面的后部确定点位于双侧第二磨牙的颊尖，其远中延长线应等于磨牙后垫上方的1/2～2/3处。尽管定位平面可以位于无牙颌患者需要的任何位置，但由于功能需求决定了定位平面的位置，因此定位平面位置改变不可太大。

　　牙尖倾斜的程度取决于多种因素（残余牙槽嵴、神经肌肉控制、美学等）。 然而，一般来说，最好减少牙尖斜度以帮助减少咬合的水平侧向力。补偿曲线曲度非常有助于获得平衡𬌗。根据后牙的形状，可以很容易地修改补偿曲线曲度，以便后牙在非正中位置能接触。

15.4 后牙的选择

前牙的选择是以美学为导向的。上颌前牙设计是为了美学和语音，而上颌前牙的舌侧和下颌前牙的唇侧用于为患者提供切牙引导。水平重叠和垂直重叠的程度即为切牙引导如何影响咬合的程度。

患者的解剖结构确定髁突引导，恰如其分地记录殆关系并将其设置在殆架上。切牙引导由前牙的排列决定。其余的咬合决定因素都与后牙有关。这使得后牙的选择是功能导向的。在最早的口腔修复学文献中已经将后牙的设计和选择作为义齿成功的一个因素进行了讨论。

选择后牙义齿时需要考虑4个因素，包括后牙的近远中长度、殆龈高度、牙尖高度，以及颜色（表15.4）。

表15.4 后牙的选择

1. 颜色
2. 后牙的近远中长度
3. 殆龈高度
4. 牙尖高度

选择后牙的颜色应与前牙颜色相匹配。即便如此，考虑到后牙的牙本质厚度增加，其颜色略暗。

有几种方法可以确定后牙义齿的近远中长度。后牙长度基于解剖学平均值。后牙应基于测量从尖牙远中面到上颌结节前或下颌升支前的距离。临床上通常需要做出折中，可通过在尖牙远中面留出空隙或去除前磨牙来实现折中。

后牙的殆龈高度取决于可用的殆间距离。理想情况下，应该选择最长的牙齿填充该空间。如果没有足够的殆间距离，请选择较短的牙齿，并将试戴基托削薄到顺利在牙槽嵴顶上排牙。必要时还可以修磨牙齿颈部。

人工牙具有多种牙尖高度。这些取决于牙医想要为患者提供的咬合设计方案的类型。牙尖斜度的角度范围为为0°～40°（表15.5）。

表15.5 人工牙牙尖斜度分类

0° 牙（单面牙，登士柏Rational产品）
10° 牙（登士柏Functional，Anatoline产品）
20° 牙
30° 牙（登士柏Pilkington-turner产品）
33° 牙
40° 牙（登士柏Euroline，Biostabil产品）

15.5 全口义齿的咬合设计方案

咬合设计方案受所选后牙牙尖高度的影响很大。义齿的咬合设计方案可以分为3种类型：双侧平衡殆，单平面殆和舌侧集中殆。患者调查表明，就功能而言总体上咬合方案之间没有优劣。但即使在这些研究中，也有选择一种义齿咬合方案而不是另一种的适应证。本章的其余部分将回顾这些咬合方案，描述牙齿的排列方式以及何时应使用这些方案的适应证。这些方案仅在牙齿接触时才重要。重要的是要记住，一旦牙齿之间存在食团，使用什么咬合方案是无关紧要的，因为咬合方案仅涉及牙齿接触时，而此时只有在副功能咬合或吞咽期间，牙齿才会接触。由于这是动态的位置，因而重要的是确保义齿的正中关系位是稳定的。对于有副功能咬合习惯的患者，重要的是义齿咬合应当能做到当患者移动到非正中关系位的位置时，咬合方案应设计成将义齿稳定到位并将力分散到更大的区域。这对于种植修复体而言更加重要，在这种情况下随着时间的推移，不正常咬合力可能导致种植体周围出现骨吸收。

15.5.1 双侧平衡殆

双侧平衡殆是最复杂的牙齿咬合方案之一。双侧平衡殆的目标是当患者的牙齿在正中关系/殆位接触时，所有后牙应同时接触。当患者进行侧方移动时，双侧牙齿在正常下颌功能范围内可持续平稳地滑行到任何非正中位置。在工作侧和平衡侧牙列上都需要接触，即实现交叉咬合接触或"平衡殆"。上下颌牙齿应具有尖窝交错的最广泛均匀接触。这些接触是平滑的，没有颌间干扰。双侧平衡殆需要至少3个接触点来建立平衡面。为了实现平衡殆，必须使用Hanau氏五因素图中描述的因素。此时需要使用到面弓、正中殆记录和前伸殆记录，以设置半可调殆架。双侧平衡殆中的排牙最为费时，需要最复杂的咬合记录才能完成。用于实现这种类型咬合的牙齿将具有足够的牙尖斜度，从而实现正确的平衡殆。牙尖解剖形态所允许的后牙位置有限，因而也限制了前牙的位置。牙槽嵴高度足够、解剖形态良好的患者或采用种植体固位义齿的患者适合采用这种咬合类型。这种咬合设计方案的好处在于从美学角度而言，后牙看起来更自然。咀嚼也比任何其他牙齿设置方案更高效（图15.5）。

Realeff效应（弹性和类似效应）：弹性黏膜所提供给软组织支持义齿的弹性和类似效应导致义齿所需的容差降低，从而简化了任何类型的咬合设计方案中的牙齿平衡。Hanau表示，弹性和类似效应越少，仪器就越能模拟下颌运动[4]。对义齿而言，牙

齿之间一旦存在食团则失去平衡，义齿咬合方案对义齿的稳定就几乎没有帮助了。

15.5.2 单平面殆

单平面殆与双侧平衡殆正好相反。这是一种简单的咬合方案，其中后牙解剖结构是平坦的，牙尖斜度为0°。牙齿殆面没有曲线或牙尖。平坦的咬合面紧对着对殆牙的平坦殆面上。这使得排牙非常简单，且后牙位置的选择范围很大。要安装模型以完成此设置，需要一个正中关系殆记录，且可以在简单殆架上进行设置。前牙可以设置为一定的覆盖但不能有任何覆殆。下颌后牙在前牙排牙完成之后排牙，且设置在后牙区至磨牙后垫中间的平坦平面中。上牙排成在侧向运动中与下牙无任何接触。运动时所有牙齿都会相互错开，通常无任何引导。

这种设计使黏膜承受的侧向应力减小。它适用于闭合不协调的患者，在这种情况下难以获取到可重复的正中关系颌位记录。具有副功能咬合习惯的患者也会发现这种类型的咬合方案更舒适，因为它减少了作用在剩余牙槽嵴上的侧向力。这种缺乏侧向干扰的情况有助于使牙槽嵴解剖结构较差患者的义齿更加稳定（图15.6）。

这种牙齿排列方式也有不利的方面。与后牙相

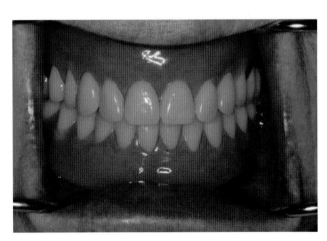

图15.5 双侧平衡义齿的建立。

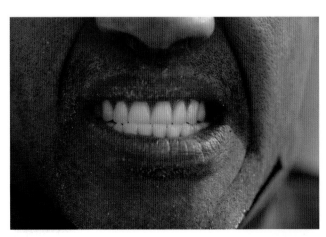

图15.6 一名上下颌协调性差的患者佩戴单侧平衡殆设计的义齿。

比，扁平的前磨牙可能看起来不那么美观。缺乏牙尖会导致咀嚼能力降低。由于需要较大的覆盖，而没有覆𬌗，因而前牙美学受影响。

单平面牙也可以排成平衡𬌗。要实现平衡𬌗，需要一个正中关系𬌗记录，并配合面弓以安装模型，且需要此记录在半可调𬌗架上设置髁突斜度。前牙有一定的覆盖和轻微的覆𬌗。采用前后向的纵𬌗曲线（Spee曲线）和颊尖高于舌尖的内外向的横𬌗曲线（Wilson曲线）以实现平衡𬌗。后牙在非工作时和平衡运动中至少接触1个点。总的来说，这是一个简单的牙齿排列方式，虽然它确实需要稍多的技工室排牙时间。与非平衡单平面咬合相比，它实现了更为美观的前牙覆𬌗覆盖，但如果前磨牙可见的话，看起来仍然是扁平的。后牙区的点状接触使义齿基托在偏移或副功能咬合时能保持稳定。

15.5.3　舌向集中𬌗

舌向集中𬌗已经存在了80多年，但是是业内最后引入的设计方案，并且能使用多种牙模。一些制造商为这种咬合理念生产特殊的牙模。这是一种用途非常广泛的咬合方案，可以以平衡或非平衡方案排列这些牙齿。

如果需要非平衡𬌗方案，仅需要正中颌位记录即可。对于那些牙槽骨情况较差的患者，可以采取单平面或非平衡扁平𬌗面。根据美学选择上颌牙齿，因此上颌前磨牙看起来自然。下颌牙齿的选择目标是无牙尖斜度或牙尖斜度最小。将单平面下颌后牙排到磨牙后垫。解剖式上颌后牙排列成仅舌侧牙尖接触下颌牙齿的中央窝沟。颊侧牙尖离开咬合平面上。排牙时，允许后牙位置设置在一定范围内。

据报道，咬合设计方案中引入具有牙尖的上颌牙齿后，其咀嚼能力略好于单平面假牙，但仍不如存在所有牙尖的牙齿设计方案有效。

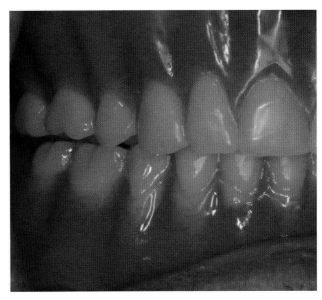

图15.7　舌向集中𬌗的义齿（注意颊侧牙尖在咬合平面以上）。

这种咬合方案也可以设计为平衡舌向集中𬌗。此时，需要更多记录，例如面弓和非正中𬌗记录，以便在𬌗架上设定髁突斜度。为了实现平衡舌向集中𬌗，可能需要进行部分调磨，以便形成上牙牙尖/下牙牙窝的接触。对于牙槽骨保存良好或以种植体支持义齿的患者，通过改变下颌牙的牙尖斜度，咬合设计方案可做到完全平衡。舌向集中𬌗有助于消除或减少侧向应力[5]。这消除了工作侧上颌颊尖的接触，从而使修复体的受力集中在舌侧或中央。可能有人认为，以这种方式减小水平杠杆臂效果不明显，但任何横向应力的减小都应被认为是有利的（图15.7）。

15.5.4　颊侧集中𬌗

颊侧集中𬌗是舌向集中𬌗的变体，其中下颌牙齿的颊尖接触上颌牙齿的中央窝沟。为了实现颊侧集中𬌗，下颌牙齿的牙尖斜度需明显高于上颌牙齿。除上颌前磨牙的美学情况之外，颊侧集中𬌗方案与舌向集中𬌗方案有着类似的优缺点。上颌前磨牙看起来比期望的更平坦，不够自然。

15.5.5　解剖变异

上述咬合设计方案适用于正颌学下颌分类（安氏1类）的患者。上颌突出和/或下颌后缩（安氏2类）患者可能需要改变义齿排列方式。需要考虑覆𬌗覆盖用以恢复面部形态，牙齿美学和语言功能将需要修改。上牙可能需要排在舌侧，其唇部倾斜度近似于垂直或内收。下牙排在唇侧，以纠正骨骼上的不协调。排列上颌后牙时，通常去除第一前磨牙，这类似于正畸治疗中序列性拔牙的做法。

同时具有下颌前伸和上颌轻微后缩的患者是突颌（安氏3类）。上前牙排在唇侧，没有覆𬌗覆盖，只有切牙轻微的"切对切"接触。下颌牙齿从较大的下颌骨向舌侧和远中倾斜，以与上颌牙齿达到接触。上颌切牙唇侧向排牙的程度是有限的，因为上唇肌肉组织可能对义齿施加过大的张力，这将会导致义齿的移位脱落。后牙通常排成"反𬌗"关系，上颌颊尖朝向下颌牙齿舌侧，并增加横𬌗曲线曲度（Wilson曲线），以最好地适应小上颌/大下颌牙弓[6]。

15.6　种植体支持修复的咬合方案选择

患者修复的目标是能够为修复体提供足够的固位力、稳定性和支撑，同时防止损伤下面的软硬组织以及牙种植体。总的来说，这涉及拔牙后残留的解剖结构。支撑力取决于义齿基托的扩展范围和牙种植体的引入。种植体可为组织支持的义齿提供额外的支撑。

种植体支持全口义齿修复的咬合方案选择取决于医生所赞同及想要实现的咬合理念。即使没有临床实验数据证实这些假设也是如此。咬合方案的选择是依据建立天然牙支持修复体中咬合方案的文献，并将这些原则转换到建立种植体支持修复体的

咬合方案中。所有这些咬合设计方案的目标有一个共同点，即实现稳定、无创伤的后牙咬合，在正中尖窝关系咬合位置同时接触。需要减少干扰咬合接触，由此可以减少侧向应力。重点是作用力应尽可能垂直。

15.6.1　讨论

医生在检查患者时，必须评估多个因素以确定适用于全口修复的咬合设计方案。义齿稳定性取决于剩余牙槽嵴的解剖结构。具有平行侧面的牙槽嵴能提供更大的稳定性和固位力。肌肉附着的高度也会影响固位力和稳定性。肌肉附着越靠近剩余牙槽嵴的嵴顶，义齿就越不稳定。

上颌义齿的固位基于获得吸附而实现负压。必须正确记录义齿的延伸部分，以产生吸盘效果。义齿的后牙区边缘不得超出颤动线。根据腭侧动度的House分类，腭后部封闭位置的识别是很重要的。

总体而言，上颌总义齿比下颌总义齿更稳定。由此，McGill共识声明提出，无牙下颌的治疗应该包括使用最少2颗种植体来为下颌义齿提供充分固位、支撑和稳定性。使用种植体将使下颌义齿比上颌义齿更稳定。请记住，植入种植体的牙弓即成为优势牙弓，无牙的上颌牙弓现在成为较弱的牙弓，患者可能抱怨上颌修复体的稳定性、固位力和支撑不足。

为了获得一副稳定的义齿，需要正确获取边缘，并需要正确选择咬合设计方案。

15.6.2　指南

每名患者的需求并不总是显而易见的，在选择最终咬合方案之前可能需要进行大量分析。选择咬合方案时，基托在患者剩余牙槽嵴上的稳定性越好，选择何种咬合方案类型就越没有相关性。应当注意的是，当某一牙弓中植入种植体后，无论使用

哪种咬合方案，总是存在使对颌总义齿不稳定的可能性。因此，建立咬合方案时必须仔细研究，以便为对颌软组织支持的修复体提供支撑、稳定性和固位力。对于无牙颌患者，建议使用的咬合类型应遵循双侧平衡𬌗或舌向集中𬌗的规则。

参考文献

[1] Lindqvist LW, et al. Bone resorption around fixtures in edentulous patients treated with mandibular fixed integrated prostheses. J Prosthet Dent. 1988;59:59–63.

[2] Bonwill WGA. The scientific articulation of the human teeth as founded on geometrical, mathematical, and mechanical laws. Dental Items of Interest, pp. 617–43, October 1899. In Vol. I, Classic Prosthodontic Articles. A.C.O.P., pp. 1–28.

[3] Weinberg LA. An evaluation of basic articulators and their concepts. Part II. Arbitrary, positional, semiadjustable articulators. J Prosthet Dent. 1963;13:644–63.

[4] Hanau RL. Articulation defined, analyzed, and formulated. J Am Dent Assoc. 1926;13:1694.

[5] Lang BR, Razzoog ME. Lingualized integration: tooth molds and an occlusal scheme for edentulous implant patients. Implant Dent. 1992;1:204–11.

[6] Zarb G. Prosthodontic treatment for edentulous patients. 13th ed. St Louis: Mosby; 2013. p. 225–6.

[7] Zarb G. Prosthodontic treatment for edentulous patients. 13th ed. Mosby; 2013. p. 275–7.

第四部分
治疗评价：医者角度和患者角度
Treatment Assessment: Clinician and Patient Perspectives

第16章　临床结果

Clinical Outcomes

Raphael F. de Souza

摘要

　　种植体固位覆盖义齿的临床结果可以用几种方式描述。也许最直观的方式是将每个种植体和修复体分类为成功与失败。用种植体治疗无牙颌患者也会使他们面临某些问题，包括修复体并发症和软组织与硬组织的不良反应。除了这些不良反应以外，还有传统义齿治疗后预期会出现的并发症。在本章中，描述了种植体的主要成功标准。文中给出了不同附着体和不同数量种植体固位的下颌覆盖义齿这一主要治疗方法相关的成功率，还描述了一些可能的并发症和种植体维护措施，包括种植体周围复合体（peri-implant complex）和支持组织的变化。本章还回顾了覆盖义齿本身的维护，包括附着体和其他修复部件。

R. F. de Souza, D.D.S., M.Sc., Ph.D.
Division of Oral Health and Society, Faculty of
Dentistry, McGill University, Montreal, QC, Canada

Department of Dental Materials and Prosthetics,
School of Dentistry of Ribeirao Preto, University of
Sao Paulo, Ribeirao Preto, SP, Brazil

© Springer International Publishing AG, part of Springer Nature 2018
E. Emami, J. Feine (eds.), *Mandibular Implant Prostheses*,
https://doi.org/10.1007/978-3-319-71181-2_16

16.1　简介

　　牙列缺失的各种治疗形式都会引起患者的各种不适反应。传统的可摘义齿和种植体固位的修复体都旨在改善口腔功能，但都对维护有一定要求。覆盖义齿所遵循的规则与传统义齿的操作原则相同；两种方式都需要在修复体放入口腔后就进行调整，同时保持在支持组织上的适配性。然而，与全口义齿相比，种植体和上部结构对维护的要求更高。种植体固位的口腔修复体完成后需要特别护理以维持长期存留和种植体及其组件的良好性能，并防止其固有的并发症。

　　下颌覆盖义齿的性能使之成为治疗牙列缺失的标准模式[1-2]。这种相较于传统义齿的性能改进可以从临床医生角度和患者角度两方面来描述。

　　本章介绍下颌覆盖义齿治疗的临床结果，包括留存率和成功率、临床并发症及其维护。

16.2　存留率和成功率

　　直到最近，成功率和存留率仍是大多数牙科种

251

植体研究中考虑的主要标准[3]。尽管在某些情况下它们被用作同义词,但成功和存留指的是不同的概念。成功标准由Albrektsson等首次提出[4],主要是基于是否成功实现骨结合。根据这些标准,成功的单颗种植体必须满足以下条件:

1. 临床测试时不出现动度。

2. 种植体周围无X线透射区域。

3. 发挥功能第1年后每年垂直骨吸收<0.2mm。

4. 无持续和/或不可逆的症状和体征,包括疼痛、感染、侵犯下颌管、感觉异常或神经病变。

相同的标准建议,5年和10年的成功率分别至少为85%和80%,则可认为一个种植体系统是成功的。

Buser等[5]还提出了一个广为使用的种植体成功分类准则。这涉及以下5条标准:

1. 患者无持续的抱怨,如疼痛、异物感或感觉迟钝。

2. 没有反复发作的种植体周围化脓性感染。

3. 临床检测无动度。

4. 种植体周围无连续X线透射区域。

5. 可完成修复。

2007年,一次共识会议[由ICOI(国际种植牙专科医生学会)召开]将种植体成功的定义修改为4条精确的标准,涉及时间为完成功能修复后至少12个月以上[6]:

1. 在发挥功能时、触诊时和叩诊时没有疼痛或压痛。

2. 以500gf(4.9N)以下负载力进行垂直和水平叩诊,无可见动度。

3. 术后任何时间,垂直方向的牙槽骨吸收均低于2mm,此标准通过根尖周X线片检查。

4. 无渗出物病史。

根据这一分类系统,早期成功是指1~3年的时间跨度,中期成功为3~7年,长期成功为7年以上。

表16.1归纳了种植体成功标准的3项准则。需要着重指出的是,义齿修复是一个常见的要求。

最近,成功的定义已经发展到考虑其他方面,包括修复成功和患者报道的结局(PRO)。Papaspyridakos等的一项系统性评价[7]中,评估了随机试验和前瞻性队列研究中最常使用的成功标准。种植体层面最常见的成功标准是动度、疼痛、种植体周围骨吸收和X线可透性,而软组织层面的标准包括牙周袋探诊深度、出血和化脓。该评价还观察了修复体相关标准的使用情况(技术并发症和维护需求、功能合适以及美学)和由患者报告的方面(不适、对外观的满意度以及感知功能/咀嚼能力)。然而,这些都包含了有关覆盖义齿的种植体量化成功率(基于Albrektsson等[4]和/或Buser等[5]的标准)方面的研究。

存留是指种植体仍然在口腔中但不能满足所有成功标准的那些情况。例如,种植体成功的骨结合,但植入位置无法实现合适的修复。如果种植体周围骨吸收超过可接受标准,则存留的种植体是不成功的。例如,种植体在装上下颌覆盖义齿12个月后出现3mm垂直向骨吸收,则不能认为在临床上是成功的。

总之,种植体成功是指实现"理想"的临床条件,而存留是成功的标准之一[6]。

相对较高的成功率是推荐种植体覆盖义齿作为下颌无牙颌治疗方案的原因之一。有关两颗种植体固位义齿的早期研究报道显示,使用直杆卡附着体时,30个月内种植体累积失败率为1.2%[8]。几年后的报道提供的证据表明,不同的附着体类型不会导致种植体失败的增加,至少使用标准尺寸种植体时是如此。换句话说,据报道使用球帽附着体或磁性固位体的种植体成功率与使用Dolder杆卡时的情况相似[9]。一项系统性综述比较了杆卡式附着体固位与非

表16.1 口腔种植学中采用的主要成功标准对比性归纳

	成功标准		
	Albrektsson等[4]	Buser等[5]	Misch等[6]
临床测试时不出现动度	✓	✓	✓（垂直/水平叩诊：500gf）
种植体周围无X射线透射区域	✓	✓	—
垂直向骨吸收处于可接受范围	✓（<0.2mm/年，第1年之后）✓	—	✓（<2mm，任何时间）
没有症状和体征	（持续和/或不可逆的症状，例如疼痛/感觉异常/神经病变、感染、侵犯下颌管）	✓（患者持续抱怨；反复发作的化脓性感染）	✓（发挥功能时、触诊时和叩诊时疼痛/压痛；渗出物）

夹板式附着体固位的种植体覆盖义齿，发现3年或更长时间后种植体的成功率或存留率没有差异[10]。

下颌覆盖义齿治疗通常具有较高的种植成功率和存留率，这已得到后续报道证实。Ferrigno等[11]发现，2颗种植体上使用球帽附着体与4颗种植体通过研磨杆卡相连的种植成功率比较几乎完全相同。5年后，前者76颗种植体的成功率接近95%，而后者的成功率为96%（总共n=72颗种植体）。至少对于标准尺寸的种植体而言，这些数量上的差异不会对成功率和存留率产生大的影响[12]。我们团队的一项研究证实了2颗种植体固位的覆盖义齿在这些结果方面具有良好的可预测性，因为40名接受球帽附着体治疗的患者中仅出现1例失败[13]。

同时，这一例失败与骨结合无关。其他形式种植体固位的下颌覆盖义齿也值得考虑。最近的一些研究声称在下颌联合区域植入单颗种植体。正如一项系统性评估所示，就成功率和存留率而言这种方法似乎与在前牙区使用2颗种植体类似[14]。最近也有报道涉及使用4颗或2颗微型种植体。这些是非常窄（<3mm）的一段式种植体，具有带螺纹的种植体部和附着体阳件，顶端通常为球形。我们的研究结果发现，负重12个月后的成功率在80%~90%，具体取决于微型种植体的数量[13]。该研究使用2mm宽的种植

体，因而可以得出结论，处于标准种植体与该直径之间的中间形态种植体可能会产生更有利的长期结果。但是，这需要进一步研究。

也可以评估义齿本身，以确定成功和存留。无论其状况如何，存留的修复体都可以使用，而成功意味着实现治疗目标，包括由附着体提供的适当固位性和稳定性。然而，由于每项研究使用的方法不同，数据可能会有很大差异[12]。存留率往往与单独种植体的存留率大致相似。这些比率仅反映连续佩戴义齿的病例数，并且在2年或更长时间后可以至少达到92%。如果患者在下颌覆盖义齿治疗后未执行严格的维护计划，则在成功率方面这些数据会大大降低。根据我们的经验，这种治疗方式需要定期回访以更换附着体组件，重新做衬底和进行微调。在120例使用标准种植体或微型种植体完成下颌覆盖义齿治疗的患者中，成功率为94%，前提条件是提供了足够的维护[13]。虽然每年一次的定期预约复诊方案对佩戴传统义齿的患者可能足够了[15]，但我们更愿意每6个月为种植体固位覆盖义齿佩戴者复诊一次，至少在最初的2年内是这样。

表16.2总结了近期系统性评价中给出的结果，比较了基于下颌覆盖义齿的不同类型治疗方法之间的种植体成功率和/或存留率。考虑到此类研究作为

临床决策的证据来源相关度极高，这一总结给出了一些重要发现。

16.3　临床并发症与维护

16.3.1　义齿支持组织的改变

提供牙科治疗时的一个主要考虑问题是保护现有结构。然而，下颌覆盖义齿将直接与下面的无牙牙槽嵴和口腔相互作用，并可能对这些结构产生不利影响。这些关系必须是和谐的，并且避免过度依赖于种植体的固位力和稳定性，主要是当使用更保守的方法，例如使用2颗种植体固位的混合义齿时，通过这种方式，可以避免附着体系统、修复体或种植体负荷过重，这样发展成软组织损伤或加速剩余

牙槽嵴再吸收的可能性将相当低。

16.3.1.1　剩余牙槽嵴吸收

牙齿缺失将不可避免地导致剩余牙槽嵴的逐渐减少，而在这方面患者之间存在相当大的差异。尽管剩余牙槽嵴的吸收与包括代谢和解剖结构在内的一系列因素相关，但临床医生可以采取一些干预措施来预防或减少它，其中之一是植入牙种植体。下颌覆盖义齿和固定义齿均伴有较低的剩余牙槽嵴的丢失。事实上，无牙颌牙槽嵴不依赖于接受固定义齿直接传递来的负载，甚至多年后后牙区可出现骨沉积[18]。下颌覆盖义齿随着时间的推移，将引起适度的牙槽嵴吸收，即使在前牙区只有2颗种植体时也是如此。Raedel等[19]采用这种治疗方式，10年后观察

表16.2　基于系统性评价，总结出种植体支持式和覆盖义齿的成功率和存留率

系统性评价	比较	研究类型	主要结论
Andreiotelli等[16]	不同附着体类型和种植体数量，上下颌牙弓	–RCT（n=4），前瞻性队列研究（n=14） –跟踪＞5年	–不同治疗方式似乎不影响种植体或覆盖义齿的存留率/成功率（杆卡式、球帽附着体、磁性附着体或套筒冠）
Stoumpis和Kohal[10]	种植体间夹板式固定与不固定对比，上下颌牙弓	–RCT（n=2），前瞻性队列研究（n=3）及回顾性队列研究（n=1） –跟踪＞3年	–种植体存留率，下颌为95.3%~100%，上颌为90%~95.5% –杆卡式与球帽附着体之间没有差异（5项单独研究）；磁性附着体也没有差异（1项研究）
Kim等[17]	不同附着体类型和种植体数量，下颌	–14项临床研究，不包含病例/技术报告 –跟踪＞1年	–种植体存留率平均值超过98%（91.7%~100%） –未发现附着体起作用的证据（杆卡、球帽或磁性附着体）
Dantas等[12]	2颗种植体与4颗种植体对比，下颌	–RCT（n=1），非随机对照试验（n=4），前瞻性队列研究（n=5）及回顾性队列研究（n=1）	––项单独的前瞻性队列研究中报道了两个情况［覆盖义齿10年存留率，2个球帽附着体：98.8%；4颗种植体固位杆卡系统：97.7%（ns）］ –其他研究中采用了这两种治疗方式之一，无显著差异
Srinivasan等[14]	单颗种植体与2颗种植体对比，下颌	–（n=2），前瞻性队列研究（n=28） –跟踪＞1年	–两个随机对照试验的Meta分析，种植体存留率的风险差异——单颗种植体与2颗种植体的对比，0.05；95%置信区间：0.07~0.18（ns）

RCT：随机对照试验；ns：不显著

到后牙区牙槽嵴的平均吸收率为1.5mm。然而，个体间的变异相当广泛。重要的是要强调在覆盖义齿围绕附着体旋转可能导致后牙牙槽嵴上的负载变化，必须通过适当的治疗和维护来将此情况减到最少。

传统全口义齿治疗的规范做法也值得一提，包括最优化的义齿和合适的佩戴习惯[20]。这种做法将作用在无牙牙槽嵴上的负载压力减至最小，而负载压力是已知与骨吸收相关的一项因素。只要大多数种植体辅助的下颌覆盖义齿设计依赖于组织支撑，医生就应当知晓以这些设计方式完成治疗后采用传统全口义齿治疗规范的做法是重要的。覆盖义齿的制作应遵循与传统修复体相同的规范程序，包括基托延展性与适配性，以便尽可能将负载均匀分布到尽可能大的牙槽嵴区域上。咬合方面也是如此，尽管支持不同咬合方案的证据很少且存在争议。还应避免戴着义齿过夜，以防止在无牙牙槽嵴上进一步产生不必要的抗压强度。

16.3.1.2 软组织损伤

尽管牙种植体在临床上获得了成功，但植入的材料和部件可能导致一些病变。其中最常见的类型是增生，这在杆卡固位的覆盖义齿上发生相对更频繁[21]。如果基台达不到最低高度（例如穿龈部分应位于种植体周围上方1mm处），则按扣式附着体也可能导致组织增生。轻度病变可通过改变义齿设计或修改义齿基托进行处理，但对于明确的病变，手术切除通常是首选治疗方案。手术后去除致病因素是避免复发的必要条件。

同时其他病变很少见，但可能还存在一些病变，其中包括反应性病变，如外周巨细胞病变、化脓性肉芽肿和创伤性溃疡性肉芽肿[22-24]。在某些情况下，鉴别诊断可能更具挑战性，但通过活体组织检查和相关的临床检查是可以实现鉴别的。对于典型的增生性病变，必须去除或减少与种植体部件相关的慢性刺激。

文献中也有关于种植体植入部位恶性病变的报道[25]。尽管它们不是由种植体引起的，但与种植体周围相关的非典型病变的可能性即使微小也值得医生仔细诊断评估。

16.3.2 种植体周围并发症

与种植体周围组织相关的并发症可能是种植体植入后发生的骨吸收。按照有关骨吸收的经典描述，骨吸收在植入后的第一年期间发生更严重，在随后的时期中发生率稍低。下颌覆盖义齿的骨吸收不明显，即使使用两颗未互相连接固定的种植体也是如此。现代种植体系统可在第1年达到平均约0.3mm的垂直向骨吸收，然后在随后1年中达到0.1mm[26]。使用杆卡式附着体时，即使使用更多数量的种植体也不会降低这些值[27]。种植体相互连接固定的一个优点是可以更好地分配种植体上承受的力；然而，当将标准种植体用于下颌覆盖义齿时，这似乎并不明显。

与种植体周围骨吸收相关的机制值得关注，以便了解其临床意义。Albrektsson等[28]报道了在截骨术后牙种植体植入导致了炎症。起初，这是一个可能导致原发性临床失败的急性过程，而受过良好训练的专业人员植入如今的种植体后这种情况就很少见了。然而，成功的种植体将不可避免地经历一个轻度慢性炎症的过程，称为异物平衡。在这种稳定状态下，骨以越来越厚的矿化组织包裹着种植体。由于适应愈合和负重，最初几天的骨吸收趋于更强烈，但这不是后续骨水平变化的决定因素。在某些因素的存在下，可能会导致该异物平衡失衡，骨吸收可能会随时间的推移而增加。这些因素包括不良种植体或临床处理不当，与患者相关的不良状况（如解剖学状况、全身性疾病）或负载分布的变化。

就骨吸收而言，感染也可能是破坏炎症平衡的潜在因素。当骨量在临床上足够时，细菌可能仅仅导致黏膜炎，这是种植体周围软组织的可逆性炎性疾病。其特征是充血，肿胀和探诊出血。这种改变完全可以通过去除种植体周围细菌生物膜而实现，包括专业洁治和适当的口腔卫生保健[29]。后一种方法对于老年患者来说可能是至关重要的，因为他们的灵活性可能会降低，口腔卫生保健也会有困难。因此，使用较少数量未相互连接固定的种植体来固位的覆盖义齿可以更容易清洁，可以将这些患者患黏膜炎的风险降至最低。

种植体周围炎似乎是对发生骨吸收后已经失衡的种植体的一种加重反应，而不是类似于牙周炎的疾病[28,30]。由打破异物平衡导致的严重骨吸收可能导致细菌生物膜隐匿在黏膜下，从而导致更严重的临床症状。换句话说，微生物的存在和化脓可能不一定是骨吸收的主要原因，而是该过程的恶化。尽管种植体周围炎的治疗方法与牙周炎的治疗方法非常相似[29]，但在处理发病的种植体周围部位时应考虑其病因的不同。因此，也应考虑可能使骨结合失衡的上述因素。

16.3.3　修复体并发症

16.3.3.1　附着体系统

任何附着体系统都会在持续使用时遭受一定程度的磨损。虽然有几项体外研究描述了循环负重后附着体组件发生的某些变化，但与实际患者体内发生的情况相比，他们的研究结果往往是乐观的[31]。食团、唾液和菌斑的存在与口腔中不同类型和程度的作用力相关联。不同患者的平均维护需求也可能相差很大。例如，一些患者在接受覆盖义齿后可能会使附着体部件严重变形。这是因为戴牙时倾斜戴入，甚至通过咬合使义齿就位；从临床角度来看，这个问题似乎在灵活性较低且牙槽嵴吸收极为严重

的老年人中更为明显。此外，萎缩的牙槽嵴将使义齿戴入路径不那么直观并且将更高比例的负载直接传递到附着体部件上。

不同系统附着体的维护需求可能会有很大差异。对于基于尼龙卡扣的"O形圈"系统，超过50%的患者在使用6个月后就可能需要更换固位阴件[13]。然而，对于大多数机械按扣式附着体而言，更合理的情况是在1年内对一半覆盖义齿佩戴者进行重新激活或替换阴件[32]。

磁性附着体的使用可能会带来维护需求的降低，因为它们的固位力保持长久[33]。当代磁性附着体已经克服了老旧系统中与腐蚀有关的问题。而它们的主要问题是脱离义齿基托。与"O形圈"附着体相比，初步显示杆卡式系统不易因为摘戴循环或功能而产生磨损。然而，一项系统性评估，其中比较了这些系统维护事件的数量，显示了来自一些临床研究的有争议数据。我们还需要考虑更长的更换杆或卡扣所需的时间这一问题[17]。

16.3.3.2　其他义齿组件

覆盖义齿的基托也可能在使用一段时间后折裂，需要修理或重新制作。无论种植体系统如何，全口义齿都可能发生折断，这通常是由于患者在清洁时掉落而导致。此外，阴件外壳或卡扣的存在增加了折断的发生率，因为它们是义齿基托本体中将可能产生裂缝的位置。在附着体外壳最接近打穿义齿边缘的位置，丙烯酸树脂的允许最小厚度为1mm，其他区域应使用更多树脂。一项研究报道称，大约15%的患者在超过3年后会发生下颌覆盖义齿折断[34]。可以通过加入纤维或金属支架的方式来增强义齿基托，以防止折断。尽管一些体外研究和临床经验可能支持这种方法，但临床试验未发现增加强度的下颌义齿对预防折断的影响具有显著的统计学意义[35]。

许多下颌覆盖义齿佩戴者也在对颌佩戴传统的全口义齿。根据我们的经验，下颌义齿使用附着体后，他们中的一些人会抱怨上颌义齿不稳定。虽然这些抱怨的可能原因是基于患者观点的变化（即上颌义齿感觉不再比对颌义齿好多少），但它们也可能与前牙区域增加的咬合负荷有关[36]。

总体而言，一项系统性评估提到不同附着体系统的义齿维护没有差异，除了具有远中延伸的杆，这种方式易于折断[16]。同一篇评估强调了刚性和弹性杆附着体之间不明确的区别，尽管后者似乎需要更多维护。然而，缺乏涉及可摘修复体方面的随机试验阻碍了不同类型附着体之间的精确比较。这使得临床医生的专业知识和偏好成为选择附着体系统的主要决定因素。

16.4 最后评论

从临床角度来看，下颌种植体固位的覆盖义齿由于其高成功率而成为牙列缺失的重要治疗选择。与任何口腔康复治疗步骤一样，良好的效果也无法排除发生生物性并发症或修复体并发症的可能性。下颌覆盖义齿佩戴后需要持续地维护，以防止可能的并发症发生或将其影响降至最低。了解最初种植体植入后持续发生的现象将使临床医疗更可预测，患者对情况也了解得更好。

参考文献

[1] Feine JS, Carlsson GE, Awad MA, Chehade A, Duncan WJ, Gizani S, Head T, Heydecke G, Lund JP, MacEntee M, Mericske-Stern R, Mojon P, Morais JA, Naert I, Payne AG, Penrod J, Stoker GT, Tawse-Smith A, Taylor TD, Thomason JM, Thomson WM, Wismeijer D. The McGill consensus statement on overdentures. Mandibular two-implant overdentures as first choice standard of care for edentulous patients. Gerodontology. 2002;19(1):3–4.

[2] Thomason JM, Feine J, Exley C, Moynihan P, Müller F,

Naert I, Ellis JS, Barclay C, Butterworth C, Scott B, Lynch C, Stewardson D, Smith P, Welfare R, Hyde P, McAndrew R, Fenlon M, Barclay S, Barker D. Mandibular two implant-supported overdentures as the first choice standard of care for edentulous patients--the York consensus statement. Br Dent J. 2009;207(4):185–6.

[3] van der Wijk P, Bouma J, van Waas MA, van Oort RP, Rutten FF. The cost of dental implants as compared to that of conventional strategies. Int J Oral Maxillofac Implants. 1998;13(4):546–53.

[4] Albrektsson T, Zarb G, Worthington P, Eriksson AR. The long-term efficacy of currently used dental implants: a review and proposed criteria of success. Int J Oral Maxillofac Implants. 1986;1(1):11–25.

[5] Buser D, Weber HP, Lang NP. Tissue integration of non-submerged implants. 1-year results of a prospective study with 100 ITI hollow-cylinder and hollow-screw implants. Clin Oral Implants Res. 1990;1(1):33–40.

[6] Misch CE, Perel ML, Wang HL, Sammartino G, Galindo-Moreno P, Trisi P, Steigmann M, Rebaudi A, Palti A, Pikos MA, Schwartz-Arad D, Choukroun J, Gutierrez-Perez JL, Marenzi G, Valavanis DK. Implant success, survival, and failure: the international congress of oral Implantologists (ICOI) Pisa Consensus conference. Implant Dent. 2008;17(1):5–15.

[7] Papaspyridakos P, Chen CJ, Singh M, Weber HP, Gallucci GO. Success criteria in implant dentistry: a systematic review. J Dent Res. 2012;91(3):242–8.

[8] Quirynen M, Naert I, van Steenberghe D, Teerlinck J, Dekeyser C, Theuniers G. Periodontal aspects of osseointegrated fixtures supporting an overdenture. A 4-year retrospective study. J Clin Periodontol. 1991;18(10):719–28.

[9] Naert I, Quirynen M, Hooghe M, van Steenberghe DA. Comparative prospective study of splinted and unsplinted Brånemark implants in mandibular overdenture therapy: a preliminary report. J Prosthet Dent. 1994;71(5):486–92.

[10] Stoumpis C, Kohal RJ. To splint or not to splint oral implants in the implant-supported overdenture therapy? A systematic literature review. J Oral Rehabil. 2011;38(11):857–69.

[11] Ferrigno N, Laureti M, Fanali S, Grippaudo G. A long-term follow-up study of non-submerged ITI implants in the treatment of totally edentulous jaws. Part I: ten-year life table analysis of a prospective multicenter study with 1286 implants. Clin Oral Implants Res. 2002;13(3):260–73.

[12] Dantas IS, Souza MB, Morais MH, Carreiro AF, Barbosa GA. Success and survival rates of mandibular overdentures supported by two or four implants: a systematic review. Braz Oral Res. 2014;28:74–80.

[13] de Souza RF, Ribeiro AB, Della Vecchia MP, Costa L, Cunha TR, Reis AC, Albuquerque RF Jr. Mini vs. standard implants for mandibular overdentures: a randomized trial. J Dent Res. 2015;94(10):1376–84.

[14] Srinivasan M, Makarov NA, Herrmann FR, Müller F. Implant survival in 1- versus 2-implant mandibular

overdentures: a systematic review and meta-analysis. Clin Oral Implants Res. 2016;27(1):63–72.

[15] Öwall B, Käyser AF, Carlsson GE. Prosthodontics: principles and management strategies. London: Mosby-Wolfe; 1996.

[16] Andreiotelli M, Att W, Strub JR. Prosthodontic complications with implant overdentures: a systematic literature review. Int J Prosthodont. 2010;23(3):195–203.

[17] Kim HY, Lee JY, Shin SW, Bryant SR. Attachment systems for mandibular implant overdentures: a systematic review. J Adv Prosthodont. 2012;4(4):197–203.

[18] Wright PS, Glantz PO, Randow K, Watson RM. The effects of fixed and removable implant-stabilised prostheses on posterior mandibular residual ridge resorption. Clin Oral Implants Res. 2002;13(2):169–74.

[19] Raedel M, Lazarek-Scholz K, Marré B, Boening KW, Walter MH. Posterior alveolar ridge resorption in bar-retained mandibular overdentures: 10-year results of a prospective clinical trial. Clin Oral Implants Res. 2015;26(12):1397–401.

[20] Carlsson GE. Implant and root supported overdentures- a literature review and some data on bone loss in edentulous jaws. J Adv Prosthodont. 2014;6(4):245–52.

[21] Gotfredsen K, Holm B. Implant-supported mandibular overdentures retained with ball or bar attachments: a randomized prospective 5-year study. Int J Prosthodont. 2000;13(2):125–30.

[22] Cloutier M, Charles M, Carmichael RP, Sándor GK. An analysis of peripheral giant cell granuloma associated with dental implant treatment. Oral Surg Oral Med Oral Pathol Oral Radiol Endod. 2007;103(5):618–22.

[23] Dojcinovic I, Richter M, Lombardi T. Occurrence of a pyogenic granuloma in relation to a dental implant. J Oral Maxillofac Surg. 2010;68(8):1874–6.

[24] dos Reis AC, León JE, Ribeiro AB, Della Vecchia MP, Cunha TR, de Souza RF. Traumatic ulcerative granuloma with stromal eosinophilia around mini dental implants without the protection of a denture base. J Prosthodont. 2015;24(1):83–6.

[25] Agostini T, Sacco R, Bertolai R, Acocella A, Colafranceschi M, Lazzeri D. Peri-implant squamous odontogenic tumor. J

Craniofac Surg. 2011;22(3):1151–7.

[26] Payne AG, Tawse-Smith A, Duncan WD, Kumara R. Conventional and early loading of unsplinted ITI implants supporting mandibular overdentures. Clin Oral Implants Res. 2002;13(6):603–9.

[27] Romeo E, Chiapasco M, Lazza A, Casentini P, Ghisolfi M, Iorio M, Vogel G. Implant-retained mandibular overdentures with ITI implants. Clin Oral Implants Res. 2002;13(5):495–501.

[28] Albrektsson T, Dahlin C, Jemt T, Sennerby L, Turri A, Wennerberg A. Is marginal bone loss around oral implants the result of a provoked foreign body reaction? Clin Implant Dent Relat Res. 2014;16(2):155–65.

[29] Smeets R, Henningsen A, Jung O, Heiland M, Hammächer C, Stein JM. Definition, etiology, prevention and treatment of peri-implantitis – a review. Head Face Med. 2014;10(34).

[30] Koka S, Zarb G. On osseointegration: the healing adaptation principle in the context of osseosufficiency, osseoseparation, and dental implant failure. Int J Prosthodont. 2012;25(1):48–52.

[31] Chaves CAL, de Souza RF, Cunha TR, Della Vecchia MP, Ribeiro AB, Bruniera JF, Silva-Sousa YT. Preliminary in vitro study on O-ring wear in mini-implant retained overdentures. Int J Prosthodont. 2016;29(4):357–9.

[32] Bryant SR, Walton JN, MacEntee MI. A 5-year randomized trial to compare 1 or 2 implants for implant overdentures. J Dent Res. 2015;94(1):36–43.

[33] Cristache CM, Muntianu LA, Burlibasa M, Didilescu AC. Five-year clinical trial using three attachment systems for implant overdentures. Clin Oral Implants Res. 2014;25(2):e171–8.

[34] Gonda T, Maeda Y, Walton JN, MacEntee MI. Fracture incidence in mandibular overdentures retained by one or two implants. J Prosthet Dent. 2010;103(3):178–81.

[35] MacEntee MI, Walton JN, Glick N. A clinical trial of patient satisfaction and prosthodontic needs with ball and bar attachments for implant-retained complete overdentures: three-year results. J Prosthet Dent. 2005;93(1):28–37.

[36] Fontijn-Tekamp FA, Slagter AP, van't Hof MA, Geertman ME, Kalk W. Bite forces with mandibular implant-retained overdentures. J Dent Res. 1998;77(10):1832–9.

第17章　患者为导向的结果

Patient-Based Outcomes

Janice S. Ellis, Wafa A. A. Kashbour, J. Mark Thomason

摘要

以患者为导向的结果侧重于患者对医疗或牙齿状况的"生活体验"，而不是诸如种植修复体存留率、操作者感知的可接受程度以及生理结果等指标。以患者为导向的结果可以对在某些情况下如何适应以及管理这些疾病状态提供重要的见解。这在涉及一些慢性疾病时尤为重要，即治疗的目的不在于彻底治愈疾病而在于让患者更容易地接受并与之生活在一起[1]。典型例子就是针对牙齿缺失患者的治疗，其预期的目标在于"姑息性治疗"而非"彻底治愈"。这可能有助于告知治疗计划决定，将重点重新聚焦在患者及其家属乃至他们的护理人员认为最重要的治疗方面。在此研究背景下，该方法可用于评估和确保患者所施治疗的质量，以保证优先考虑患者的诉求，而非优先考虑医生所认为的最佳临床决策[2]。

该章节探讨了以患者为导向的结果进行定性和定量的范例，并把患者期望纳入考虑。为了做到这点，很明显我们需要充分了解种植体支持覆盖义齿的患者各方面的生活经历，以了解他们的诉求，这点很重要。同时很有必要告知患者关于种植的准确信息，以获得真正的知情同意。虽然告知患者种植体植入后的5年存留率约为98%，这点很重要。但相比于此，更重要的是让患者了解到种植体支持的覆盖义齿对他们的生活质量可能产生的影响，这可能也是克服患者对于种植过分不现实期望的最好方法。

17.1　简介

17.1.1　患者为导向的结果是什么含义？

以患者为导向（也可称为以患者为中心或患者报告）结果是一个相对较新的概念。

在使用以患者为导向的结果之前，治疗的成

J. S. Ellis • W. A. A. Kashbour • J. M. Thomason (✉)
School of Dental Sciences, and the Centre for Oral
Health Research, Newcastle University,
Newcastle upon Tyne, UK
e-mail: Janice.Ellis@newcastle.ac.uk;
j.m.thomason@newcastle.ac.uk

© Springer International Publishing AG, part of Springer Nature 2018
E. Emami, J. Feine (eds.), *Mandibular Implant Prostheses*,
https://doi.org/10.1007/978-3-319-71181-2_17

功与否倾向于关注量化指标，例如种植修复体的存留率、操作者可接受程度或者生理结果等。相比之下，以患者为导向的结果侧重于患者"生活体验"的医疗或牙科状况、这些状况的管理和随后的护理。为了完全做到这点，以患者为导向的结果评估需要纳入考虑的内容包括：患者对治疗最初的期望，后期对治疗的满意程度，以及患者的医疗或牙科状况及其管理对他们生活质量的影响程度。对某些患者和某些情况，结果可能主要面向患者的家人、朋友和/或其他社交网络的导向。

以患者为导向的结果，可以提供重要的见解，了解如何适应以及管理这些疾病状态。这在涉及一些慢性疾病时尤为重要，因为治疗的目的不在于彻底治愈疾病而在于让患者更容易接受它。缺失牙的治疗就是典型例子，牙齿的缺失无法治愈，所以治疗的目的在于让患者适应牙齿的缺失，改善缺牙后的生活状态。从这个层面来讲，当面临"姑息性治疗"而不是"彻底治愈"是身体或牙齿慢性疾病的预期结果时，以患者为导向的结果可能被视为最有价值。这反过来可能有助于为治疗计划决定提供信息，将患者-医生共同决策的重点重新放在对患者及其家人甚至他们的护理人员来说重要的治疗方面。

从研究的角度来看，该措施也越来越多地被用来评估和保证所提供的医疗质量，并进一步告知临床指导方针和政策，以保证优先考虑患者的诉求，而非优先考虑医生所认为的临床决策。

17.1.2　结果的特点

"生活质量"这一术语常被普通人群和科学界使用，可以认为是衡量健康快乐的通用指标。患者伴有慢性疾病，需要后续治疗，很可能对他们的生活质量造成一定程度的影响。衡量个人（或社会）生活质量受影响程度的工具是一个有吸引力的概念。其评估或确定包括考虑个人生活的多个方面，

如个人的就业情况、财务状况、教育背景及成就、生活环境、安全感以及生理健康。

如此广泛的结果衡量标准，虽然在某些情况下很有意义，但显然缺乏观察某些特定条件下观测结果变化的敏感性。缺乏敏感性意味着如果想要使用这种基础广泛的工具来衡量不同治疗方案间的差异，每个研究组需要非常多的样本量，才有足够的说服力来显示每组间的显著差异。

借助马斯洛需求层次理论，有助于解决使用诸如生活质量等一般性指标时的不足[3]。因此，一个无牙成年患者生活在安逸的环境中，住在舒适安全的住房中，却佩戴着不合适的下颌义齿，他们的牙齿状况很可能对他们的生活质量产生重大的影响。同样的患者如果生活在战火纷飞的城市，每天受困于断水的危机和匮乏的医疗服务，牙齿缺失对他们的生活质量造成了相同程度的损害，但他们对修复的预期则完全不同。这两类患者对义齿都不能很好地适应，使用义齿时相同程度的移位都会产生相似的不适感。前一类患者因为害怕义齿移位而导致社交时的尴尬，可能不会出门和亲友聚餐。后一类患者可能同样不会出去参与社交，但完全是因为离开家门他们就会有生命危险。因此，由于患者特点多变，对比衡量不同治疗方案时，通用的评估方法可能并不适用。

"与健康相关的生活质量"特别关注身体健康，这种衡量方法有高度适用性。任何一种情况下的生活经验，都可能呈现出一种非常独特的模式，只针对这种情况。因此，以患者为导向的结果测量评估肾透析患者生活质量将与下颌无牙颌患者的生活质量完全不同。其中一个领域的干预措施可能会使这种情况发生重大变化，但它对总体生活质量的影响可能被另一种对患者生活质量的影响情况所掩盖。一般的以患者为导向的结果工具，例如与健康相关的生活质量评价，常可用于评估一系列的医疗

条件，但缺乏对相同条件下的治疗模式进行比较所需要的特异性，因此在为治疗规划和政策提供信息方面用处较小[4]。

理想情况下，以患者为中心的结果评估方法，应当能针对性地考虑到患者的特殊情况，并且能够个性化地建构、设计和实施治疗方案。如前所述，只有充分了解了患者的生活经历后，才可以实现[5]。建立这种理解的一种方法是使用定性的研究方法来获取和了解患者的生活经历，注意倾听患者对自身经历的叙述和故事，并询问患者的情况，随即确定相关的主题。这样做之后，就可以制定定量的措施，对观察到的现象进行系统和实证的研究。这些工具允许检验预先确定的假设/理论，然后通过测量、收集数字数据、数学建模和统计学分析进行比较。我们再使用系统的实证的定量方法来分析先前对话中所获取的现象。用定量方法需要进行假设检验，随后比较统计量、收集数据、数学建模，并完成统计分析。

17.1.3　以患者为中心的定性方法

定性研究方法有深厚的社会学依据，常用包括半结构化访谈和小组座谈在内的多种方式，来评估患者为何需要治疗以及怎样进行治疗。通常使用一种扎根理论方法，即研究者开始于研究前对研究对象毫无了解，通过反复探究现象来建立认识[6]。发表的定性研究结果通常引自患者的叙述。

适用于牙科种植领域的定性研究方法很少，这显示了目前定性研究发展所面临的挑战，同时也显示出目前的牙科研究界在此研究上的停滞，他们长期培训的是定量的研究方法，毫无疑问，不愿意从事基于社会学的定性研究。文献报道的完全基于定性研究方法的结果大多较新，时间最久的报道也不过是在2002年，该报道确认了定性研究方法的新颖性，以及种植技术的最新进展。

定性研究的这一特点使我们能够深究为何患者会以一种特定的方式做出决定，尤其是当他们的决定可能与直觉不符时，这一研究特别有用。例如，作为临床工作者我们会惊讶，有许多经过传统治疗方法预后不佳的患者依然会拒绝接受种植治疗，尤其有大量科研文献报道种植治疗的阳性结果时依然如此。针对这类患者，为探究他们拒绝的原因，我们常选取那些消除"价格壁垒"的顾虑，却仍然拒绝接受种植的患者作为典型人群做进一步深究[7]。我们在研究中发现了一些关键的问题。

外科植入过程中的疼痛是患者在种植中首要担心的和最怕遇见的问题。

"我不想做种植……即便他们给我做，我也会拒绝，我太怕痛了。"

尤其是年龄稍长的患者对种植的反应更加强烈，他们质疑自身脆弱的体质能否适应手术过程和术后的恢复阶段。

"你年纪大了，你的骨头已经很脆弱了，并且骨头还缺损有洞。这就像在一块干燥的木板上打钉子，植入后骨头可能就劈成两半了。"

"我很害怕最终结果。我们这种年纪万一出点小问题，因为某些原因导致感染，那怎么办呢？40岁的时候，身体还好（还能扛一扛），但60岁、65岁、70岁甚至更老的时候，就没那么快恢复吧？"

这其中也包含一些患者的世俗偏见和对专业牙医的不信任，因而对他们推荐新技术的原因心存质疑。

"我有点不相信专业牙医……因为他们说话不实。为了不吓到你，他可能看着你说'这对他有好处'，所以他们把音调降低，以此来消除你的恐惧。其实他只是为了兜售他的产品。"

由于和亲友交流使患者担心会出现早期和晚期的并发症，这也是患者拒绝接受种植手术最直接的原因，这种担忧甚于对手术过程的恐惧。

"种植做完我会后悔吗？余生中我会遭受副作用的影响吗？"

另一个话题是，患者比较抵触无法在恢复期佩戴他们现有的修复体，因而也会导致患者拒绝接受种植治疗。

"事实上，如果他们给我一百万英镑，然后告诉我做完种植后，我嘴里暂时没牙；我也不能接受；或者让我待家里3周不外出，我也不愿意干。我不可能不外出，即使是在自己家里，在一个我不愿意四处走动的房间里。"

仅有一项研究完全以患者为中心的结果定性方法来研究种植体支持的下颌总义齿，而且研究人群并不局限于老年人口（48～84岁）。

该研究采用半结构访谈法和主题内容分析法，来研究患者变成无牙颌后，以及在随后通过种植体支持的下颌总义齿完成修复所产生的影响。访谈探究了饮食社会、功能和情感各方面，目的是了解任何限制饮食行为的重要性[8]。访谈涉及的主要内容包括：变成无牙颌后患者的体验，佩戴传统义齿带来的社交不便，以及分别佩戴传统义齿和种植体支持的下颌总义齿时，在饮食和享用食物方面的影响[8]。研究结果显示，由于传统义齿的功能局限性，会导致无牙颌患者在选择食物和参与社交时深受限制，而采用种植体支持的下颌总义齿则提高了患者的咀

嚼功能，随之提高患者社交时的信心，从而降低了无牙颌对患者生活质量的影响。这个关键的研究结果，在下文研究参与者（64岁女性）的原话中可见一斑。

"我真的感觉重获新生……原本我不愿意去任何地方吃饭……全口无牙实在是太尴尬了。这真是太糟了。但是做完种植后再出去吃饭，我收获了满满的自信。"

即便有些研究没有把种植体支持的下颌总义齿的患者特别考虑进去，在此类患者中也不乏类似的反馈。

一项面向46～80岁年龄组人群的相关研究显示，上颌和下颌种植体支持的总义齿修复对患者最重要的影响就是提升了自信[9]。半结构化访谈的结果显示，种植患者在其他方面的体验也得以改善，包括讲话时口齿更加清晰，因义齿移位所致的口腔溃疡也随之减少。该项研究的患者也反映了使用种植体支持的义齿所面临的一些困难，尤其是与老年患者相关的，那就是难以"操控"义齿和清洁种植体。

英国有项最新研究采用半结构化访谈法来研究处于不同阶段的种植患者的历程，从最初的转诊病例到专家提供的患者，从治疗到治疗后几年的经历均有[10]。研究人群中患者的年龄和种植体修复的类型尽管各有差别，均出现了一些问题，这些与下颌种植体支持总义齿修复的老年人群直接相关。

最首要的问题与患者对种植治疗的期望相关。通常患者选择种植修复是因为它的稳定持久，而对后期需要的维护一无所知。

"我以为种植体是能维持终生的。我觉得种植体无须太多维护，只要像其他牙齿一样定期去看看

牙医就行了，它们又不会像其他牙齿一样发生龋坏或者感染。"

通常患者对他们生理上能否适应种植手术表现出焦虑和犹疑，对在英国的医疗保健制度下，自身是否符合免费种植的条件也抱有怀疑。

"我的牙医也没对我能否进行种植抱有太多期望，因为他也不知道我到牙科医院做种植需要等待多长时间，也不知道前后总共要花多少时间。

我很害怕，万一不允许我种植，或者我不符合条件呢。"

在种植手术过程中，出现最多的问题就是患者术前高估了种植手术，这随后对实际的手术经历和手术结果做出了相对有利的反应。

"哦，我觉得我高估了这个手术。这个远比想象的要简单多了。而且，我只是被自己吓坏了。呃，我也不是被吓坏了，但是，你又不能感同身受。手术的镇静效果，实在太好了。"

然而，在种植过程中使用外科铺巾，这是让很多患者有负面体验的方面。

"一开始他们试图盖住我的脸，我特别不喜欢。我有幽闭恐惧症，而且说实话相当严重。我特别不喜欢自己被束缚的感觉，当时我的眼睛被盖住了，我就是这样的想法。除此之外，手术本身还挺不错的。"

尽管大多数患者对手术过程有良好的体验，术后的早期恢复阶段还是会让不少患者体验不佳。进行局部种植的患者术后即刻能够佩戴固定的临时修复体，行种植覆盖义齿修复的患者与之相比并无或很少有优势。

"术后1小时我就痛得受不了了。我下颌骨的疼痛十分剧烈。我让我的药剂师给我开了些止痛药，但是根本毫无作用。最终疼痛消失了，我的种植体做得很成功。

我觉得术后有1周的时间我都无法佩戴我的义齿，我叫我的家人朋友别来看我，没有义齿我实在无法见人，那可能是我仅有的尊严。除了软食和流质我吃不了其他任何东西。"

患者坚信他们的种植修复体能长期成功，稳定有效。然而，这种信念往往与长期的口腔护理和卫生清洁管理的不确定认识联系在一起。尽管患者反映，种植能够在短时间内极大提升生活质量，但经过一段时间的使用，如果不对种植修复体进行持续的维护，不断出现的远期并发症就会对生活的改善产生负面影响。

"术后你没法把牙线伸入其中，种植体周围没有足够的空间进行清洁。因此我反复感染，反复发炎，感觉我丧失了大量骨头和组织。其中一种植体的螺纹暴露，而这只不过是我反复术后反应的一部分。

种植体间相连接的部分感觉就像一个纽扣，好像有又好像没有，自我感觉它好像会慢慢磨损掉。我也不知道这种感觉多久会消失，一年还是一年半呢，我不知道。"

目前尚未有研究调查患者在经过长期种植修复体的使用后的生活质量，包括进行种植体维护患者和种植体失败患者的感受。该领域未来仍需要重点研究。

17.1.4　定量方法

定量工具或方法可以产生海量的数据，后续可以用数理统计方法分析这些数据，来研究观察到的现象。数据分析能确证队列研究中的差异是真实存在的还是偶然产生的，并确定临床干预效果的大小。有些值得注意的研究，是在定性方法的基础上建立了定量工具来分析以患者为中心的结果在治疗中的效果。研究患者对种植体支持的下颌覆盖义齿的满意度指数就是一个典型例子。

McGill大学的研究人员开发的"患者满意度指数"，这是一个专为无牙颌患者提出的概念，该方法采用视觉模拟量表来量化患者对下颌修复体各方面的满意度，基于满意度的两个极端回答来设定数值的上下界。此前通过定性方法来确定一些对患者来说很重要的问题，这些问题关乎他们对修复的满意程度。有大量研究比较修复前和修复后患者对传统义齿或种植体支持下颌覆盖义齿的满意度时均采用这种方法。反之这种方法也可用于比较不同研究间有意义的差异。

其他定量方法基于理论模型的设计而产生。该领域最知名、最广为使用的就是口腔健康影响程度量表（OHIP-49），该量表评估的内容涉及口腔健康的七大方面。此量表中包含49个问题，采用Likert量表记录患者口腔健康对生活质量的影响（Oral Health Impact）。得分越低，影响越小，患者的生活质量越好。为了更集中或具体地评估患者口腔健康的某一方面，研究人员提出了OHIP-49的一些引申概念。与我们谈论相关的概念就包括OHIP-20、OHIP-14和OHIP-EDENT，这些概念均与无牙颌状态以及后续的义齿修复相关。

与使用定性结果的研究相比，使用这种以患者为导向的结果定量研究历史更长，尽管目前研究的数量相对较少，我们已从中获取足够的大量信息。

第一篇系统回顾的文献收集了发表于1996—2006年间包含7个随机对照试验的结果，将上颌传统义齿而下颌种植体支持覆盖义齿患者和上下颌均采用传统全口义齿修复的患者进行了比较。这些研究发表在18篇论文中[11]。研究者用一系列不同的方法来评估修复后患者的满意度和对生活质量的影响程度。研究方法的共同点是均记录了患者在治疗前和治疗后对自身地位的评价，由此评估修复治疗对他们的影响，包括对修复体的满意度以及修复体对生活质量的影响程度。系统回顾得出的结论是，相比于传统义齿修复，采用种植体支持的下颌覆盖义齿能让患者获得更高的满意度，并且能够显著提升患者口腔健康相关的生活质量。

开发定量数据研究的一个主要优势是有机会对类似设计的研究进行整理，通过将各种结果以Meta分析的形式汇总在一起，从而进一步提高效率。Emami及其同事[12]比较了至2007年4月为止用英语或法语发表的所有随机对照试验。他们所纳入考量的结果因素包括患者的满意度以及与口腔和全身健康相关的生活质量。他们引用了10篇论著中讨论到的7个随机对照试验，并且在他们的Meta分析中引用了其中8篇。研究者采用100mm视觉模拟量表或者Likert反应量表来衡量患者的总体满意度。他们联合分析了其中的6项研究，计算汇总效应量为0.80，并且显著倾向于种植组（$P=0.0004$）。

这其中只有3项研究采用OHIP作为结果因素来分析下颌修复体对口腔健康相关生活质量的影响。这3项研究的汇总效应量为-0.41，再次与种植体支持覆盖义齿患者的阳性反馈相一致（对于OHIP，评分量表上的正数越大，表明负面影响越大）。在这篇Meta分析中，笔者评价了其中一项研究，该研究采用一种方法来衡量修复治疗对全身健康生活质量的影响。该研究采用SF-36问卷进行调查，但是各组间的子量表未显示出任何差异[12]。SF-36是一份全身健康调查问卷，目前不清楚是修复治疗真的没有产生效果，还是由于如前所述的原因，从而导致修复所产生的效果无法被衡量，即患者可能具有的全身其他状况及其对患者总体生活质量的影响掩盖了这些变化。

在Kodama等所著的最新的一篇Meta分析中，他纳入了11项评估种植体支持下颌覆盖义齿疗效的随机对照研究[13]。该Meta分析中纳入的随机对照研究，患者年龄均超过18岁，上颌佩戴传统义齿，下颌佩戴2颗种植体支持的覆盖义齿或者传统义齿，并且将总体满意度和总体健康和/或口腔健康相关的生活质量作为首要的结果指标。研究中患者的随访时间至少在2个月以上。

自1995年以来发表的文章中，有15篇符合前述的纳入标准（这其中7篇见于加拿大，3篇见于荷兰，2篇见于英国（及爱尔兰），2篇见于南美，1篇见于北美）。尽管标准相对不严，但所有研究纳入的老年人群均包含65岁及以上的患者。各研究招募患者的方法各不相同，但大致均可分为两类：因佩戴传统义齿不适转而倾向于种植修复的患者，以及积极招募自普通人群的患者。

有9项研究把患者满意度纳入考量，分析结果显示，汇总效应量（ES）为0.87倾向于种植覆盖义齿（IOD）。如果把结果以患者招募入组的方式（即前文所述的两种类型）再进行分析，由于佩戴传统义齿不适而倾向于种植的患者（ES=1.09），相比于招募自普通人群的患者（ES=0.76），ES值越大就更倾向于种植体支持覆盖义齿。研究口腔健康相关的生活质量时，有15项研究使用OHIP-49或其衍生的量表中的一种进行分析。这15项研究的分析结果显示，汇总效应量为-0.66有利于IOD。以患者入组方式进行分析，局限于普通人群中的受试者ES值为0.71，而由于佩戴传统义齿不适转而选择种植的患者其ES值为0.72。关于这点有必要交代的是，这些

研究所纳入人群的年龄范围不仅涵盖老年人群，也包含更年轻的人群。

目前把目标人群锁定为65岁以上老年患者的研究很少，其中典型的例子是Awad及其同事进行的相关研究[14]，以及Heydecke及其同事于2003年进行的更深入的报道[15]。该研究显示，同组的老年患者与更年轻的人群（35～65）相比，其阳性结果没有差异，更青睐于种植修复体[14,16]。

17.1.5　患者的期望

种植牙作为牙齿缺失修复的一种方式，在普通人群当中的认可度正不断上升。例如，在2013年，各国患者对种植牙的知晓率分别是：美国77%，奥地利72%，约旦96%[17]。与此同时，有多种信息来源可以帮助患者了解和认识种植牙。既往研究显示，在英国、奥地利和约旦，患者了解种植牙最主要的信息源就是他们的家人和朋友，只有在需要更多信息时才会去求助他们的牙医[18]。

患者对于医疗保健的期望，在任何治疗中都是患者体验的重要方面，也是后续评估治疗手段时非常重要且具有决定性的方面。因此，当试图建立患者满意度模型时，他们此前的期望可视为其中一项决定性的因素[19]。

在英国，据报道患者对种植修复体的期望非常高[20]。而且随着时间的推移和种植体潜在暴露的风险增大，患者对种植所持的信心未见衰减[21]。

有些研究显示，甚至有些患者对治疗结果有着完全不现实的过高期望，尤其在有些研究中，患者把种植视作治愈一切的万能药[22-23]。当初始期望值过高时，基于患者的结果便显示出更多阴性结果，尤其是患者年龄与预期结果呈负相关时，即患者年龄越大，佩戴修复体后其功能性与舒适度均不如预期[24]。

鉴于这些研究结果，充分了解种植体支持覆盖

义齿的患者各方面的生活经历，很明显是非常重要的。从法医学角度来看，我们很有必要告知潜在的患者关于种植的准确信息，以获得他们真正意义上的知情同意，尤其是在以医生或技术为中心的结果呈现越来越高的种植成功率的情况下。

同时，告知患者种植体植入后5年的成功率约为98%是非常重要的，相比于此，更重要的是让患者了解到种植体支持的覆盖义齿对他们的生活质量可能产生的影响，尤其让他们了解最终修复体的局限性，后续需要进行长期的维护，可能需要进行更换等。基于患者的报告结果需要做到以上几点。

此外，就改善患者的生活体验和随后对结果的满意度而言，报道以患者为中心的结果研究最适合用于调整患者对于种植修复不现实的期望。

参考文献

[1] Hadi M, Locock L, Fitzpatrick R. Understanding health care needs of people with chronic conditions: patient experiences, outcomes and quality of life. Qual Life Res. 2013;22(Supp 1):57.

[2] Ziebland S, Coulter A, Calabrese JD, Locock L. Understanding and using health experiences. Oxford: Oxford University Press; 2013.

[3] Maslow AH. A theory of human motivation. Psychol Rev. 1943;50(4):370–96.

[4] Schipper H, Clinch JJ, Olweny CLM. Quality of life studies: definitions and conceptual issues. In: Spilker B, editor. Quality of life and pharmacoeconomics in clinical trials. Philadelphia: Lippincott-Raven Publishers; 1996. p. 11–23.

[5] Bennadi D, Reddy CVK. Oral health related quality of life. J Int Soc Prev Community Dent. 2013; 3(1):1.

[6] Bourgeault I, Dingwall R, Vries R. The SAGE handbook of qualitative methods in health research. London: Sage Publishing Ltd.;2010. Section b, p. 125–56, 174–93.

[7] Ellis JS, Levine A, Bedos C, Mojon P, Rosberger Z, Feine J, Thomason JM. Refusal of implant supported mandibular overdentures by elderly patients. Gerodontology. 2011;28(1):62–8.

[8] Hyland R, Ellis J, Thomason M, El-Feky A, Moynihan P. A qualitative study on patient perspectives of how conventional and implant-supported dentures affect eating. J Dent. 2009;37(9):718–23.

[9] Osman RB, Morgaine KC, Duncan W, Swain MV, Ma S. Patients' perspectives on zirconia and titanium implants with a novel distribution supporting maxillary and mandibular overdentures: a qualitative study. Clin Oral Implants Res. 2012;25:587–97.

[10] Kashbour WA. Patients' experiences and clinicians' views of dental implant treatment; a qualitative study, PhD Thesis, Newcastle University; 2016.

[11] Thomason JM, Heydecke G, Feine JS, Ellis JS. How do patients perceive the benefit of reconstructive dentistry with regard to oral health-related quality of life and patient satisfaction? A systematic review. Clin Oral Implants Res. 2007;18(Suppl 3):168–88.

[12] Emami E, Heydecke G, Rompre PH, de Grandmont P, Feine JS. Impact of implant support for mandibular denture on satisfaction, oral and general health-related quality of life: a meta-analysis of randomized–controlled trials. Clin Oral Implants Res. 2009;20(6):533–44.

[13] Kodama N, Singh BP, Cerutti-Kopplin D, Feine J, Emami E. Efficacy of mandibular 2-implant overdenture. An updated meta-analysis on patient-based outcomes. J Dent Res Clin Trans Res. 2016;1(1):20–30.

[14] Awad MA, Manal A, Lund JP, Dufresne E, Feine JS. Comparing the efficacy of mandibular implant-retained overdentures and conventional dentures among middle-aged edentulous patients: satisfaction and functional assessment. International. J Prosthodont. 2003;16(2):117–22.

[15] Heydecke G, Locker D, Awad MA, Lund JP, Feine JS. Oral and general health-related quality of life with conventional and implant dentures. Community Dent Oral Epidemiol. 2003;31(3):161–8.

[16] Awad MA, Locker D, Korner-Bitensky N, Feine JS. Measuring the effect of intra-oral implant rehabilitation on health-related quality of life in a randomized controlled clinical trial. J Dent Res. 2000;79(9):1659–63.

[17] Al-Dwairi ZN, El Masoud BM, Al-Afifi SA, Borzabadi-Farahani A, Lynch E. Awareness, attitude, and expectations toward dental implants among removable prostheses wearers. J Prosthodont. 2014;23(3):192–7.

[18] Pommer B, Zechner W, Watzak G, Ulm C, Watzek G, Tepper G. Progress and trends in patients' mindset on dental implants. I: level of information, sources of information and need for patient information. Clin Oral Implants Res. 2011;22(2):223–9.

[19] Thompson AGH, Sunol R. Expectations as determinants of patient satisfaction: concepts, theory and evidence. Int J Qual Health Care. 1995;7(2):127–41.

[20] Allen PF, McMillan AS, Walshaw D. Patient expectations of oral implant-retained prostheses in a UK dental hospital. Br Dent J. 1999;186(2):80–4.

[21] Grey EB, Harcourt D, O'Sullivan D, Buchanan H, Kilpatrick NM. A qualitative study of patients' motivations and expectations for dental implants. Br Dent J. 2013;214(1):E1.

[22] Yao J, Tang H, Gao XL, McGrath C, Mattheos N. Patients' expectations to dental implant: a systematic review of the literature. Health Qual Life Outcomes. 2014;12(1):153.

[23] Wang G, Gao X, Lo ECM. Public perceptions of dental implants: a qualitative study. J Dent. 2015;43(7):798–805.

[24] Baracat LF, Teixeira AM, dos Santos MB, da Cunha Vde P, Marchini L. Patients' expectations before and evaluation after dental implant therapy. Clin Implant Dent Rel Res. 2011;13(2):141–5.